Dr. med. Norbert Scholz

Bildlexikon der Podologie

vnm Verlag Neuer Merkur

Aus Gründen der besseren Lesbarkeit wird in diesem Buch das generische Maskulinum verwendet. Damit sind ausdrücklich alle Geschlechts- und Genderidentitäten gemeint.

Bibliografische Informationen Der Deutschen Bibliothek
Die Deutsche Bibliothek verzeichnet diese Publikation in der Deutschen Nationalbibliografie; detaillierte bibliografische Daten sind im Internet über http://dnb.ddb.de abrufbar.

Verlagsort: Postfach 12 53, D-82152 Planegg

Das Bild- und Fotomaterial stammt – soweit nicht anders angegeben – von Dr. med. Norbert Scholz.

Dr. Norbert Scholz
Bildlexikon der Podologie
1. Auflage 2023
ISBN 978-3-93409-069-3

Layout und grafische Gestaltung: Martina Stolzmann
Umschlagfoto: © LuckyStep/AdobeStock
Autorenfoto: Norbert Scholz

Druck: CPI Books GmbH, Leck

CO_2-Compensation
2023 Print Product
with FirstClimate.com

Ein Bild prägt sich nach meiner Erfahrung besser ein als ein wissenschaftlicher Text zur Beschreibung eines Symptoms, einer krankhaften Veränderung oder der Begriff einer Erkrankung. Wenn der dazugehörige Fachbegriff genannt wird, verbindet der Betrachter das Bild mit der entsprechenden Krankheit, dem Befund oder den damit zusammengehörenden Symptomen.

In dem „Lehrbuch und Bildatlas für die Podologie", 4. Auflage, waren die 322 Abbildungen des integrierten Lexikons jedoch zu klein, um das Wesentliche zu erkennen und es entsprechenden Veränderungen zuzordnen zu können. Daher wurde dieses Bildlexikon um einige Begriffe erweitert und bereits existierende wurden durch zusätzliches Bildmaterial ergänzt, sofern möglich und fotografisch darstellbar. Das Buch kann als Ergänzungsband zum „Lehrbuch und Bildatlas für die Podologie", 5. Auflage 2023, verwendet werden.

Verständlicherweise kann ein kleines Bildlexikon nicht alle Veränderungen, Erkrankungen, Symptome und Ursachen einer Erkrankung vollständig darstellen, sondern nur exemplarisch Anhaltspunkte bieten. Daher empfehle ich jedem podologisch Tätigen den Blick in verschiedene Fachbücher, die zahlreiche weitere fotografische Beispiele bieten (vgl. Literaturempfehlungen auf der nächsten Seite).

Bei dieser Gelegenheit möchte ich mich vor allem bei Dipl. Designerin (FH) Martina Stolzmann für ihre exzellente Unterstützung und ihre Geduld mit mir bedanken. Sie hatte immer ein offenes Ohr und hat auch fast Unmögliches möglich gemacht.

Auch der Verlag Neuer Merkur hat mich bei meinen diversen Ideen und Änderungswünschen unterstützt und durch seine Mitarbeiterinnen und Mitarbeiter wesentlich zum Gelingen dieses Titels beigetragen.

Norbert A. Scholz, Kerken 2022

Das Bildmaterial stammt zum größten Teil aus meinem eigenen Patientenkreis, wenn nicht, ist es ausdrücklich gekennzeichnet. Zu den Bildern sind lediglich die Diagnose und eine kurze Erläuterung angegeben.

Fast alle Begriffe werden im Text des Buches „Lehrbuch und Bildatlas für die Podologie", 5. Auflage 2023, Verlag Neuer Merkur, ausführlich erläutert.

Hinweis zum Gebrauch dieses Bildlexikons:

Querverweise zu anderen Begriffen im Text sind *kursiv* gekennzeichnet, es sei denn, ein direkter Querverweis ist aufgeführt.

Abbildungen, die zu einem Suchwort gehören, aber nicht ein und demselben Patienten zugeordnet sind, sind durch eine gestrichelte Linie abgetrennt. ------------

Sind mehrere Begriffe auf einer Seite zu finden, dann sind diese durch durchgehende Linien gekennzeichnet. ————

Literaturempfehlungen

- H. Zaun, D. Dill, „Krankhafte Veränderungen des Nagels", Spitta Verlag
- D.W. und S.E. Brooks, „Der Nagel in der klinischen Diagnostik, Ein Farbatlas", Schattauer Verlag
- A. Niederau, „Das große Buch der Nagelerkrankungen", 5. Auflage, Verlag Neuer Merkur
- N. Scholz, „Lehrbuch und Bildatlas für die Podologie", 5. Auflage, Verlag Neuer Merkur

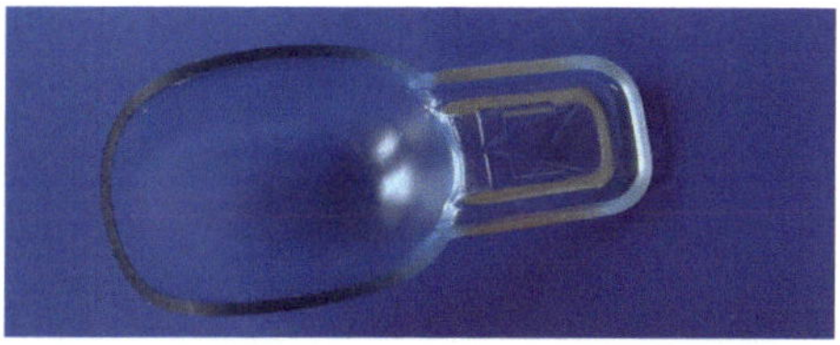

Abformlöffel

So wie der Zahnarzt von den Zähnen einen Abdruck anfertigt, kann der Podologe von der Zehe einen *Negativabdruck* anfertigen.

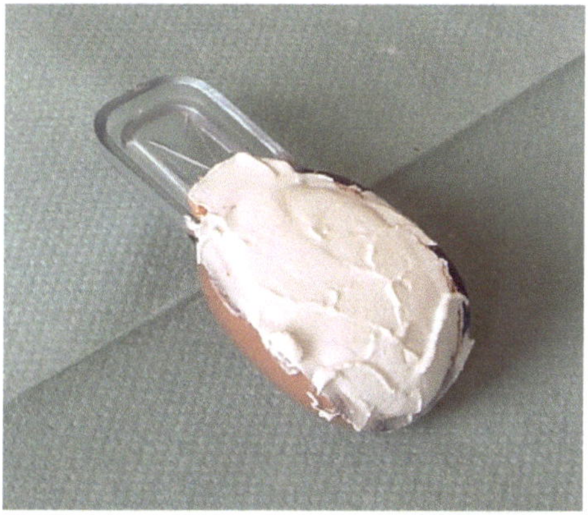

Das Foto oben zeigt den leeren Abformlöffel. In der Abbildung links ist dieser mit Silikon gefüllt.

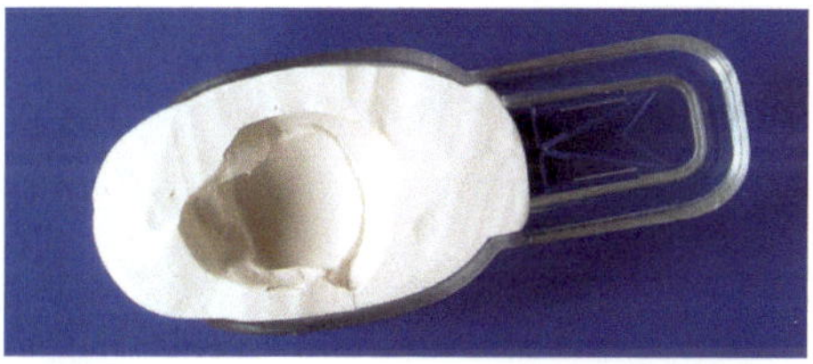

Der mit Silikon gefüllte Abformlöffel mit dem darin befindlichen *Negativabdruck*.

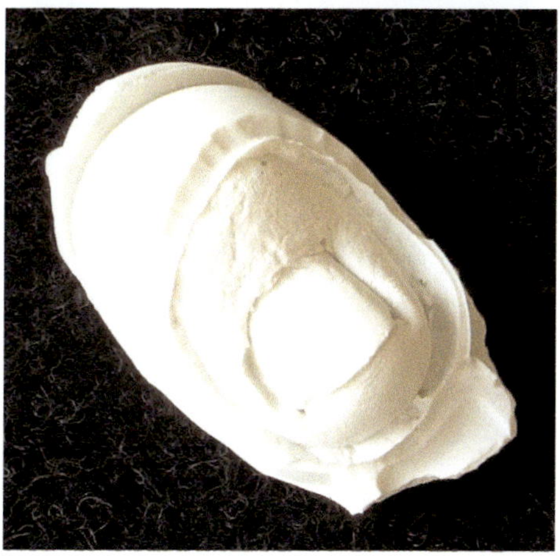

Der aus dem *Negativabdruck* entstandene Positivabdruck einer Großzehe. Der Abdruck entspricht eins zu eins der Zehe und der Nagelplatte des Patienten.

Auf dem *Positivabdruck* kann eine Spange vorgefertigt werden (z. B. eine *Fraser-Spange*).

Abszess, periungual

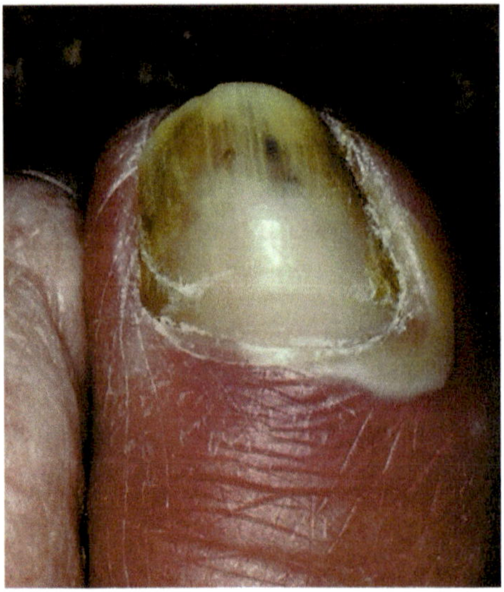

Ein Abszess ist eine umkapselte Eiteransammlung durch eine entzündliche Gewebeeinschmelzung. Hier ein Abszess, der sich aus einer *Paronychie* (Nagelwallentzündung) bilden kann. Er ist sehr schmerzhaft und sollte inzidiert werden, um dem Eiter Ablauf zu verschaffen. Der Abszess wird durch Bakterien, z. B. Streptokokken, Staphylokokken, Escheria coli verursacht. Im Volksmund wird er auch als Umlauf oder Panaritium bezeichnet.

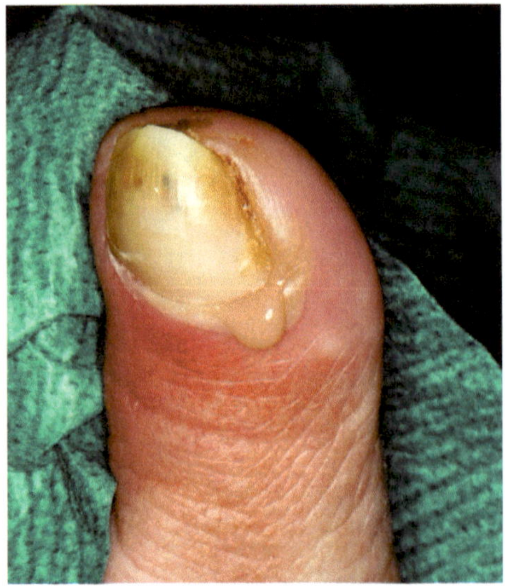

Austritt von Pus (Eiter) nach Inzision.

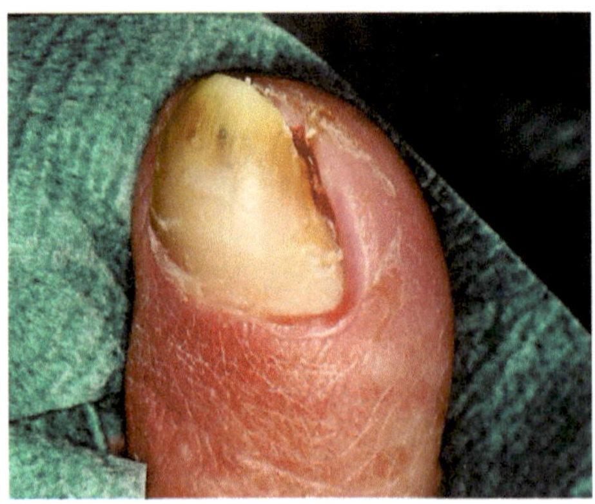

Befund nach Abtragen der Abszesshöhle.

Abszess, plantar

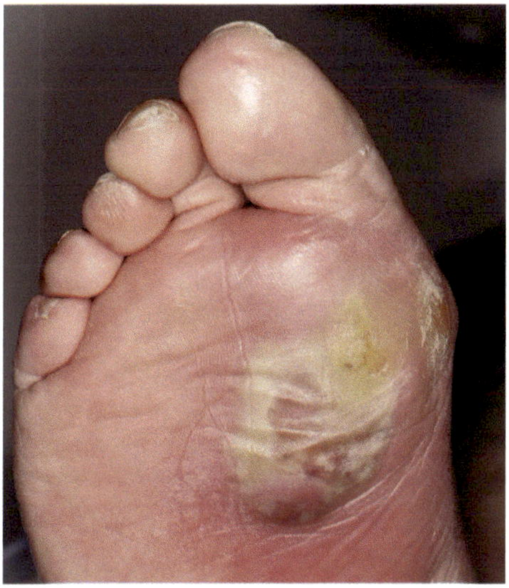

Ein Abszess auf der Fußsohle.

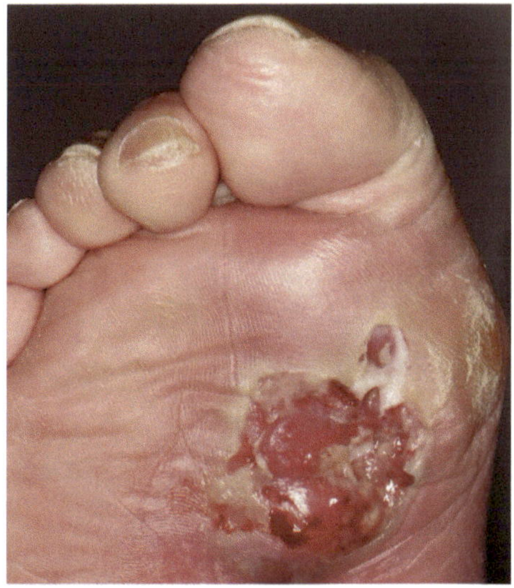

Gleicher Abszess nach Öffnung der Abszesshöhle.

Abszess, subungual

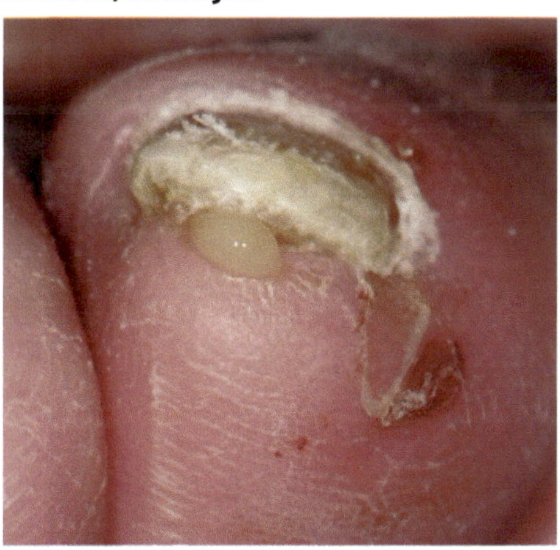

Eiteransammlung unter der Nagelplatte (hier unter der Nagelplatte der vierten Zehe links).

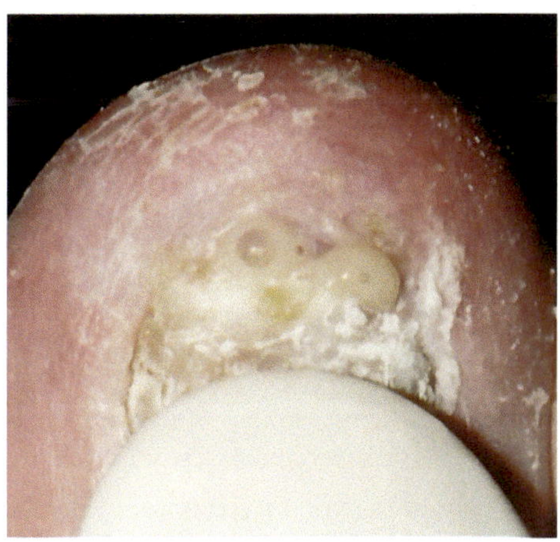

Bei einer Diabetikerin mit PAVK im Stadium IV (PAVK = periphere arterielle Verschlusskrankheit).

Acetylsalicylsäure bei Hyperkeratose

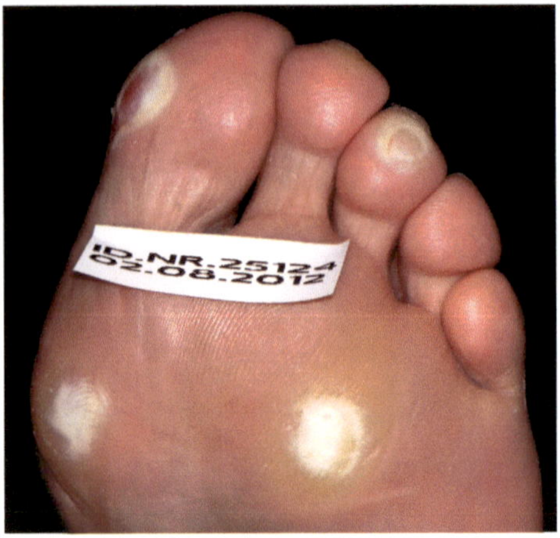

Die Patientin hatte diverse *Clavi* (Hühneraugen) und Schwielen mit Acetysalicylsäure-Pflaster behandelt. In der Regel lässt sich Hornhaut nach Einwirkung der Säure leichter entfernen. Da die Säure nicht zwischen gesunder und verhornter Haut unterscheiden kann, kommt es häufig zu Verätzungen der gesunden Haut.

Acetylsalicylsäure bei interdigitalem Clavi

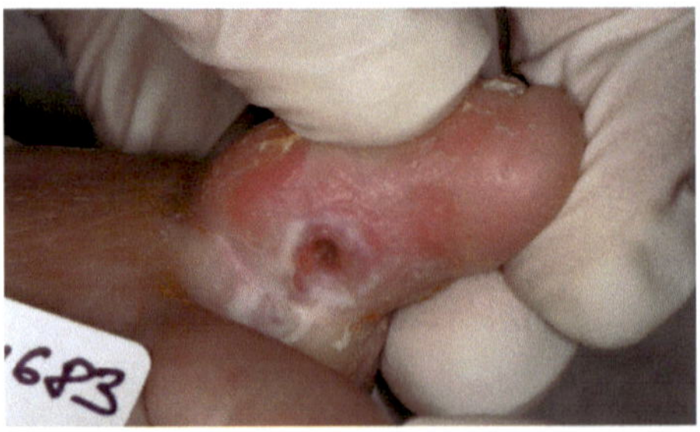

Die Behandlung mit der Acetylsalicylsäure hat zu einer erheblichen Mazeration der Zehe interdigital geführt. Hierdurch sind schwierig zu behandelnde Infektionen oft die Folge der Selbstbehandlung.

Achsenfehlstellung

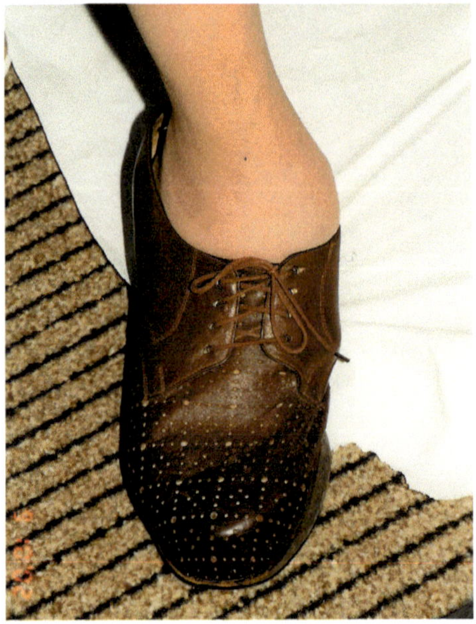

Hier Valgusstellung = *Knickfuß* (Pes valgus). Der körperferne Teil weist über das normale Maß von der Mittellinie weg. Der Fußinnenrand ist gesenkt und der Außenrand angehoben.

Adipositas permagna

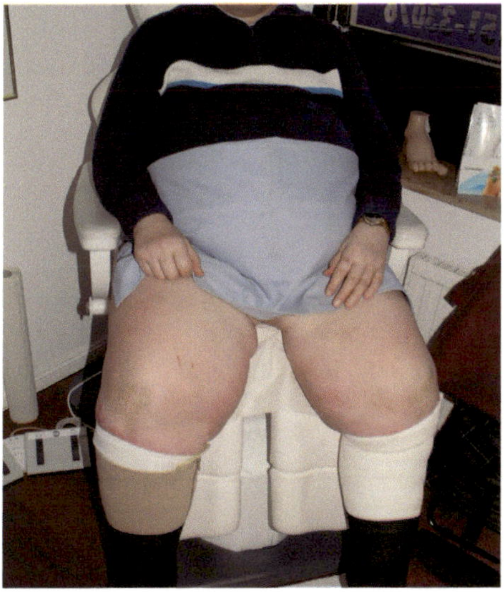

Adipositas permagna entspricht einem BMI (Body Mass Index) über 40. Das Normalgewicht liegt zwischen einem BMI von 18 bis 24,9 kg/m^2. Adipositas permagna entspricht der Adipositas Grad 3.
Die BMI-Formel lautet: Körpergewicht (in kg) geteilt durch Körpergröße (in m) zum Quadrat.

Ein Beispiel:
Körpergewicht 66 kg bei einer Körpergröße von 1,83 m.
Berechnung: 1,83 x 1,83 = 3,3489
66 kg geteilt durch 3,3489 = 19,7
Der BMI liegt in diesem Fall bei 19,7.

Akromegalie

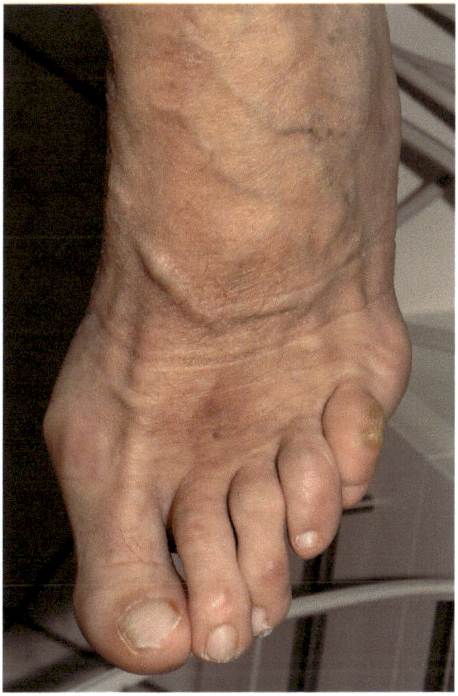

Bei der Akromegalie kommt es meist durch einen gutartigen Tumor der Hirnanhangsdrüse zum Wachstum der Akren (Körperspitzen, hier die Zehen). Sie wachsen übermäßig (megal). Die Hirnanhangsdrüse (Hypophyse) produziert übermäßig Wachstumshormone. Das Wachstum betrifft auch die Hände, Nase und weitere Gliedmaßen.

Albothyl-Touchet (Policresulen-Touchet)

Bei Albothyl (Handelsname) handelt es sich um 36%iges Policresulen. Es wird als Touchet (ein mit Policresulen getränkter Wattebausch) für ca. fünf Minuten auf Hypergranulationen (wildes Fleisch) aufgebracht. Es wirkt durch seine Acidität (Säurewirkung):

Antimikrobiell gegen Bakterien, Pilze und Protozoen (Einzeller).

Denaturierung von abgestorbenem und krankhaft verändertem Gewebe.

Hämostyptische (blutstillende) Wirksamkeit durch Koagulation von Bluteiweiß und starke Gefäßkonstriktion (gefäßverengend).

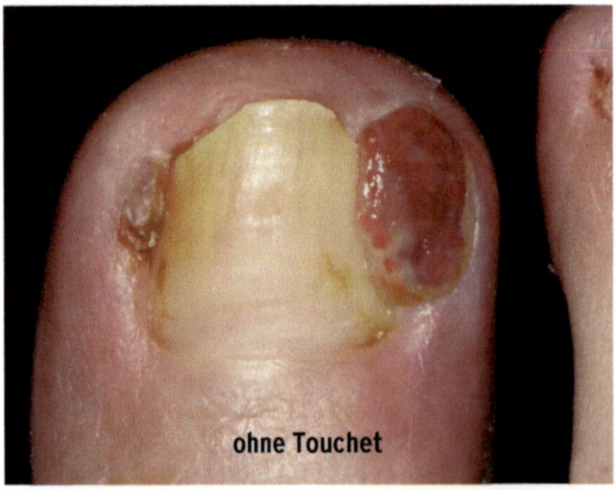

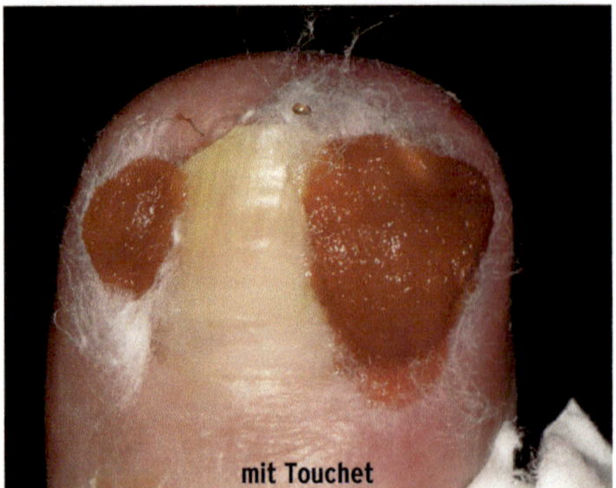

Allergie (z. B. Arzneimittelallergie)

Überschießende Abwehrreaktion des Immunsystems auf bestimmte, normalerweise harmlose Umweltstoffe (Allergene).

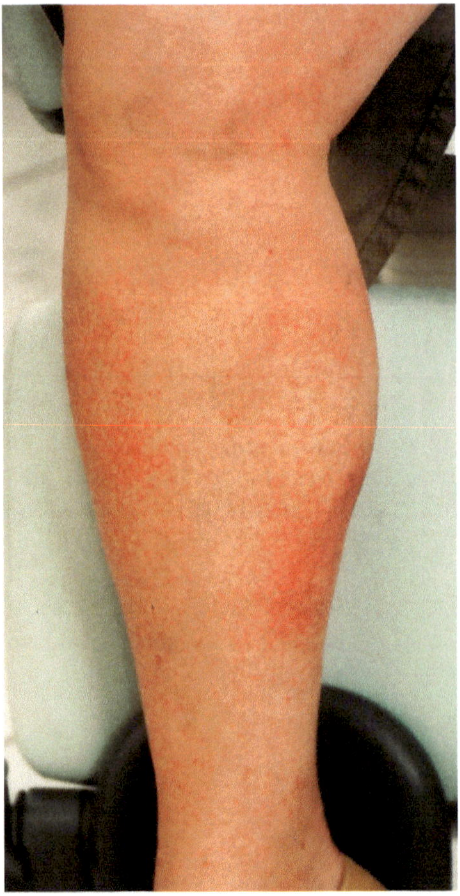

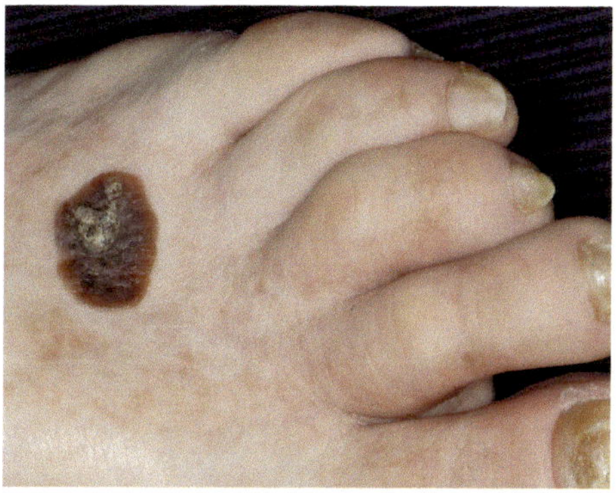

Alterswarze (Naevus)

Harmlose Hautveränderung, die leicht mit einem Melanom (schwarzer Hautkrebs) verwechselt werden kann. Wenn der Patient angibt, die Veränderung seit der Geburt zu haben, ist ein Melanom unwahrscheinlich.

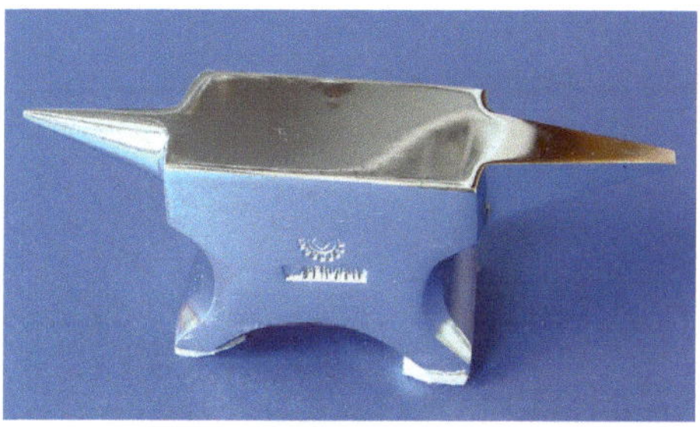

Amboss

Hier ein Goldschmiedeamboss. Auf diesem Amboss können die Enden des Spangendrahtes der *Fraser-Spange* flach geklopft werden. Dies ist sinnvoll, damit der 0,5 mm dicke Spangendraht in einem engen Nagelfalz keine Verletzungen verursacht.

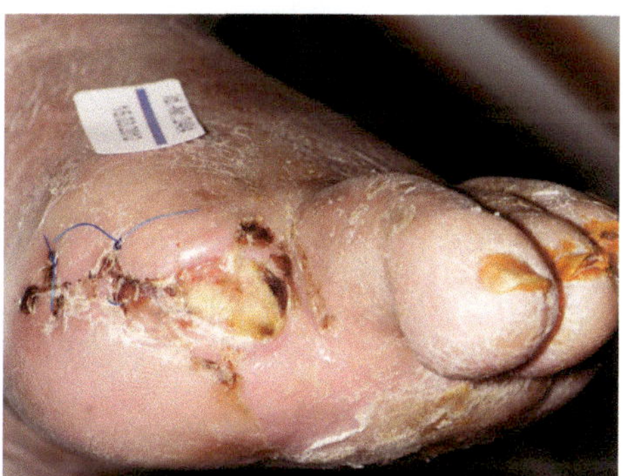

Amputation

Entfernung eines Glieds, hier Amputation der linken Großzehe wegen diabetischer Gangrän und PAVK.

Anmischblock

Hier mit Silikon und Härter. Papierblock, auf dem Silikon für die Anfertigung von Orthesen oder Negativabdrücken mit dem Härter vermischt wird. Nach dem Anmischen von Härter und Silikon wird das Blatt abgerissen. So kann er für die nächste Anwendung verwendet werden. Siehe auch *Fraser-Spange, Orthesen und Negativabdruck*.

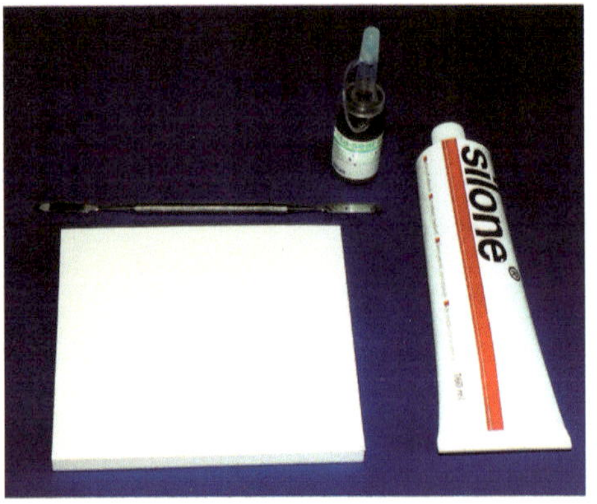

Anonychie, angeborene

Angeborene Anonychie (angeborenes Fehlen der Nägel) mit Überwachsung der Nagelbetten durch das Nagelhäutchen (Cuticula).

Foto: H. Zaun, D. Dill-Müller: Krankhafte Veränderungen des Nagels. Spitta Verlag, Balingen

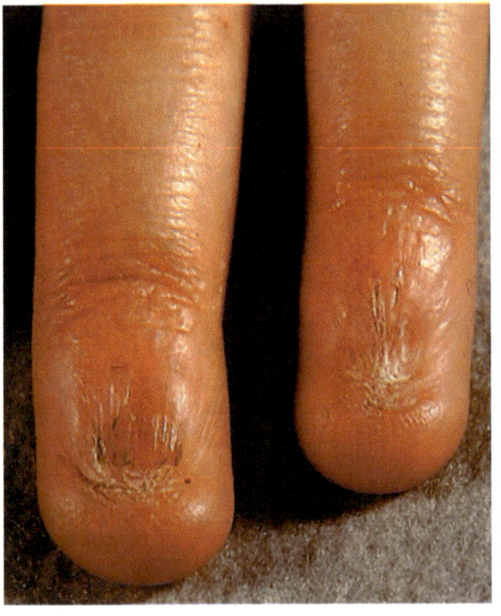

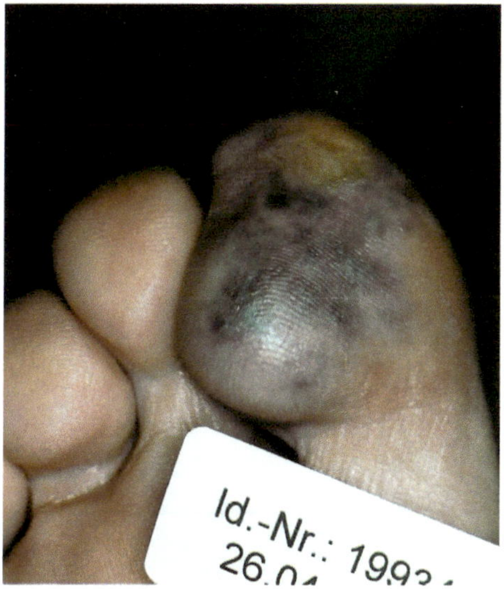

Angiom

Eine durch Gefäßfehlbildung entstandene direkte Verbindung zwischen Arterie und Vene. Meist angeboren. Sie wird in vielen Fällen zufällig entdeckt und kann sich auch im Gehirn bilden. Sie kann leicht bluten.

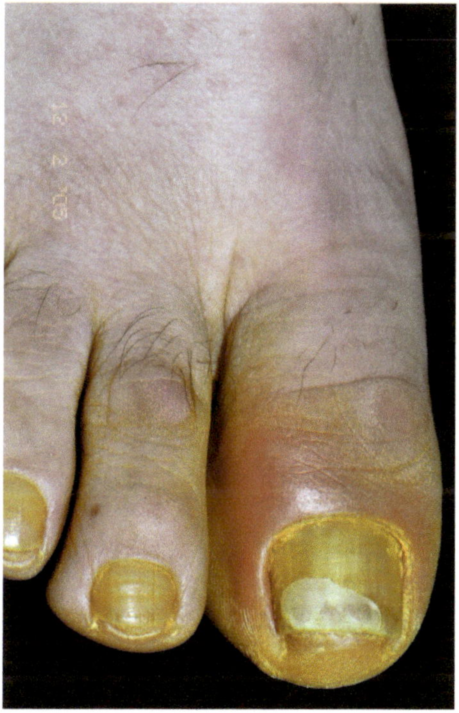

Antiseptika

Hier Ethacridinlactat, Handelsname Rivanol. Die Lösung wird äußerlich bei Entzündungen (zum Beispiel bei Wundrose/Erysipel) eingesetzt. Die Lösung ist in solchen Fällen wirksam und rezeptfrei erhältlich. Die Färbung ist sehr resistent. Die Rezeptfreiheit sollte nicht zur Dauerbehandlung von Wunden verleiten. Es gibt weitere Farbstoffe, die antiseptisch wirken (z. B. *Brilliantgrün*).

Aplasie

Nichtausbildung der Nagelplatten.

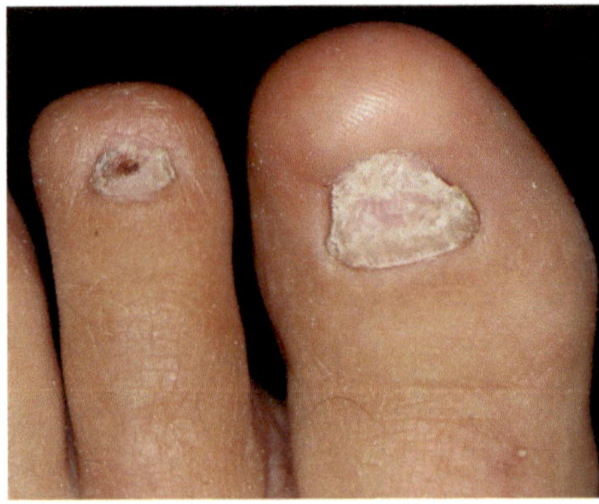

Arcus lipoides corneae

(Arcus senilis). Auch Greisenbogen genannt. Ein durch Lipid-Einlagerung bedingter schmaler, vom Hornhautrand abgesetzter Trübungsring der Hornhaut (Cornea) des Auges. Er hat keinen Krankheitswert.
Gehört nicht zur podologischen Behandlung. Es können aber Patienten fragen, ob es gefährlich ist.

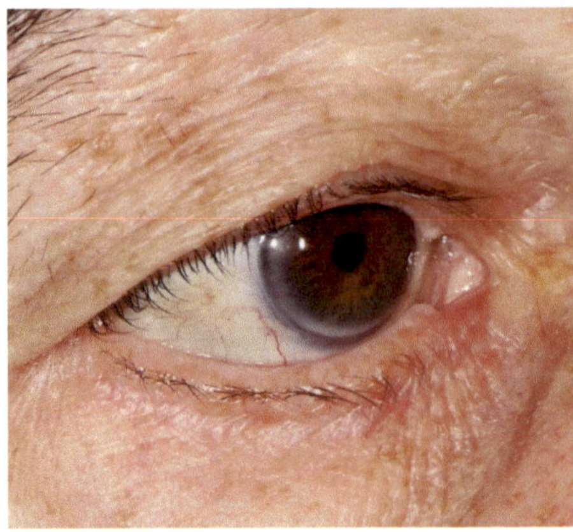

Ätzstift

Hier Anwendung von *Silbernitrat* zur Behandlung von wildem Fleisch (Hypergranulation). Nagelplatte und Gewebe sind schwarz verfärbt.

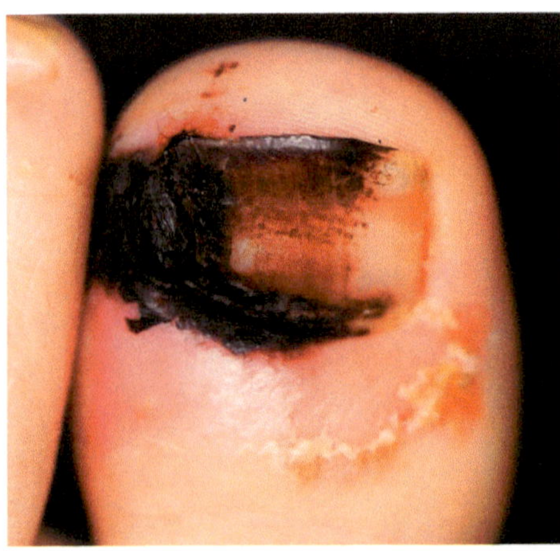

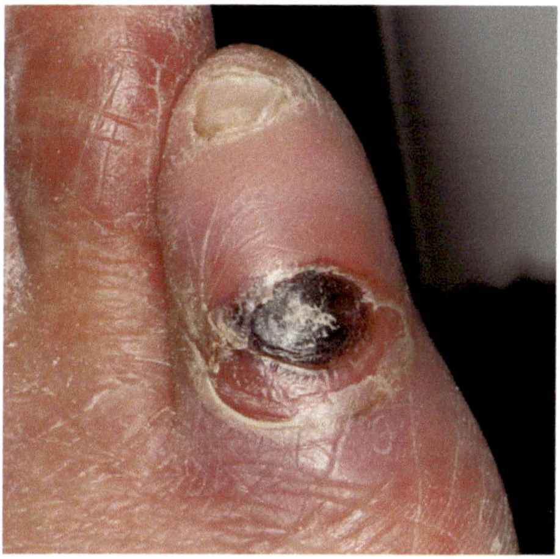

Autoamputation

(Hier vor Verlust des Zehenglieds.) An den Akren (Fuß- oder Fingerendgliedern) kann es bei Durchblutungsstörungen zur Gangrän kommen. In manchen Fällen fallen die Zehen ohne Eingriff von außen ab. Hier eine kleine Verletzung der fünften Zehe rechts bei einem Typ-1-Diabetiker mit arteriellen Durchblutungsstörungen (PAVK).

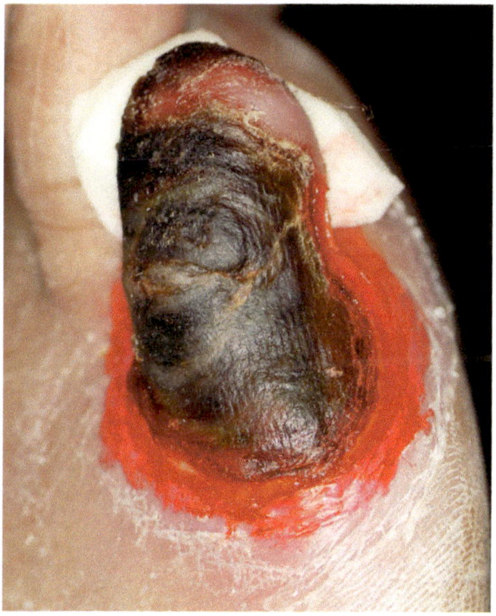

Fortgeschrittene trockene Gangrän kurz vor Verlust des Endglieds. Die kleine Verletzung heilt nicht ab und entwickelt sich zu einer trockenen Gangrän.

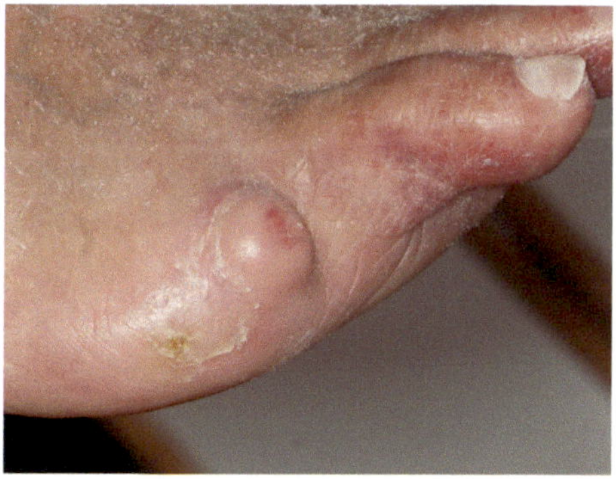

Nach Abfall der fünften Zehe. Die fünfte Zehe ist ohne Eingriff von außen abgefallen, der Stumpf ist problemlos abgeheilt. Solche Autoamputationen treten auch nach Erfrierungen auf.

Babinski-Reflex

oder Babinski-Zeichen. Pathologischer (krankhafter) Reflex, der bei Schädigung der Pyramidenbahn auftritt (Pyramidenbahnzeichen). Der Reflex wird ausgelöst, indem man den äußeren Fußrand von der Ferse in Richtung Zehen kräftig bestreicht.

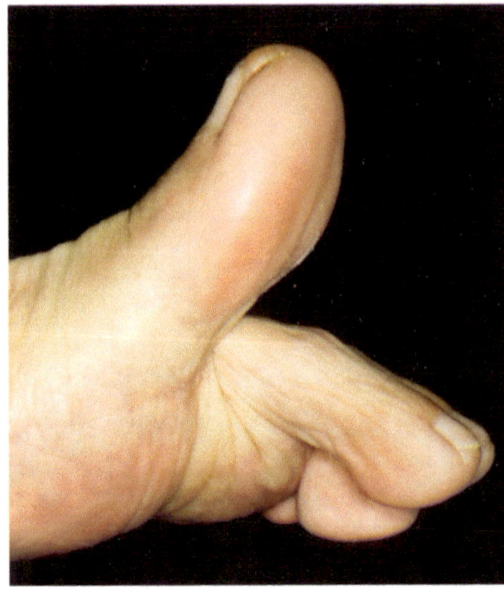

Ballen

Ausgeprägter Ballen am Grundgelenk der Großzehe des linken Fußes.

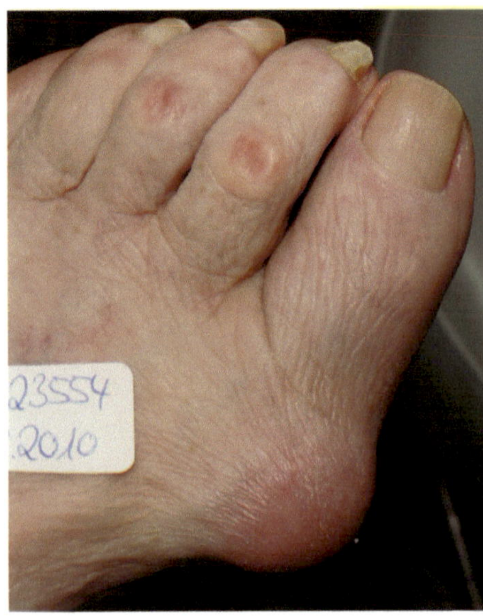

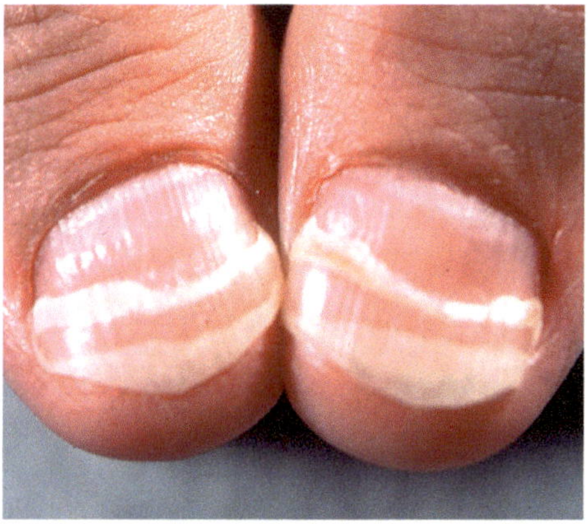

Beau-Reil-Querfurchen

Entstehen als vorübergehende Wachstumsverzögerung des Nagels. Sie können durch Verletzungen, Mangelsituationen, akute Infektionen oder Medikamenteneinwirkung entstehen.

Aus: Bildsammlung Prof. H. Zaun, Homburg

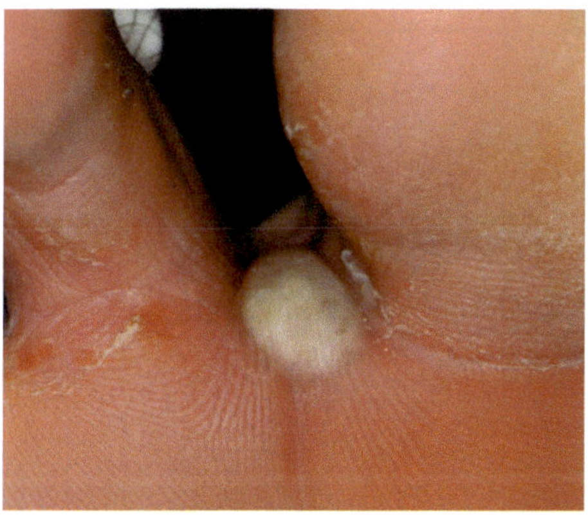

Blase, interdigital

Mit Eiter gefüllte Blase zwischen der ersten und zweiten Zehe.

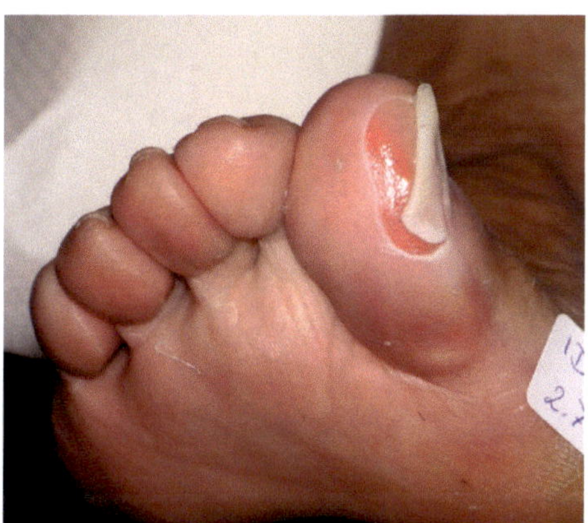

Blase, rechte Großzehe

Bereits eröffnete Blase. Durch den freiliegenden Wundbereich besteht die Gefahr einer Infektion.

Befund nach Abtragen der Haut an der rechten Großzehe.

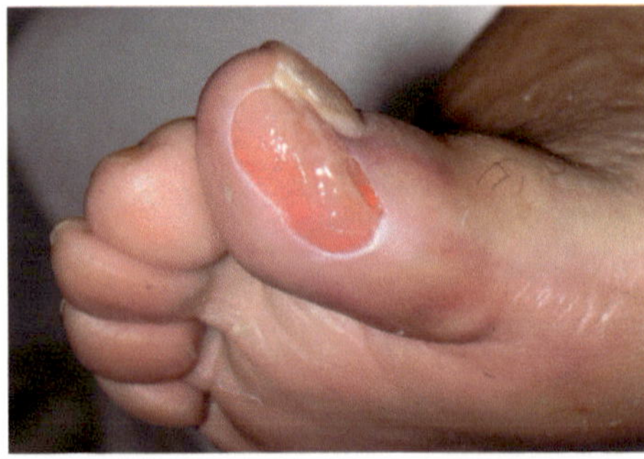

Befund nach Versorgung der Wunde mit einem Schaumstoffverband.
Nebenbefund: extremer Hallux valgus mit ausgeprägtem Ballen der rechten Großzehe.

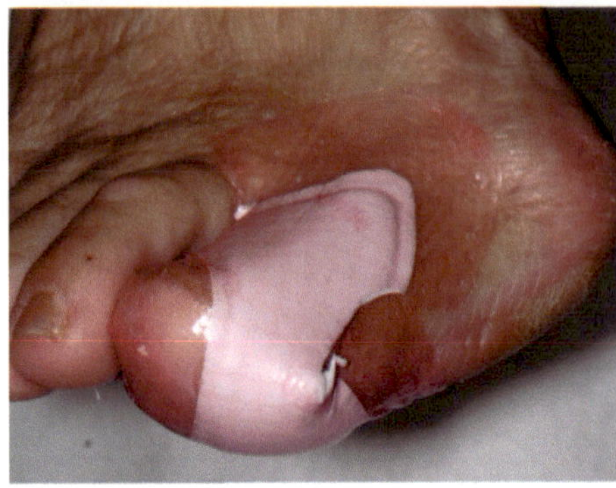

Blue toe

Blaue Verfärbung der Zehen bei Durchblutungsstörungen.

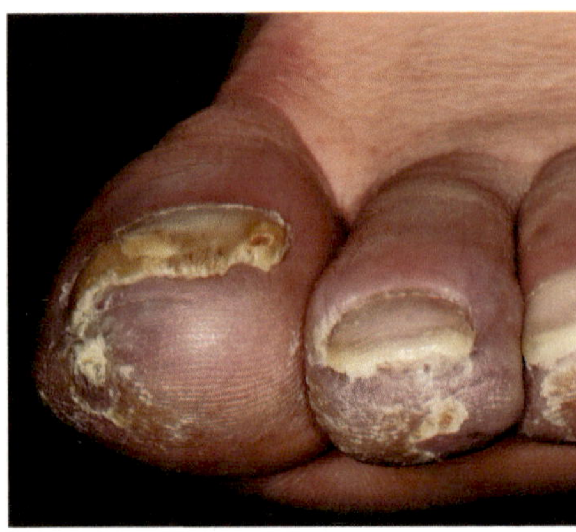

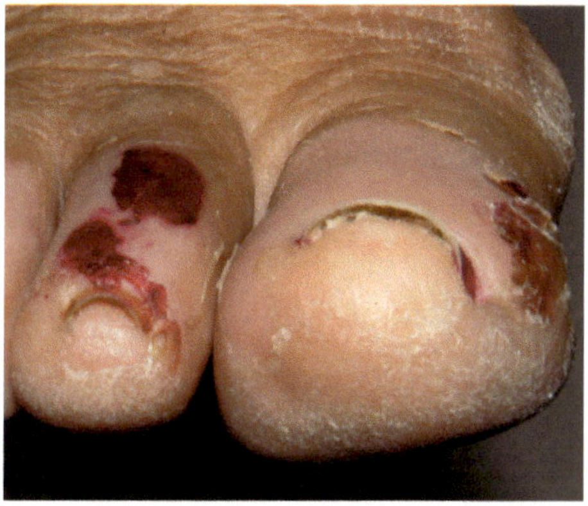

Blutblase

Mit Blut gefüllte Blase. Entsteht durch Fehlbelastung und Scherkräfte.

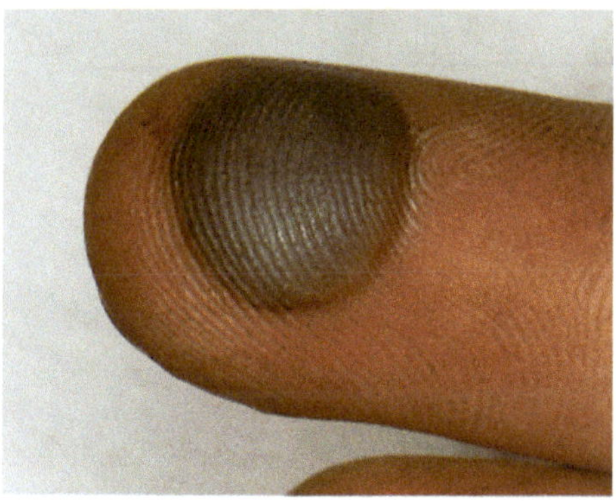

Blutblase, Fingerkuppe

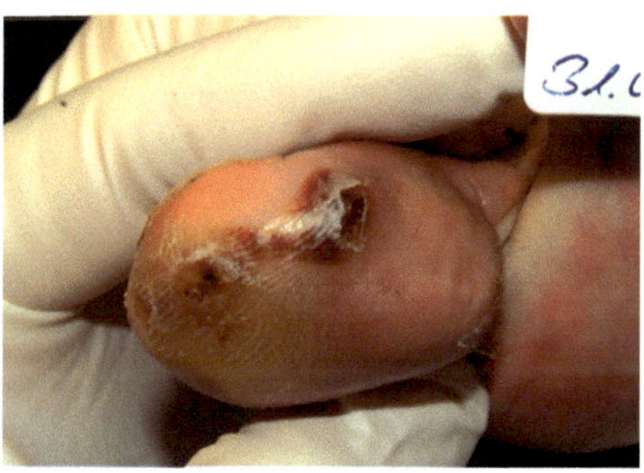

Blutblase mit Verhornung, linke Großzehe

Eingetrocknete Blutblase an der Zehenkuppe der linken Großzehe.

Blutegel

Der medizinische Blutegel (Hirudo medicinalis) hat in der Humanmedizin eine Renaissance erlebt. Er wird u. a. bei *Thrombosen* und in der Retransplantationschirurgie postoperativ eingesetzt. Hier der Einsatz nach postoperativer Schwellung am Vor- und Mittelfuß.

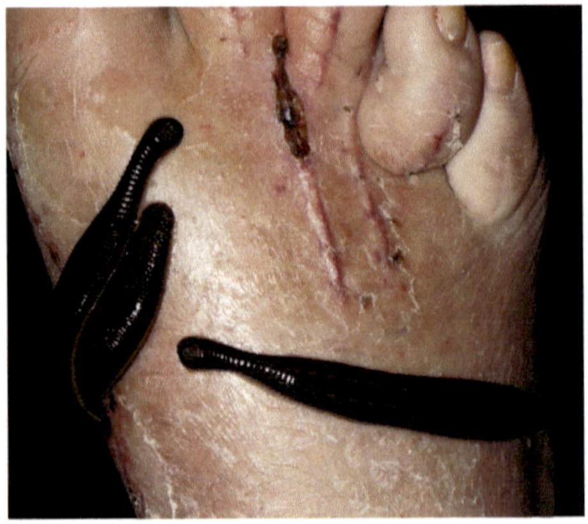

Blutegel, nach Saugakt

Der Egel kann innerhalb von 30 bis 60 Minuten bis zum fünffachen seines Körpergewichts saugen.

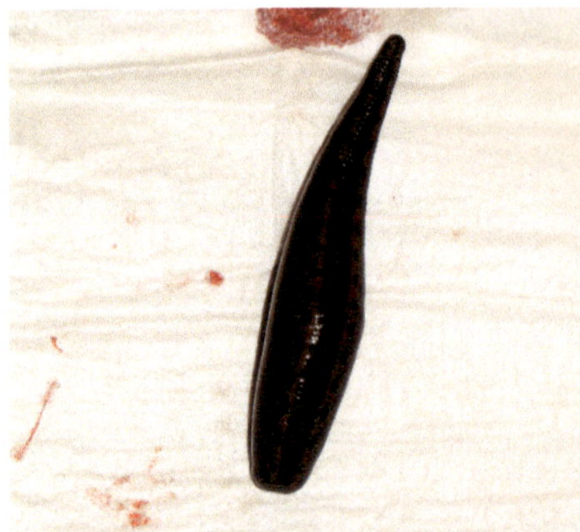

Brachyonychie

Der Nagel ist kürzer als normal. Vererbt und durch eine Verkürzung der Finger- oder Zehenendglieder bedingt.
Siehe auch *Dolichonychie*.

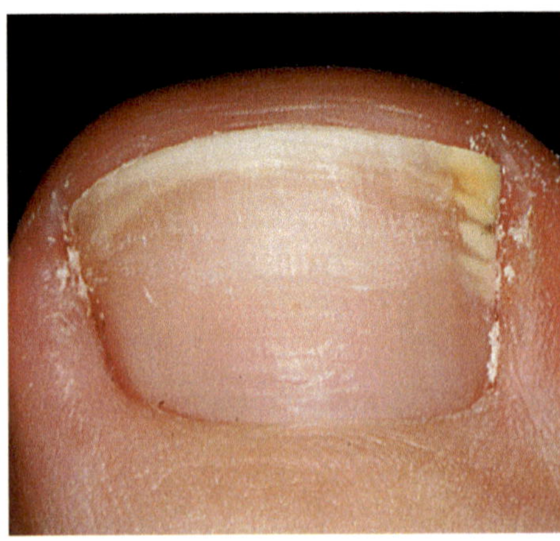

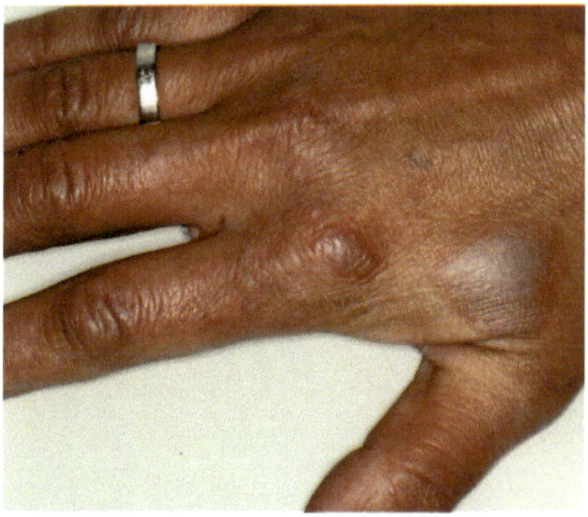

Brandblase

Hier Verbrennung 2. Grades mit Rötung, Schmerz, Schwellung und Blasen.

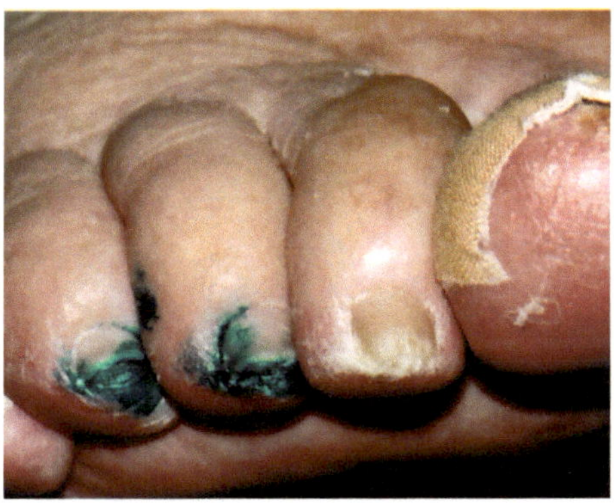

Brillantgrün

Hydrogensulfat. Farbstoff als Antiseptikum. Wird in den osteuropäischen Ländern noch oft als Antiseptikum eingesetzt.

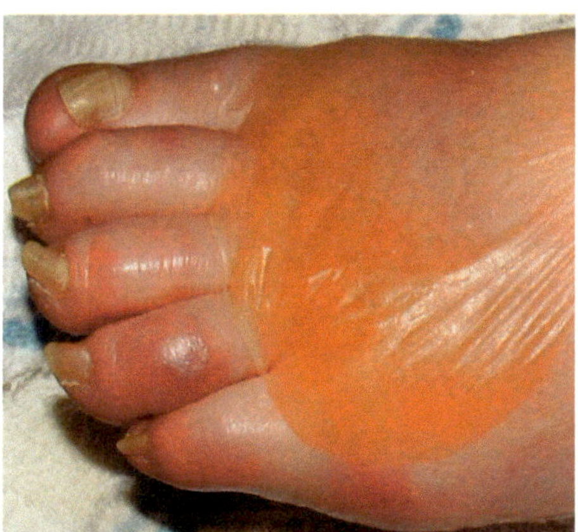

Bullosis diabeticorum

Diabetische Blasenbildung. Betroffen sind fast ausschließlich Diabetiker, die länger erkrankt sind und entsprechende Folgeschäden wie Neuropathie oder eine *PAVK* haben. Die Blasen heilen schnell (in zwei bis drei Wochen) wieder ab, neigen aber zu Rezidiven.

Bursitis

Entzündung des Schleimbeutels im Bereich des Großzehengrundgelenks rechts durch den Hallux valgus und der daraus entstehenden Druckbelastung.

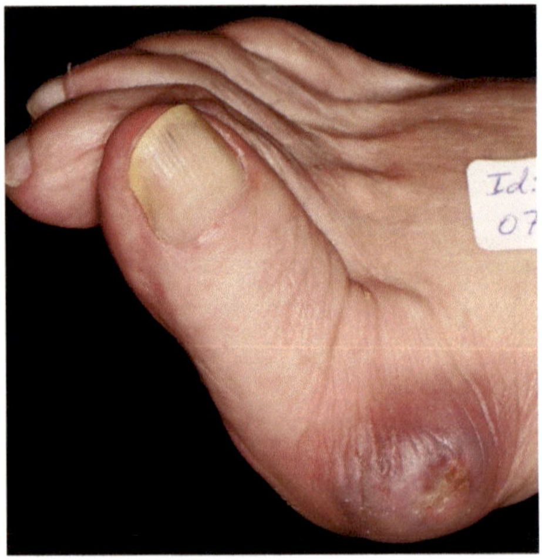

Bursitis olecrani

Schleimbeutelentzündung, hier am Ellenbogen.

Gehört nicht zum Fuß, wird aber auch in der podologischen Praxis immer wieder mal auftreten.

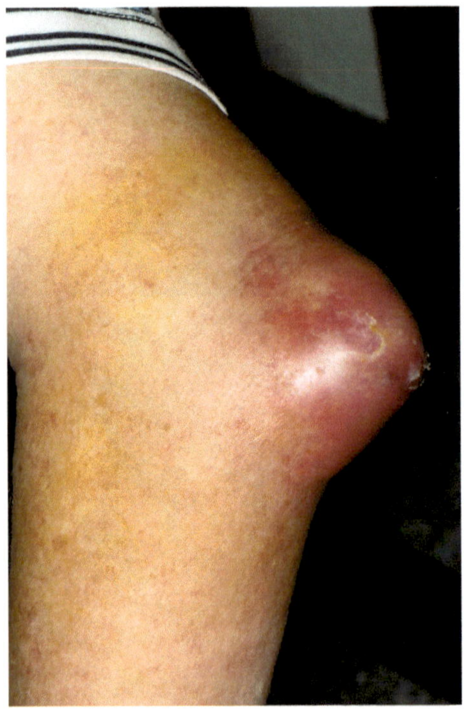

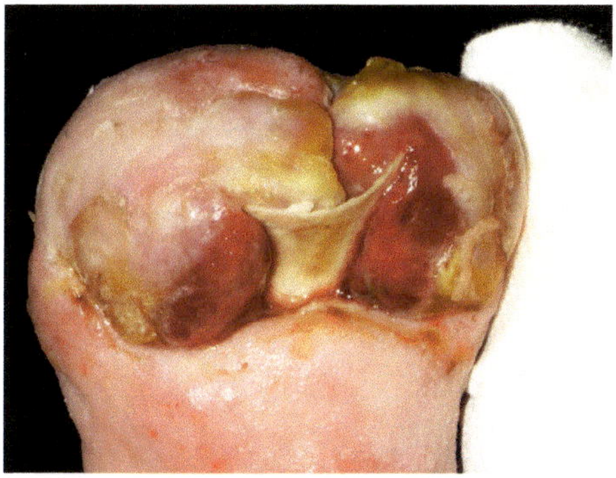

Caro luxurians

Überschießende Bindegewebs- und Gefäßwucherung im Rahmen von Wundheilungsprozessen. Hier im Rahmen eines eingewachsenen Großzehennagels, unter dem der 65-jährige Patient nach eigenen Angaben seit dem 9. Lebensjahr leidet.

Dieser Befund entspricht dem Stadium 3 nach Emmert.

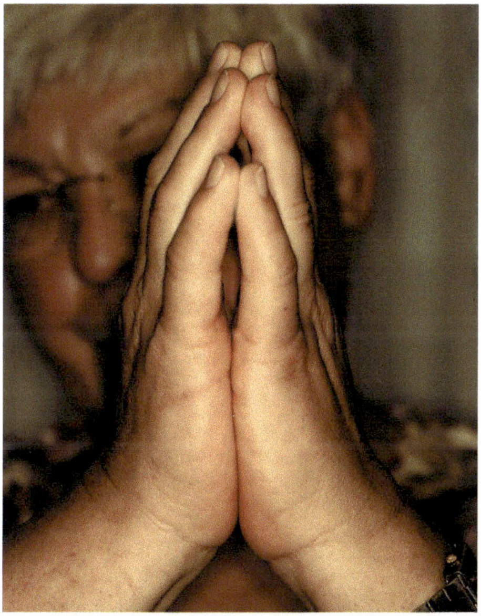

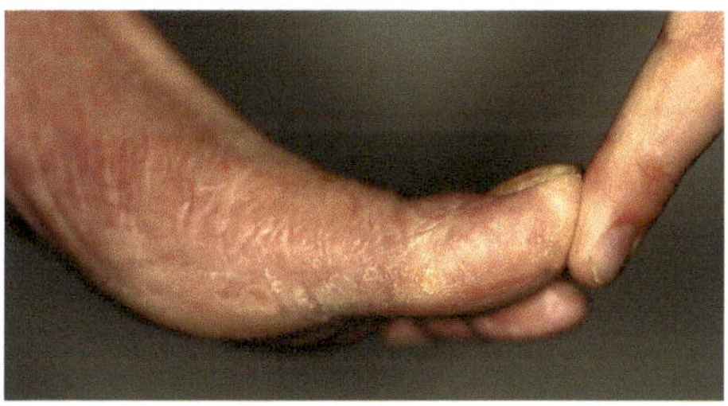

Eingeschränkte Dorsalextension

Fotos: Fußfibel. Leitfaden für Hausärzte. R. Zick/K.E. Brockhaus

Cheiroarthropatie

Die Cheiroarthropathie ist eine Hautveränderung, die bei Diabetikern an allen Körperpartien auftritt. Sie ist eine Folge der autonomen Neuropathie und führt zu typischen bindegewebigen Veränderungen. Biochemisch sind die Advanced Glycation End Products (AGE) für diese Veränderungen verantwortlich. Die Beweglichkeit der kleinen Gelenke ist eingeschränkt bis aufgehoben.

Am besten erkennt man die Cheiroarthropathie an den Händen in Bet-Haltung. Durch die Beugekontraktur der Finger-gelenke können sich die Finger nicht mehr aneinanderlegen.

Durch die Cheiroarthropathie ist die Streckung (Dorsalextension) der Großzehe am Fuß eingeschränkt, die normalerweise etwa 70° erreicht. Hierdurch verändert sich der Druckverlauf im Abrollvorgang des Fußes. Durch das starre Abrollen der Großzehe erhöht sich der Druck auf den Metatarsalbereich mit Entstehung von Schwielen und eventuellen Geschwüren (Malum perforans).

Chronisch-venöse Insuffizienz

Siehe CVI

Clavus (Hühnerauge)

Das Hühnerauge kann als eine Variante der Schwiele betrachtet werden. Wie die Schwiele entsteht es durch Druck und Reibung. Im Gegensatz zur Schwiele ist der Clavus in der Regel genau begrenzt, in der Mitte mit einem zentralen „Dorn“, der keilförmig in die Tiefe wächst.

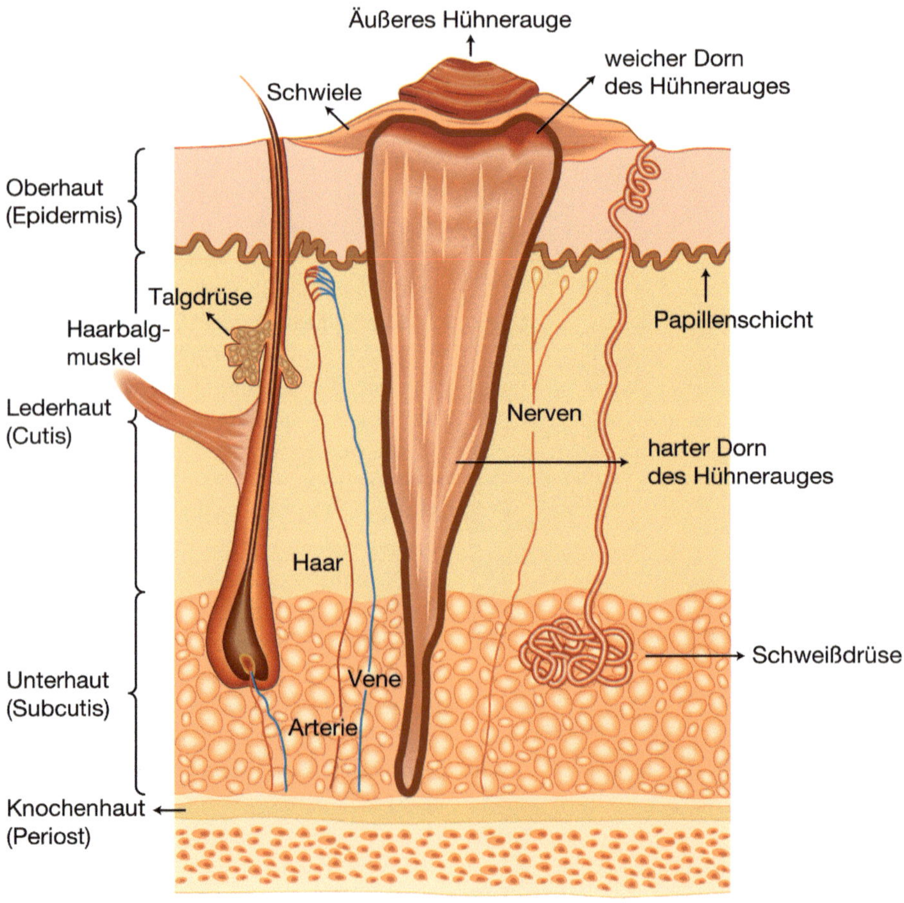

Das Hühnerauge

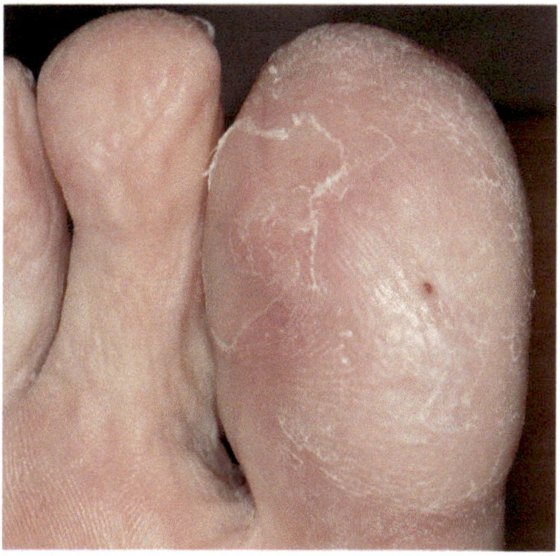

Clavus unter der rechten Großzehe mit darunter befindlichem Geschwür (Malum perforans). Hier vor Eröffnung.

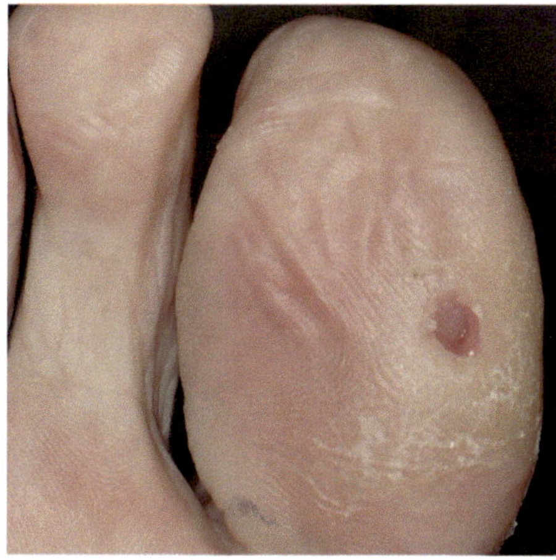

Das vermeintliche Hühnerauge verbarg ein Geschwür, das erst nach Abtragen der Verhornung sichtbar wurde. Kein typischer Clavus.

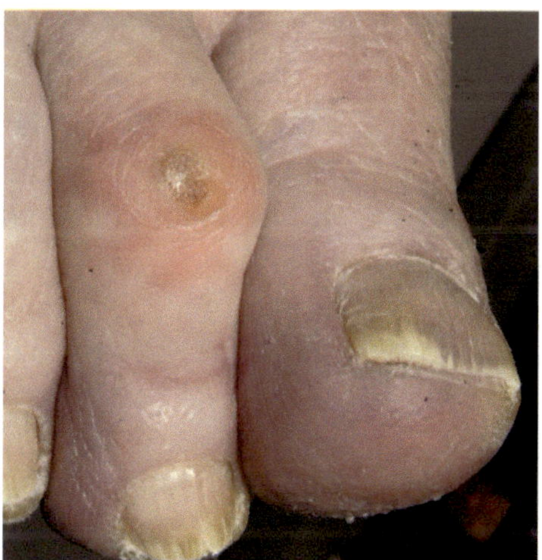

Clavus über dem proximalen Interphalangealgelenk (PIP) des rechten Fußes.

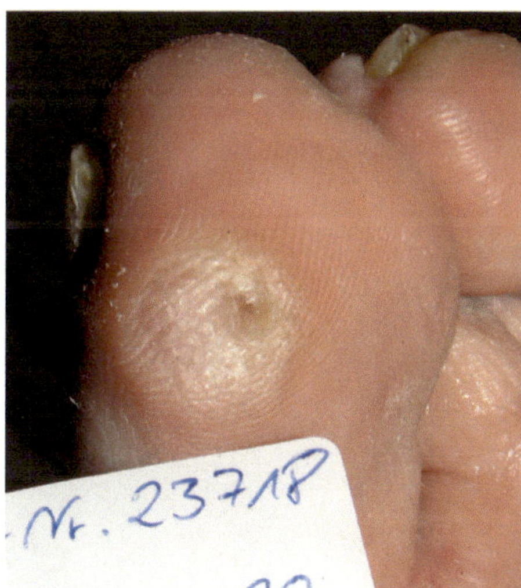

Clavus an der medialen (Fußinnenseite) Seite vom Großzeh links.

Clavus durus

Unter D1, der plantaren Großzehe links. An ungewöhnlicher Lokalisation.

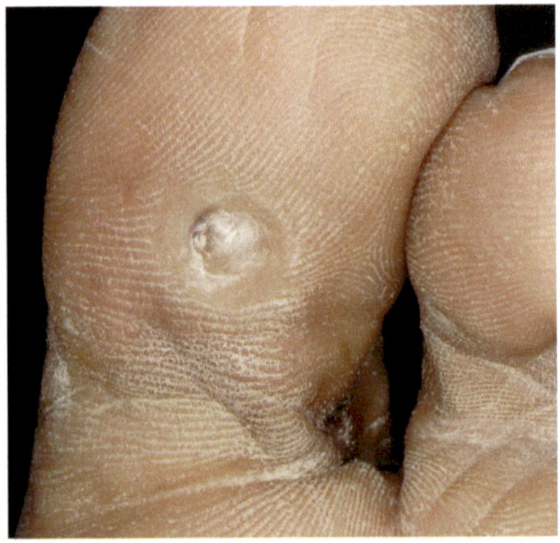

Clavus über dem Interphalangealgelenk vom Großzeh rechts.

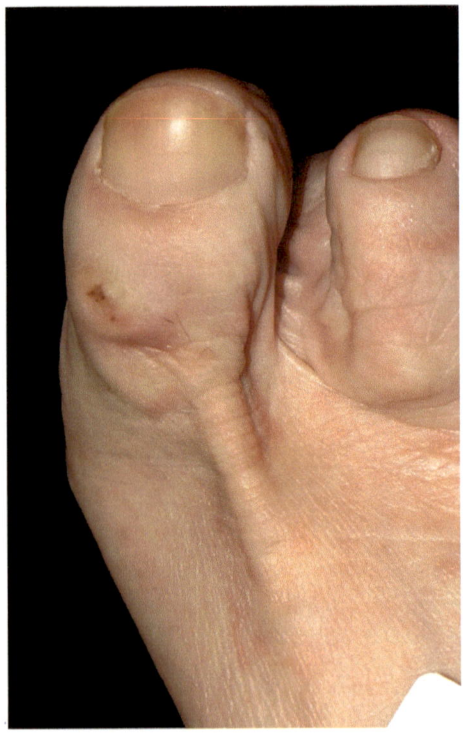

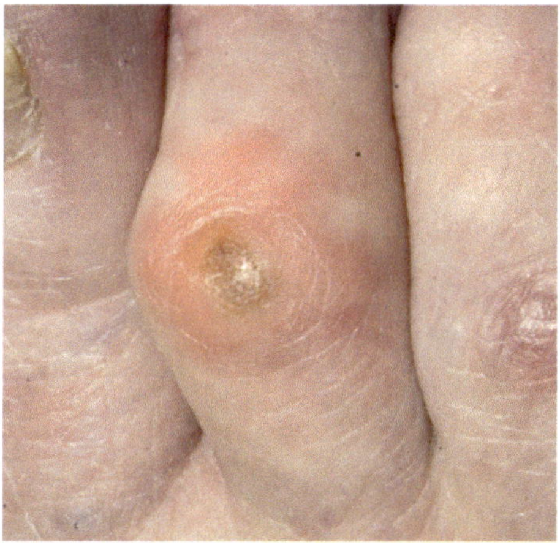

Clavus über dem proximalen Interphalangealgelenk (PIP) der zweiten Zehe des rechten Fußes.

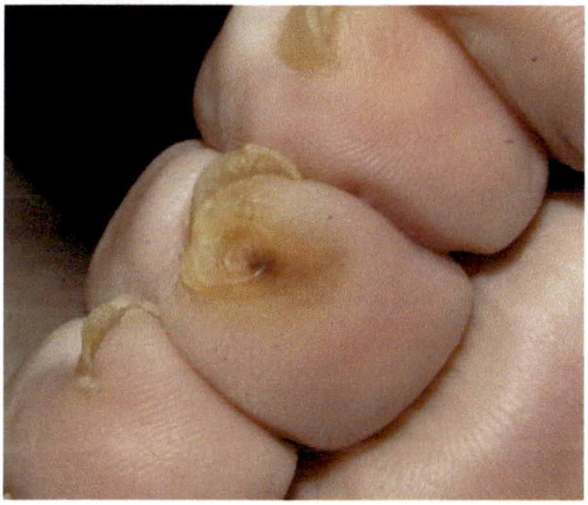

Clavus unter einer eingebluteten Kuppenschwiele am dritten Zeh des rechten Fußes vor Entfernung der Verhornung.

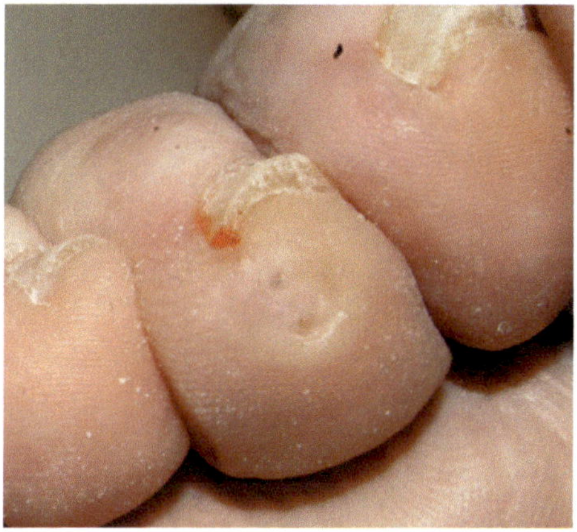

Gleicher Clavus nach Entfernen der Kuppenschwiele.

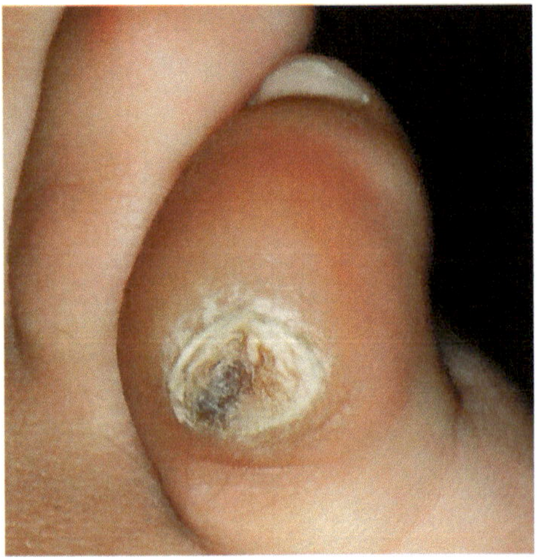

Ausgeprägter Clavus durus an der fünften Zehe des rechten Fußes.

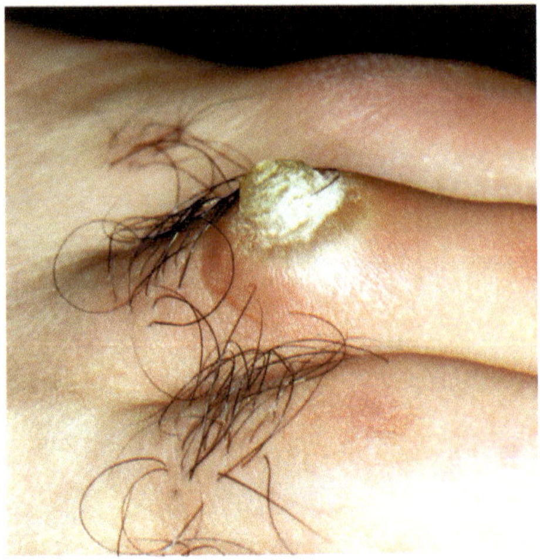

Clavus mit *Hyperkeratose* (*Cornu cutaneum*). Auf den ersten Blick sieht der Clavus wie eine Verhornung aus.

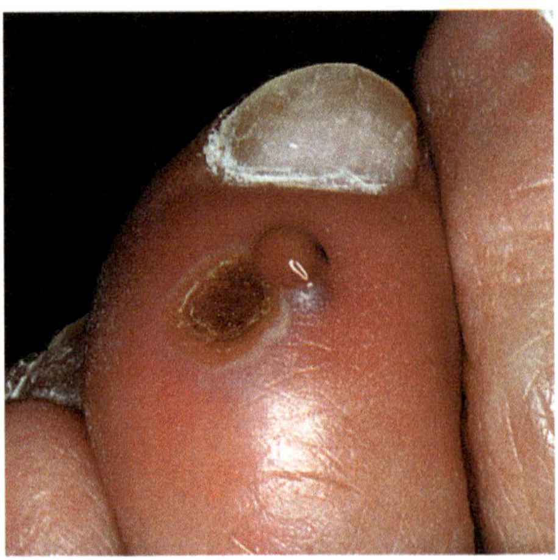

Clavus mit Abszess. Entsteht, wenn der Kunde selbst mit unsauberen Instrumenten an einem Hühnerauge manipuliert oder wenn bei kleinen Verletzungen Erreger eindringen.

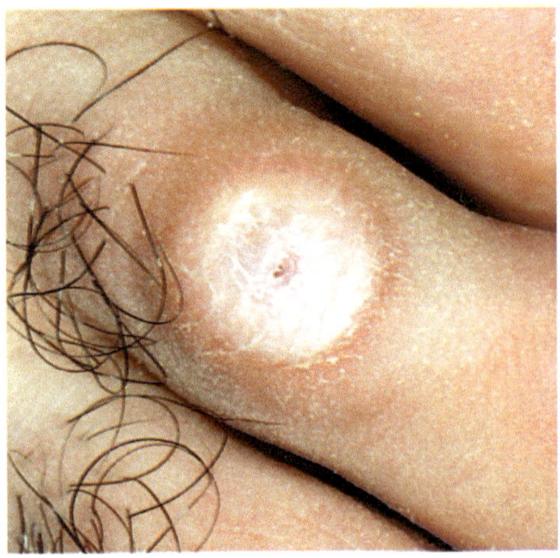

Gleicher Clavus mit Hyperkeratose nach Abtragen der Verhornung.

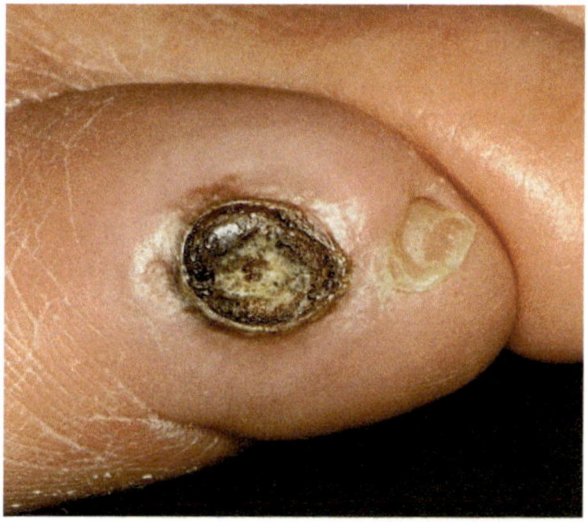

Clavus durus an der fünften Zehe rechts. Das Gewebe um den Clavus ist bereits abgestorben, bei bekannter peripherer arterieller Verschlusskrankheit (*PAVK*).

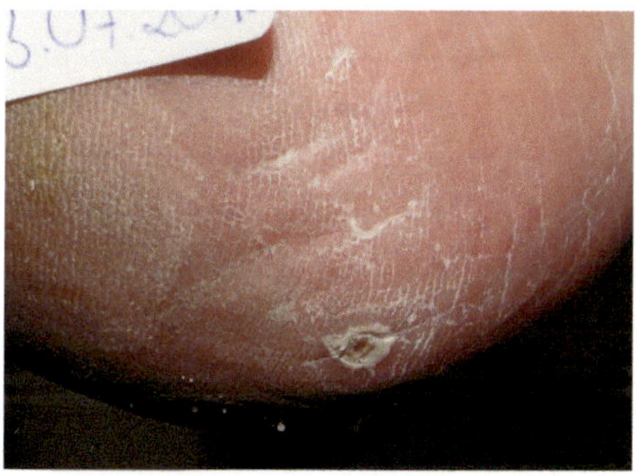

Clavus an der Ferse. Eine eher ungewöhnliche Lokalisation.

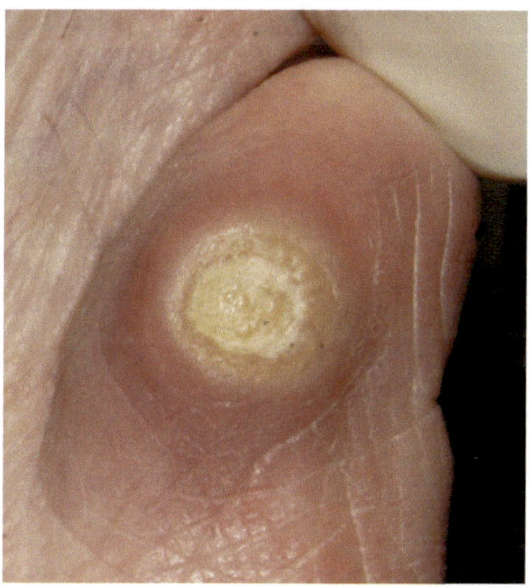

Ausgeprägter Clavus an der fünften Zehe rechts.

Clavus durus, plantar

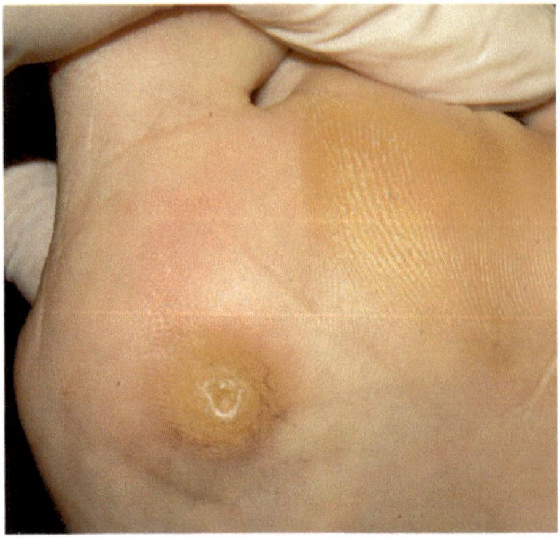

Clavus unter dem Köpfchen des ersten Strahls (unter MTK 1).

Ausschnittvergrößerung des plantaren Clavus

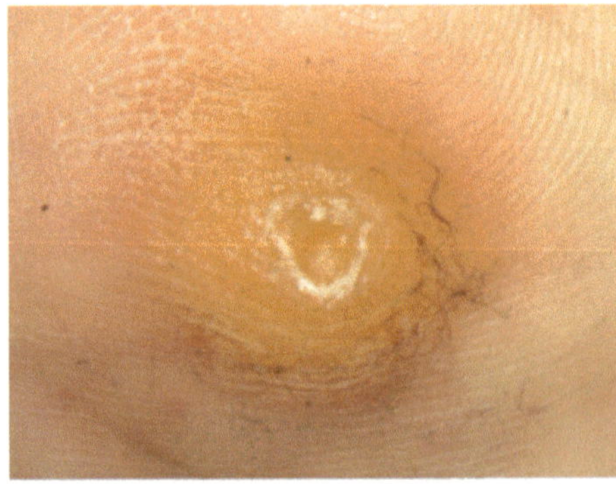

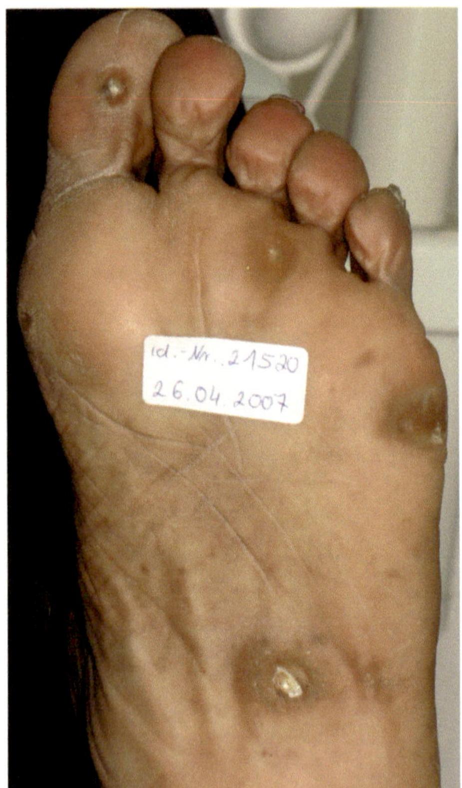

Rechts: Multiple plantare Clavi mit ausgeprägter Verhornung des umliegenden Gewebes.

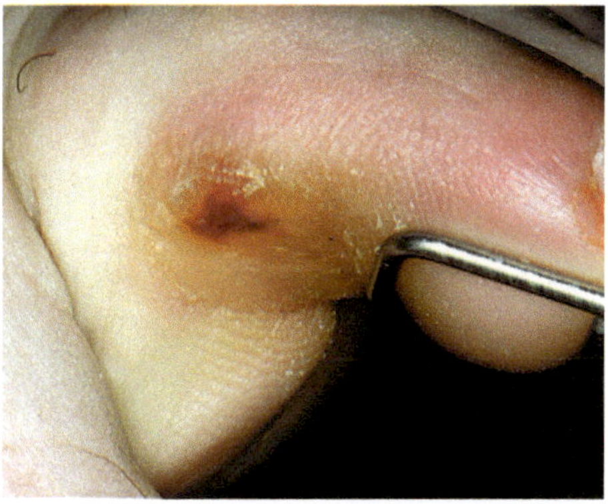

Clavus mollis

Weiches Hühnerauge zwischen der ersten und zweiten Zehe bei Krallenzehen.

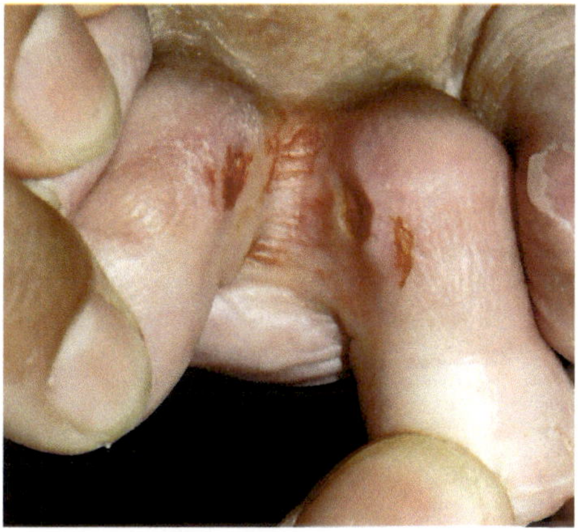

Zwei Clavi, je eines an der zweiten und dritten Zehe bei ausgeprägten Krallenzehen (interdigital).

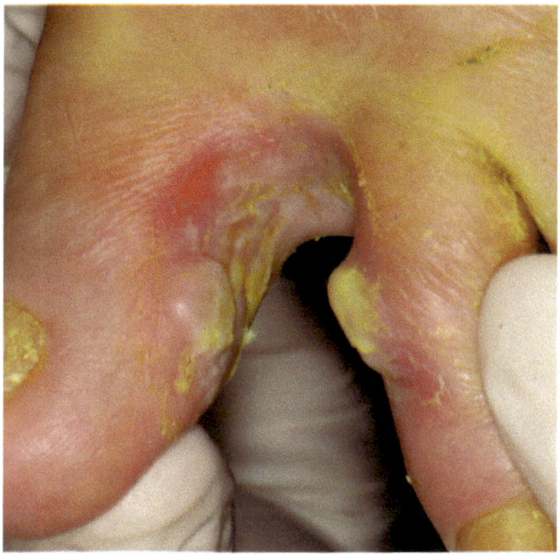

Zwei Clavi molles zwischen der ersten und zweiten Zehe des linken Fußes. Durch die Schweißbildung ist die Haut aufgeweicht (mazeriert) und bietet Bakterien und Pilzen ideale Wachstumsmöglichkeiten.

Zwei Clavi molles zwischen erster und zweiter Zehe des linken und des rechten Fußes einer Patientin.

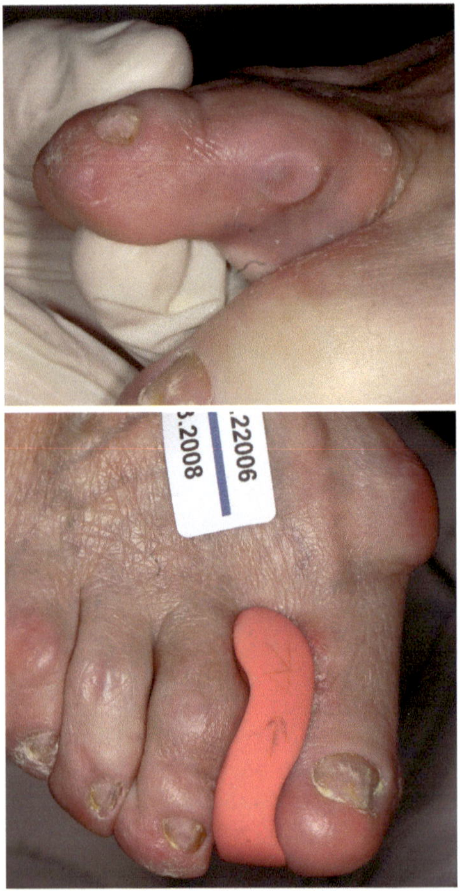

Daraufhin wurden für beide Füße Orthesen angefertigt.

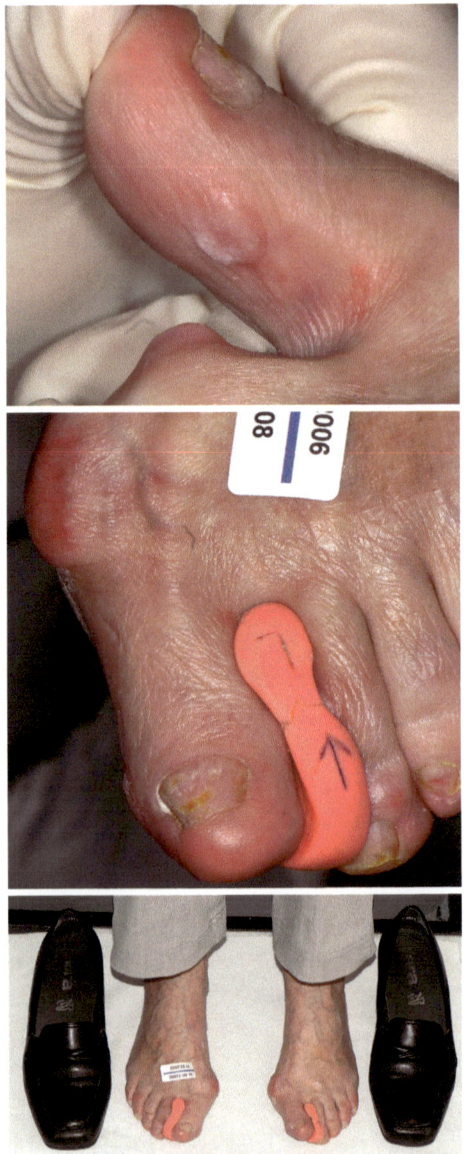

Zwischen vierten und fünften Zehe, zentral im Grund des Zehenzwischenraums gelegen.

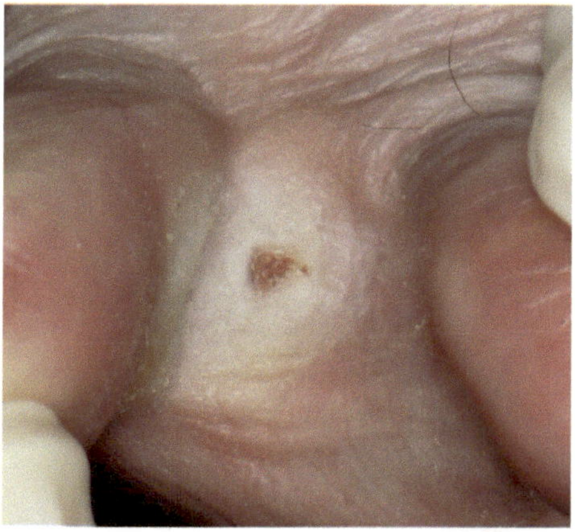

Infizierter und ulzerierter Clavus mollis der fünften Zehe links.

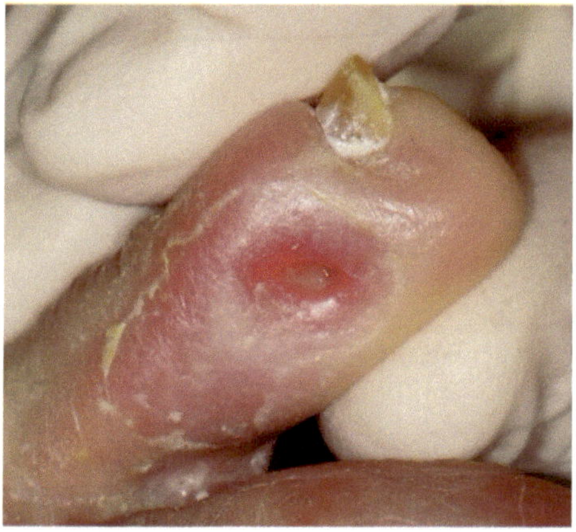

Infizierter, mazerierter und ulzerierter Clavus an der medialen (zur Körpermittellinie gerichteten) Seite der fünften Zehe links.

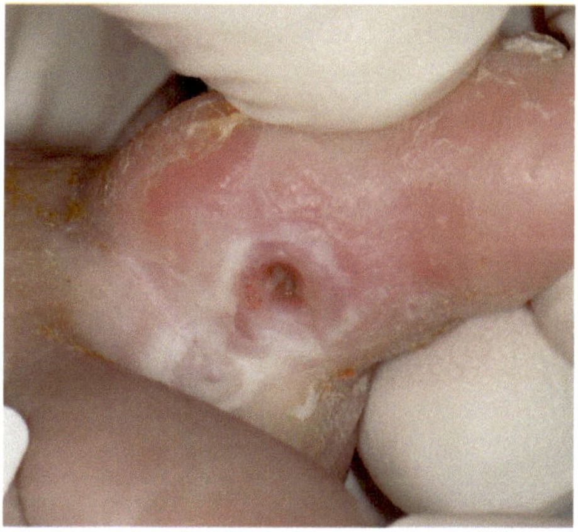

Clavus neurofibrosus

Flächiger Clavus mit Nervenfasern, meist plantar oder an der Außenseite der fünften Zehe. Ist schwer zu behandeln und sehr schmerzhaft.

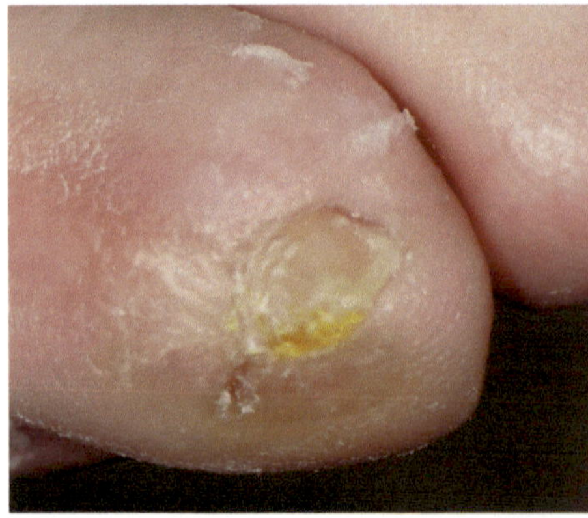

Clavus subungual

Nach Entfernen eines Teils der Nagelplatte und des Kerns.

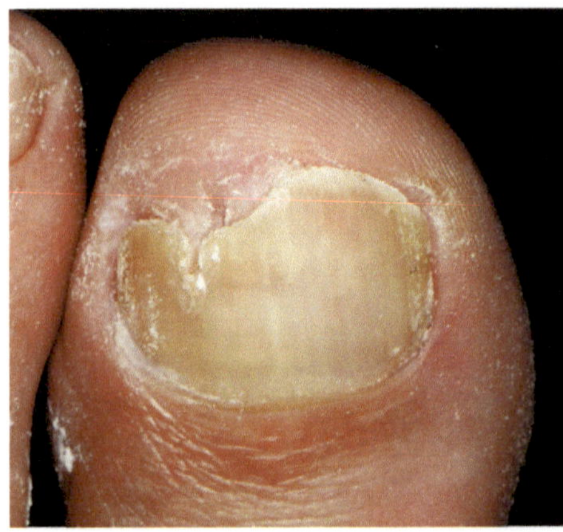

Nach Abdecken des entfernten Nagelteils mit lichthärtendem Kunststoff (*Nagelteilprothese*).

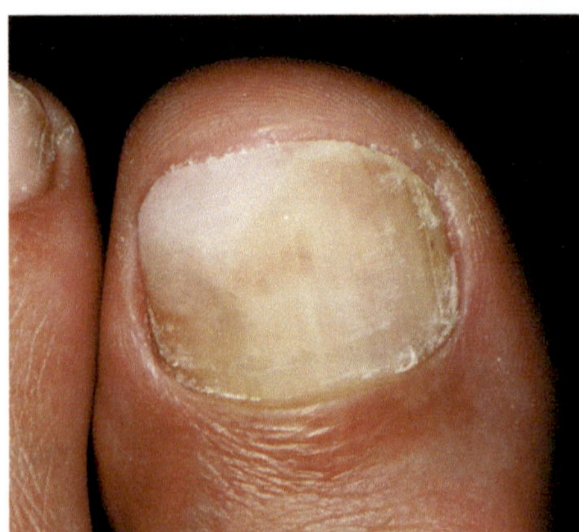

Cornu cutaneum

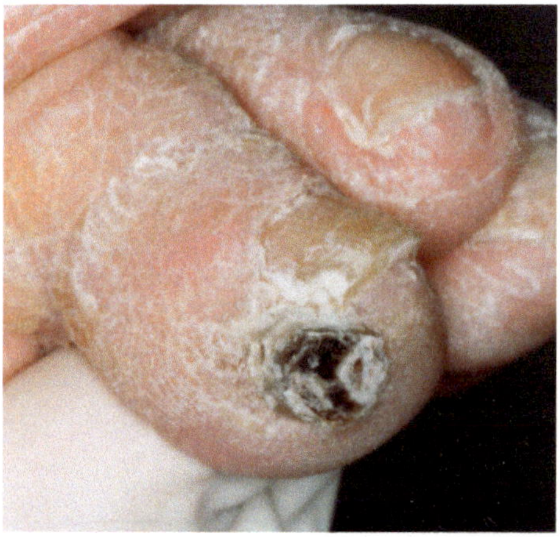

Ein Hauthorn ist ein hornförmiger, aus Horngewebe (Keratin) bestehender Auswuchs der Haut. Hier an der zweiten Zehe des linken Fußes. Da das Hauthorn schwarz ist, könnte es auch ein Melanom (Hautkrebs) sein. Die dunkle Verfärbung ist eine Einblutung.

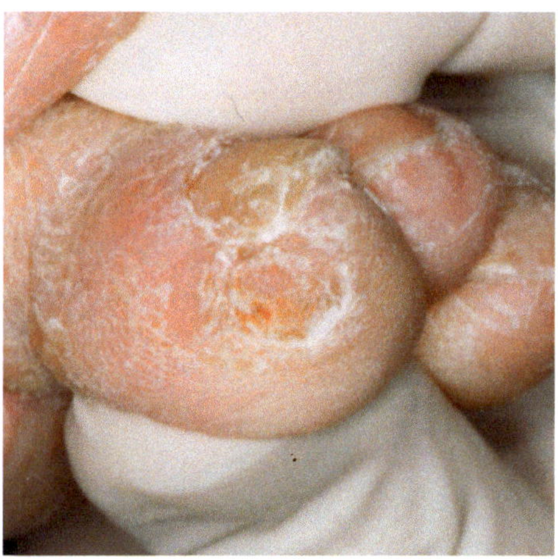

Nach Entfernung der Hautwucherung. Es zeigt sich, dass es kein schwarzer Hautkrebs (malignes Melanom) ist.

Corona phlebectatica paraplantaris

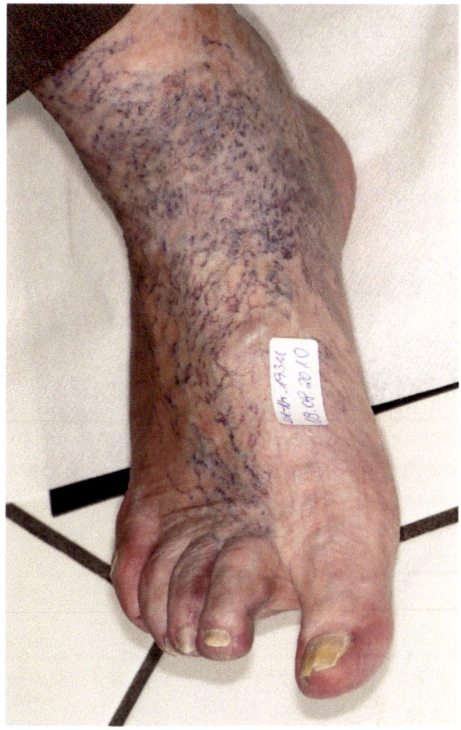

Chronische Stauung in den Venen führt meist zu Besenreisern. Sie formieren sich oft wie ein Halbkreis (kronenförmig) unterhalb des Innenknöchels. Wenn diese Stauung nicht behandelt wird, kann sie zu Unterschenkelgeschwüren (*Ulcus cruris* oder auch Ulcera crurum) führen. Eine Art der *CVI* (Chronisch-venöse Insuffizienz).

Curly toe

Lockenzeh. Fehlstellung der dritten Zehe links.

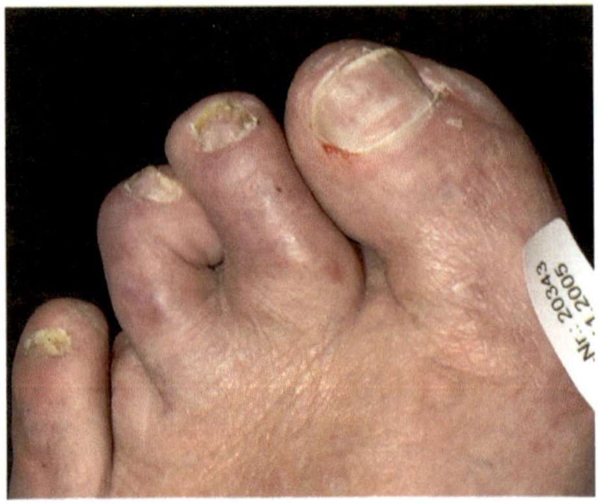

CVI (Chronisch-venöse Insuffizienz)

Beginnende CVI mit deutlicher Venenzeichnung in Form von Besenreiservenen ohne sichtbare *Varizen* (Krampfadern).

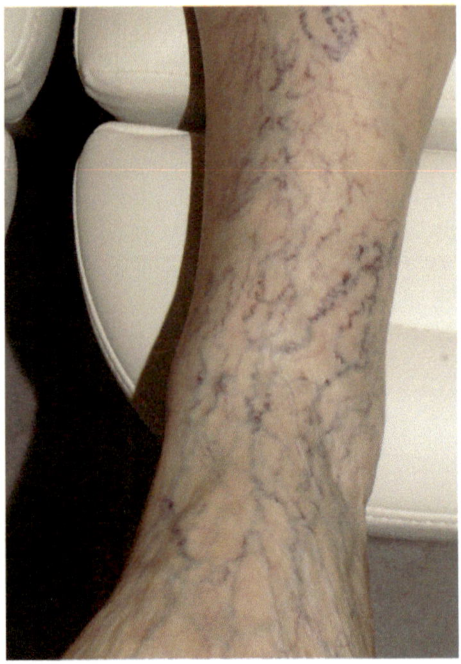

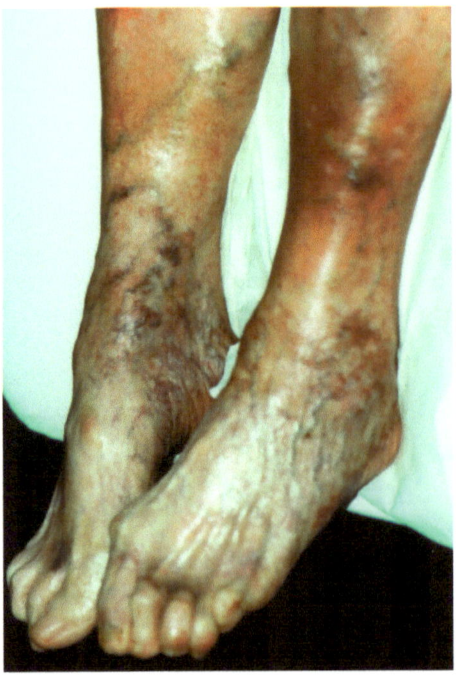

Bild links: Fortgeschrittenes Stadium bei Zustand nach *Thrombosen*. Bei postthrombotischem Syndrom und Hämosiderineinlagerungen (Eisenablagerungen in der Haut aus den roten Blutkörperchen).

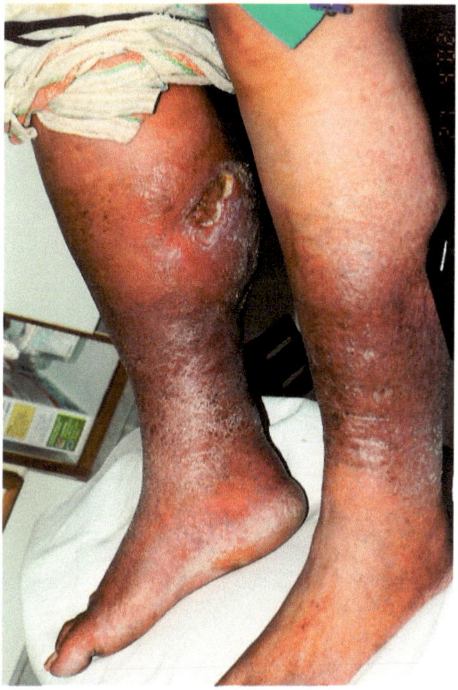

Ausgeprägte CVI mit gleichzeitig schlecht abheilendem Ulcus cruris (Unterschenkelgeschwür).
Die übergewichtige Diabetikerin sitzt dauerhaft im Rollstuhl. An der medialen Wade rechts zeigt sich ein *Ulcus cruris*.
Beide Unterschenkel sind ödematös angeschwollen.

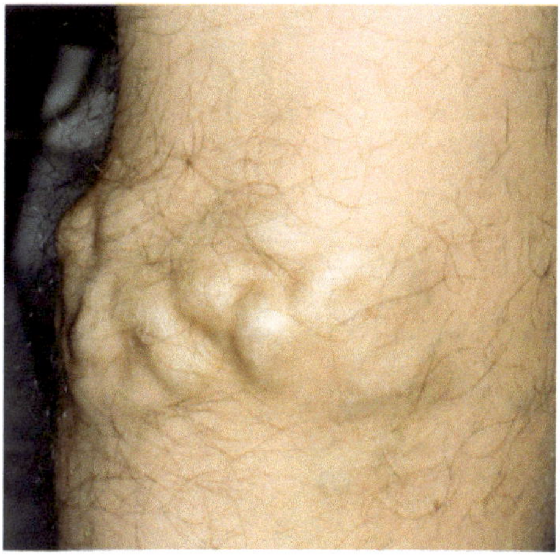

Multiple (viele) Varizen (Krampfadern) in Form eines Konvolutes (Pakets) am Unterschenkel. Varizen sind knotig erweiterte Venen.

Dekubitus

Dekubitus (Druckgeschwür) an der Ferse bei einer 90-jährigen Patientin nach einem zweiwöchigen Aufenthalt im Krankenhaus wegen eines Oberschenkelhalsbruches. Die Patienin war vor dem Krankenhausaufenthalt gehfähig.
Das Druckgeschwür war entstanden, weil die Ferse postoperativ keinen Druckschutz bekam.

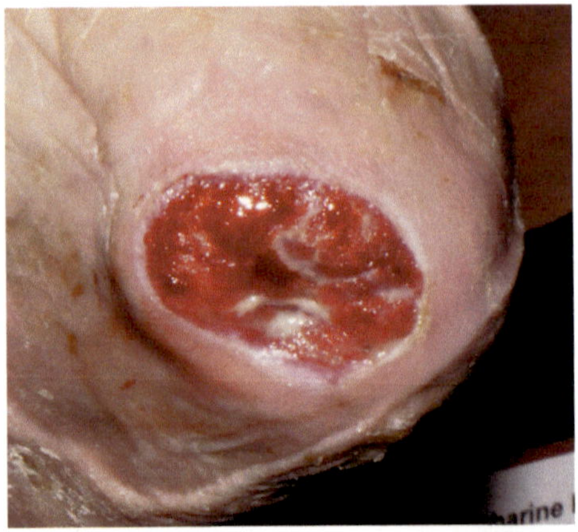

Das Druckgeschwür der gleichen Patientin nach dreimonatiger intensiver Therapie mit Schaumstoffverbänden, Hydrokolloiden unter konsequentem Druckschutz und Einsatz einer Wechseldruckmatratze.

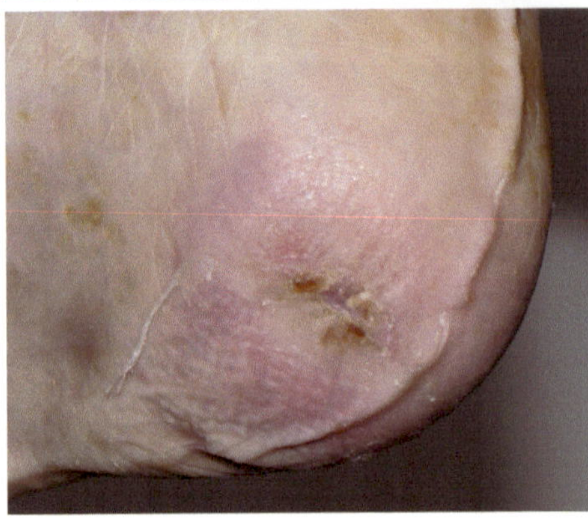

Ausgeprägtes Druckgeschwür am Steiß, bis auf den Knochen reichend, bei einem 90-jährigen bettlägerigen Patienten.

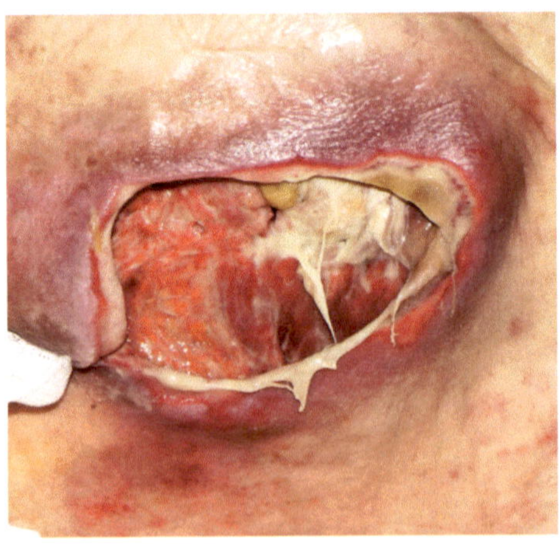

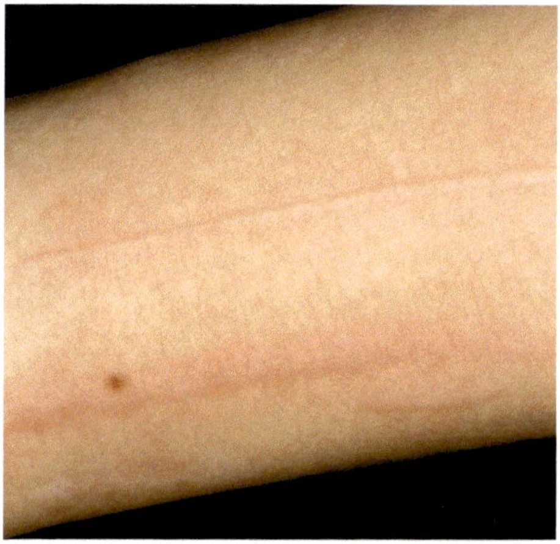

Dermografie

Hautschrift, lokale Reaktion auf eine mechanische Reizung der Haut (Bestreichen nach Art des Schreibens), die einer Gefäßreaktion der Haut als Ausdruck eines Axonreflexes entspricht.

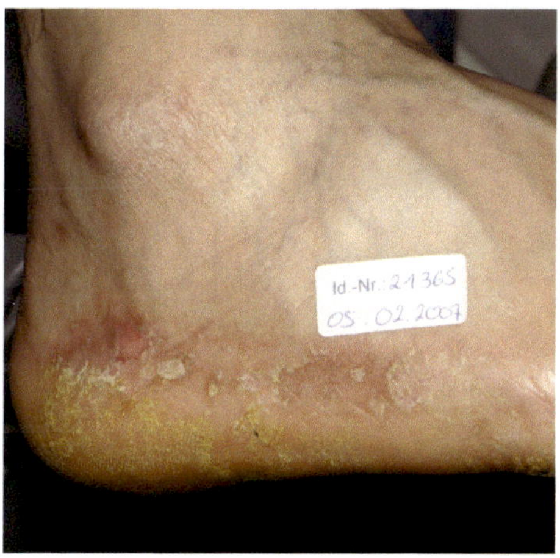

Dermatomykose

Hautpilzerkrankung am Fuß. Äußert sich durch juckende, leicht gerötete und schuppende Hautareale. Hier schuppig, relativ scharf abgegrenzte Hautareale von der Fußsohle ca. zwei Zentimeter oberhalb der Fußsohle endend.

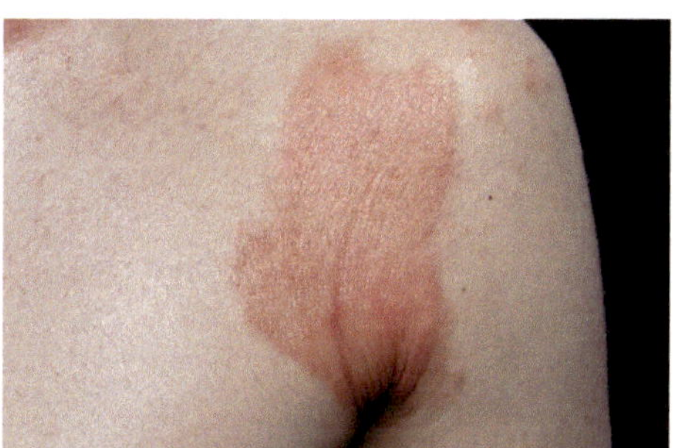

Dermatitis

Eine Dermatitis ist eine Entzündung der oberen Hautschichten (hier im Achselbereich). Siehe auch *Stauungsdermatitis*.

Foto: © create.vista.com

Digitus malleus (Hammerzehe)

Hier ist die vierte Zehe als Hammerzehe ausgebildet. Im Gegensatz zur Krallenzehe berührt die Hammerzehe mit der Zehenkuppe den Boden, wodurch sich häufig Kuppenschwielen mit Geschwüren bilden. Es besteht eine Beugekontraktur im Mittelgelenk (PIP = proximales Interphalangealgelenk) und meist im Endgelenk (DIP = distales Interphalangealgelenk).

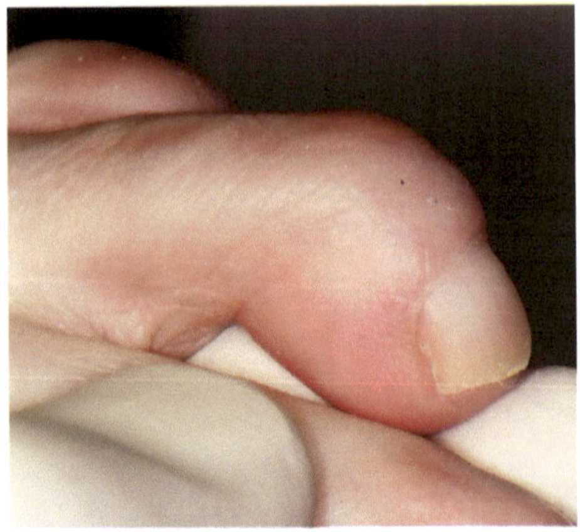

Zweite Zehe als Hammerzehe ausgebildet. Bei dieser Fehlform bilden sich nicht nur Kuppenschwielen sondern auch Clavi (Hühneraugen) über dem proximalen Interphalangealgelenk (PIP). Hier mit entzündlichen Veränderungen.

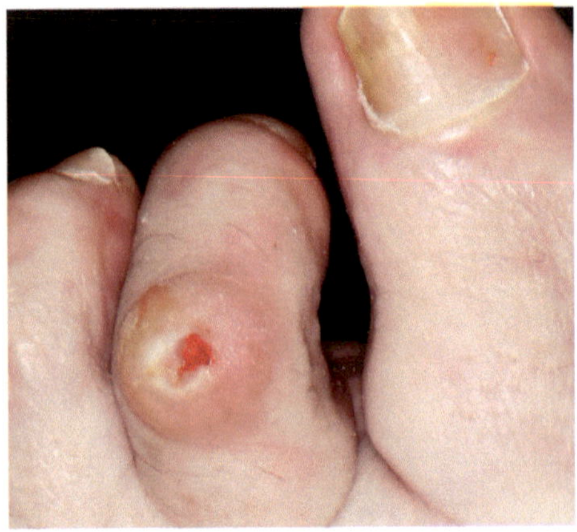

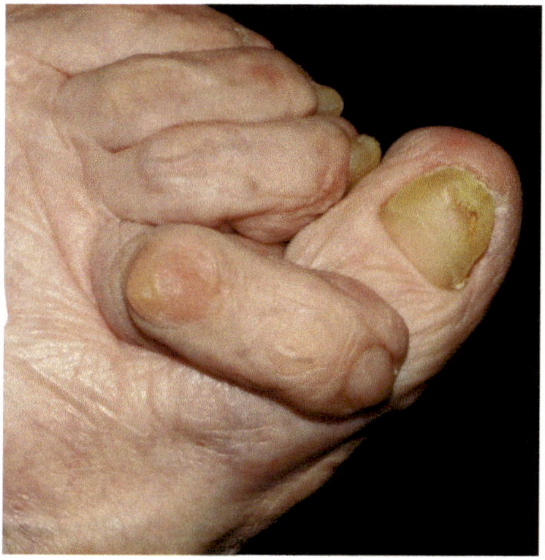

Digitus superductus (Reiterzehe)

Instabilität des zweiten Zehengrundgelenks, meist kombiniert mit einem Hallux valgus. Es kommt zu einer transversalen Achsenabweichung der Zehe. Diese kann die Großzehe oder seltener die benachbarte Kleinzehe überlagern.

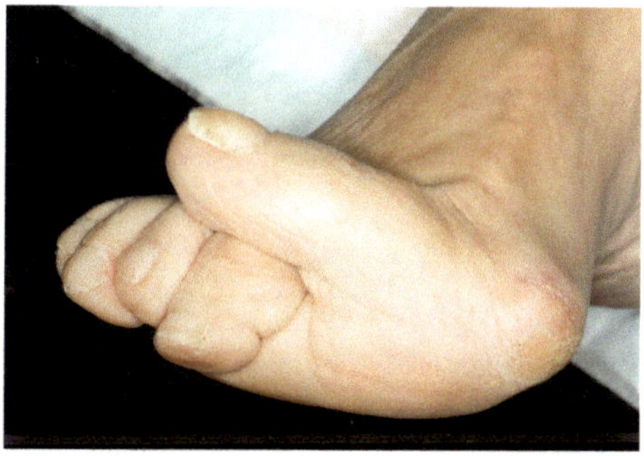

Digitus superductus in Form eines Hallux valgus

Derartige Veränderungen ziehen diverse andere Beschwerden nach sich. Zum Beispiel Clavi, Druckgeschwüre und andere Veränderungen.

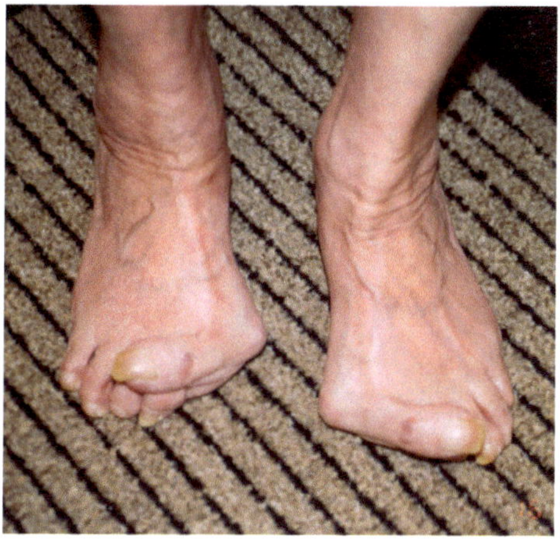

Gleiche Patientin. Beide Großzehen überlagern die anderen Zehen. Am linken Fuß hat sich durch den Druck ein eingeblutetes *Cornu cutaneum* an der zweiten Zehe links gebildet, das einem *malignen Melanom* ähnelt.

Dolichonychie

Der Nagel ist wesentlich länger als normal. Der gewöhnliche Nagel ist in Länge und Breite 1 : 1, 1. Veränderung genetisch bedingt.
Siehe auch *Brachyonychie*

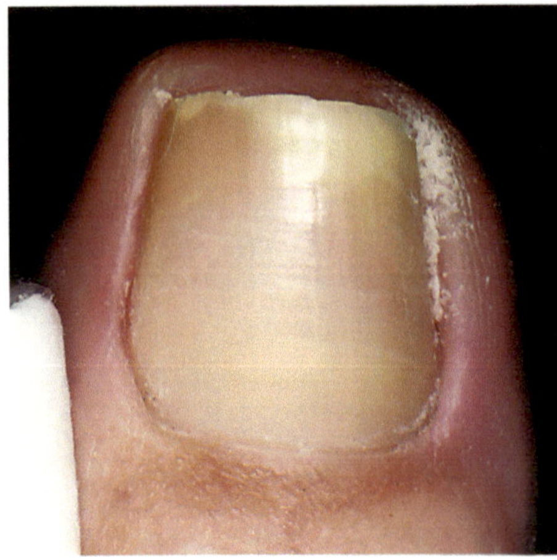

Dreiteilige Nagelkorrekturspangen	**siehe Nagelkorrekturspangen**
Druckgeschwür	**siehe Dekubitus**

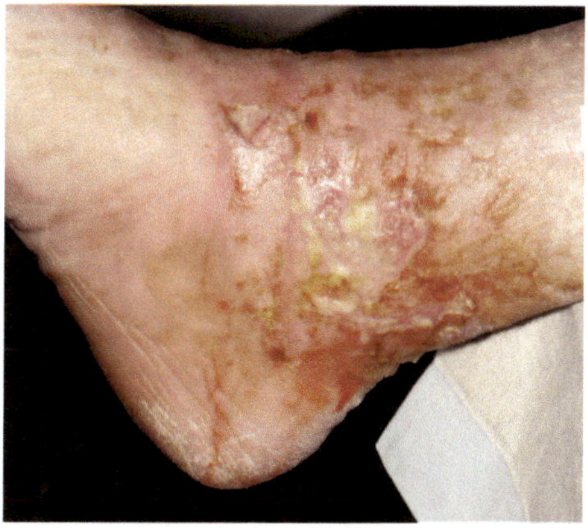

Druckentlastung

Bei Ulcera crurum/Ulcus cruris (Unterschenkelgeschwüren) ist es oft sinnvoll, das Ulcus nicht nur zu verbinden sondern auch eine Druckentlastung zu schaffen.

Das Foto zeigt den Befund eines Unterschenkelgeschwürs am 26.03.2012, vor der Applikation einer hydrokolloiden Auflage und Schaffung einer Druckentlastung.

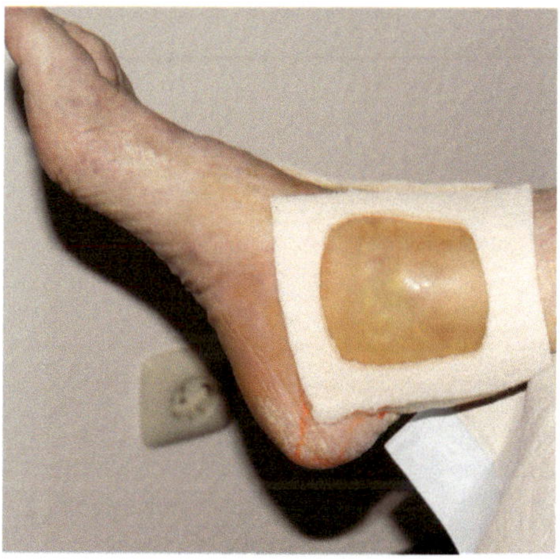

Gleiche Patientin nach Applikation der hydrokolloiden Auflage und Schaffung eines provisorischen Druckschutzes mittels selbstklebenden Schaumstoffs, der nur auf den Verband und nicht auf die Haut geklebt wird. Zusätzlich wurde ein Kompressionsverband angelegt.

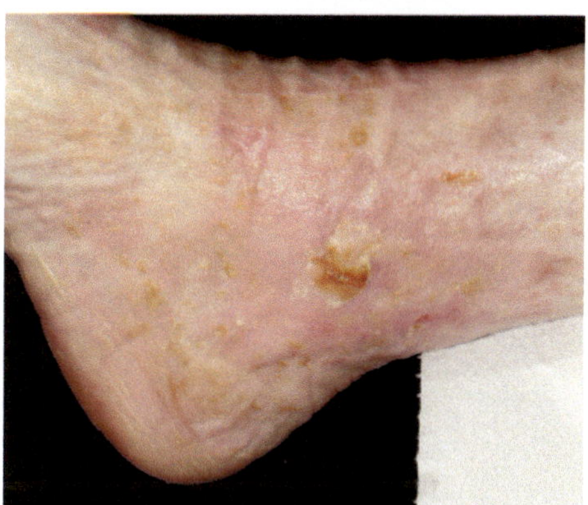

Der Wundverband wurde phasengerecht entsprechend der Wundheilung angepasst, alle drei Tage gewechselt und anschließend mit Druckschutz und konsequent mit Kompressionsverbänden versorgt. Das letzte Foto zeigt das Ergebnis knapp einen Monat später.

Ekzem

Bei chronisch-venöser Insuffizienz (hier mit Krampfadern). Der Patient hat Kompressionsstrümpfe getragen und darunter sehr stark geschwitzt. Dadurch entstand Juckreiz. Durch Kratzen kam es zu Hautverletzungen mit bakterieller Entzündung. Die immer wieder aufgetragenen Salbenreste wurden nur notdürftig oder gar nicht entfernt. Es bildete sich ein Schorf aus Salbenresten, abgestorbenen Hautzellen und Bakterienresten.

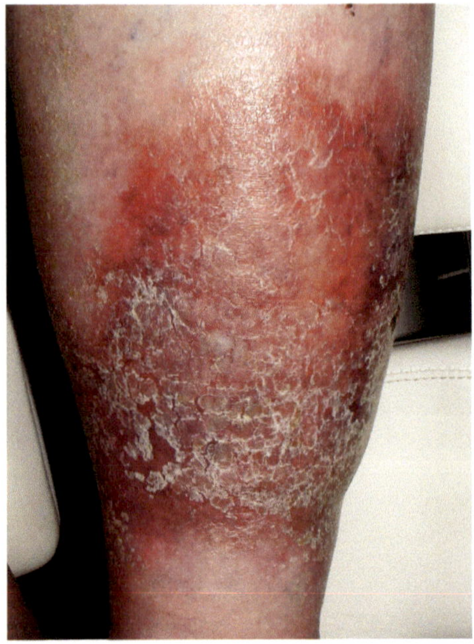

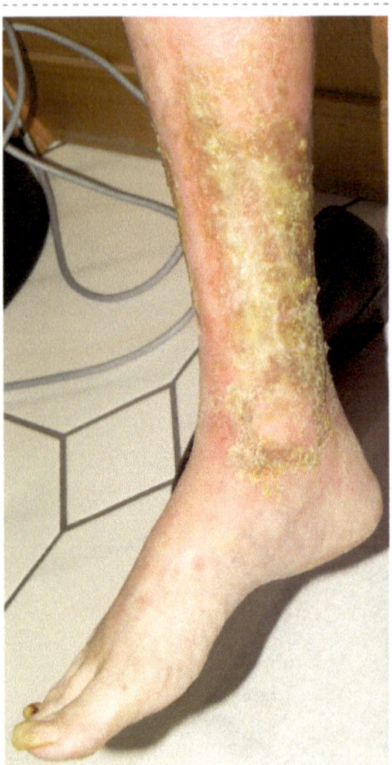

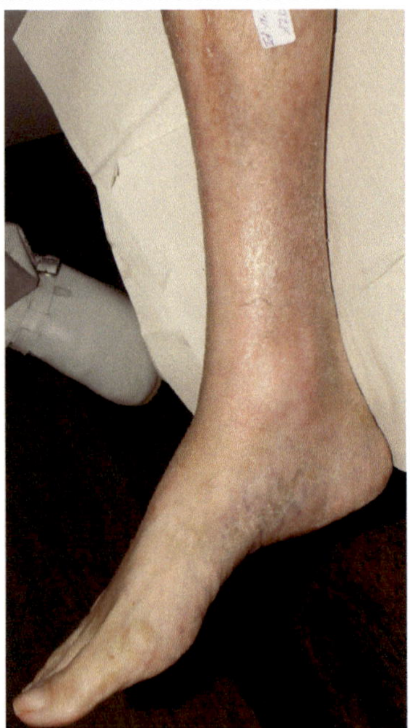

Bild links:
Ekzem am Unterschenkel nach Auftragen der unterschiedlichsten Salben und Lotionen. Möglicherweise toxisch (giftig) oder allergisch bedingt.

Bild rechts:
Gleiche Patientin nach intensiver Behandlung des Ekzems. Der Unterschenkel ist acht Wochen später abgeheilt.

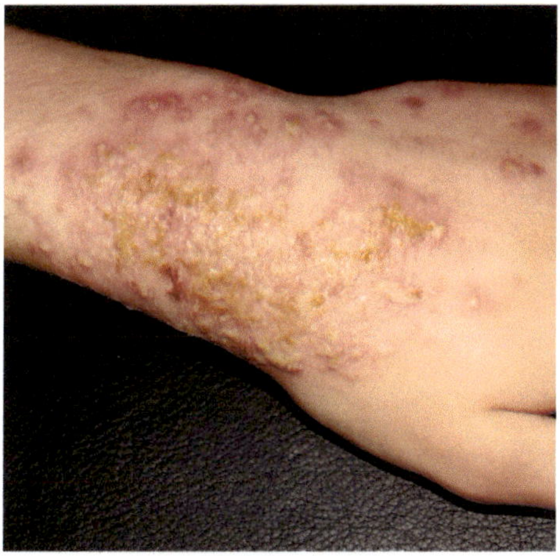

Ekzem, superinfiziert bei bekannter Neurodermitis an der linken Hand.

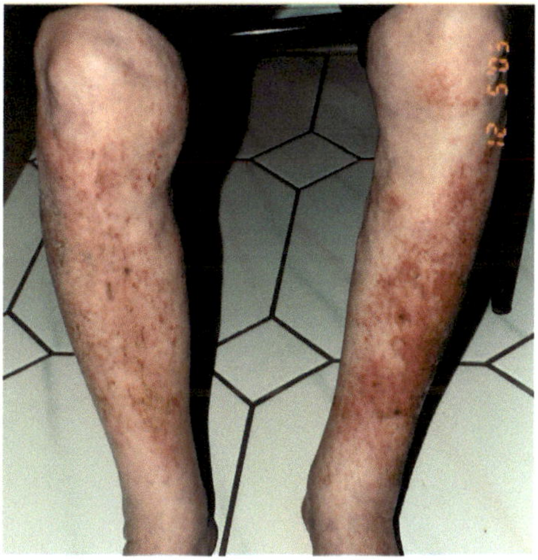

Ekzem am Unterschenkel: Die Patientin hat einige unterschiedliche Salben auf die Haut aufgetragen und damit ein toxisches Ekzem ausgelöst. Durch Kratzen kam es zur Superinfektion (Infektion mit Gelegenheitskeimen).

Eingriff, chirurgischer („Emmert-Plastik")

Zustand nach chirurgischem Eingriff wegen eines Unguis incarnatus. Die heute noch sehr häufig angewandte Operationsmethode zur Behandlung des eingewachsenen Fußnagels.

Unter dem Begriff „Emmert-Plastik“ werden unterschiedliche chirurgische Interventionen am Nagelorgan subsumiert. Emmert hat jedoch immer nur die Hypergranulation entfernt.

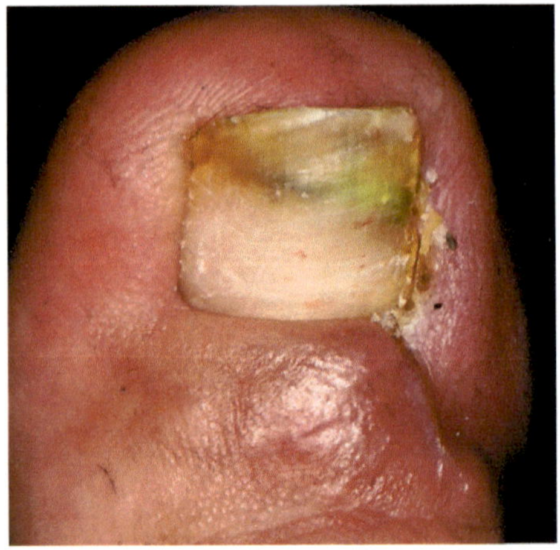

Erysipel (Wundrose)

Eine durch β-hämolysierende Streptokokken hervorgerufene Infektion der oberen Hautschichten und Lymphwege am Innenknöchel. Sie ist scharf begrenzt mit starker Rötung und geht von kleinen Hautverletzungen aus. Hier am Innenknöchel vor und nach der Behandlung.

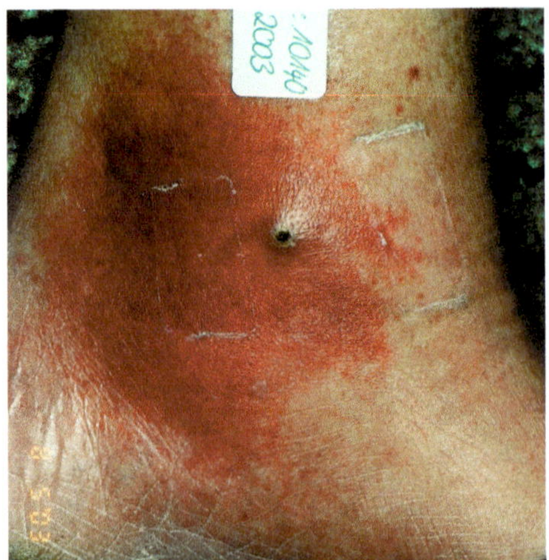

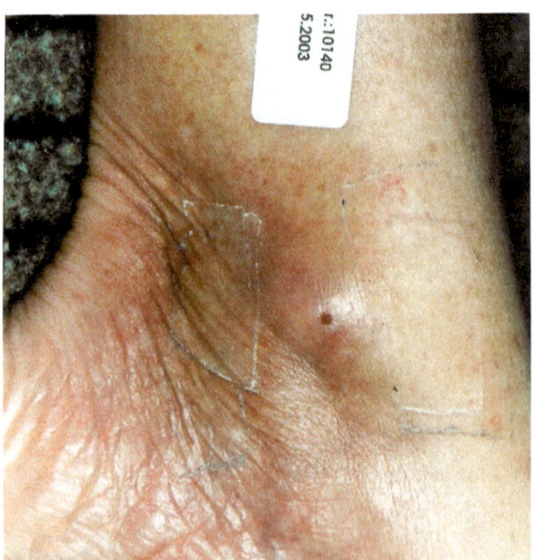

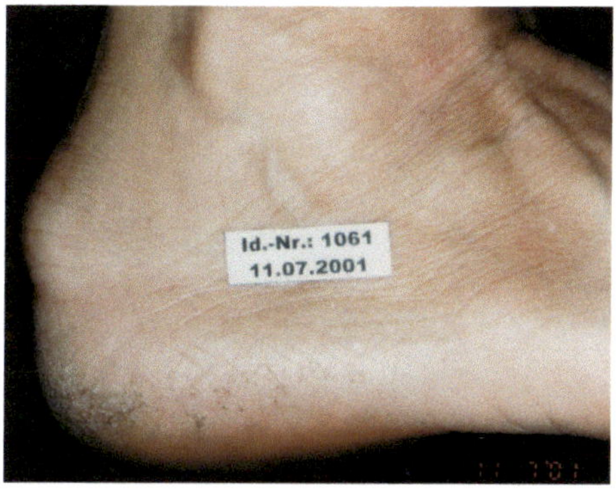

Exostose

Zum Beispiel die Haglundferse. Wird volkstümlich auch Überbein (Ganglion) genannt. Es handelt sich um eine gutartige, scharf begrenzte Vermehrung von Knochensubstanz (Knochenwucherung). Siehe auch *Ganglion*.

Exostose auf Fußrücken beidseits

Links: Exostose auf rechtem Fußrücken. Häufig bildet sich durch eine Überlastung ein Ganglion, das im Laufe der Zeit verköchert. Ähnlicher Befund am linken Fuß.

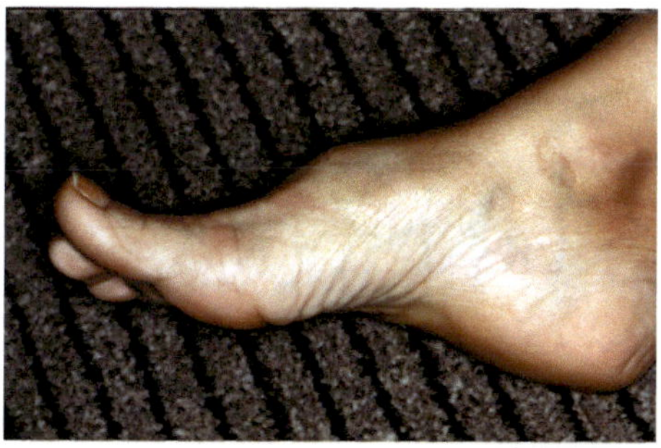

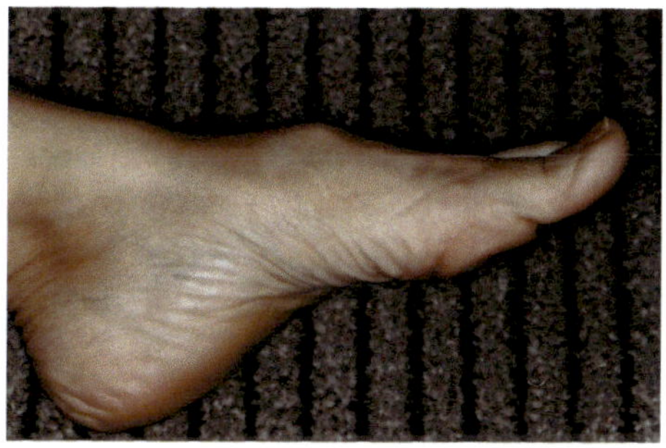

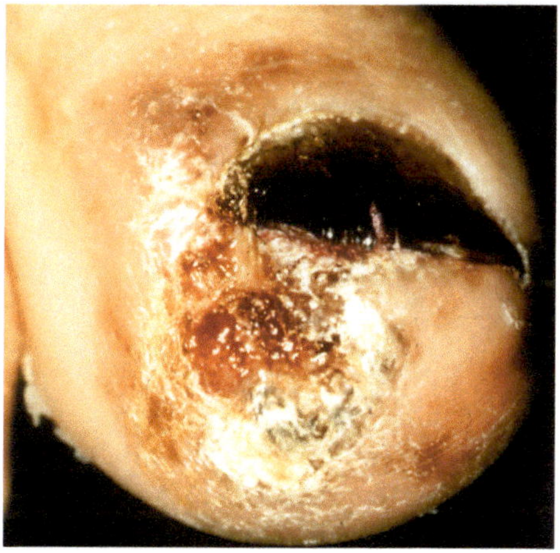

Exostose, subungual

(Knochenwucherung, meist an der Großzehe) führt häufig zur Nagelabhebung.

Foto: Bildsammlung Prof. H. Zaun, Homburg

Fersensporn (Kalkaneussporn)

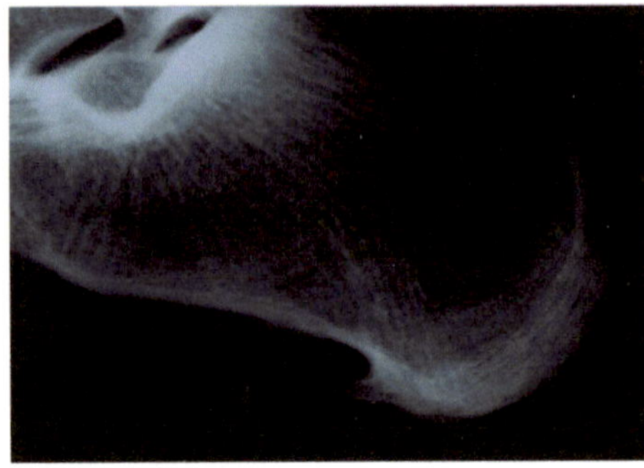

Der häufigere untere (plantare) Fersensporn ist eine Verknöcherung im Ansatzbereich der kleinen Fußmuskeln an der Unterseite des Fersenbeins, der Plantaraponeurose. Der korrekte Fachbegriff lautet *plantarer Kalkaneussporn*. Er entsteht durch überlastungsbedingte Mikroverletzungen im Bereich des Sehnenansatzes von Fußmuskeln. Diese Sehnenansätze verknöchern. Siehe auch *Haglundferse, Haglund-Syndrom und -Exostose.*

Fersenverletzung

Rechts: Verletzung im Verlauf der Achillessehne, knapp oberhalb des Fersenbeins beginnend.

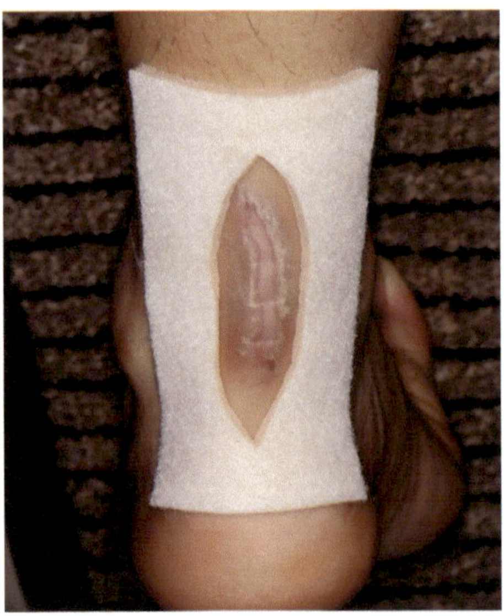

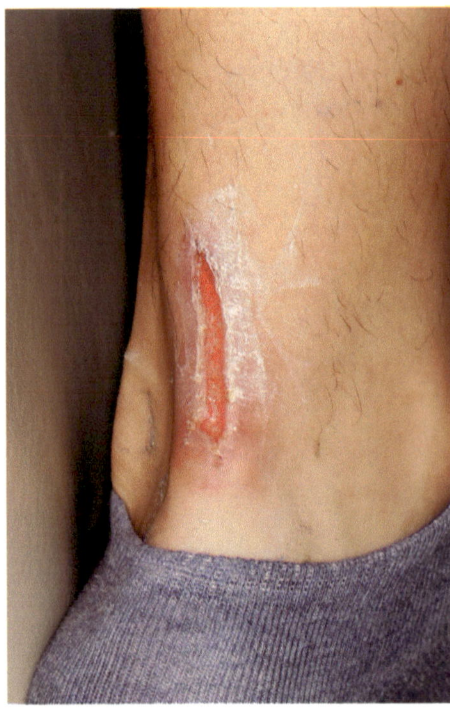

Links: Gleiche Patientin nach Applikation einer hydrokolloidalen Wundauflage und eines Druckschutzes aus selbstklebendem Schaumstoff. Der Schaumstoff sollte nur auf die Wundauflage geklebt werden. Klebstoff, der auf die Haut gerät, läßt sich gut mit Wundbenzin (reiner Petrolether) entfernen.

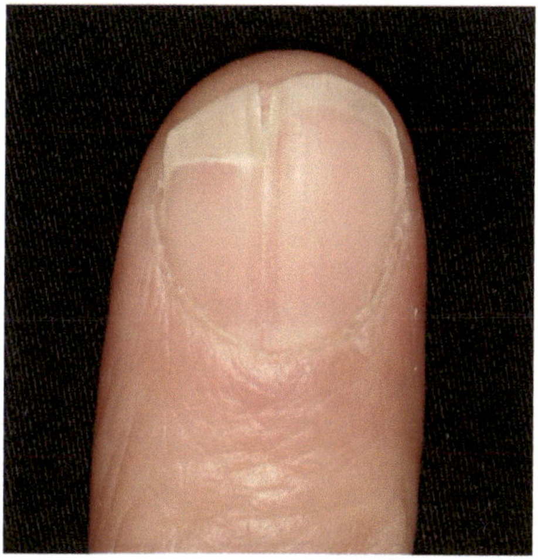

Fingernagel, gespaltener

Hier mit einer Längsrille, die bis zur Nagelwurzel führt. Möglicherweise durch ein früheres Trauma (Verletzung z. B. Quetschung).

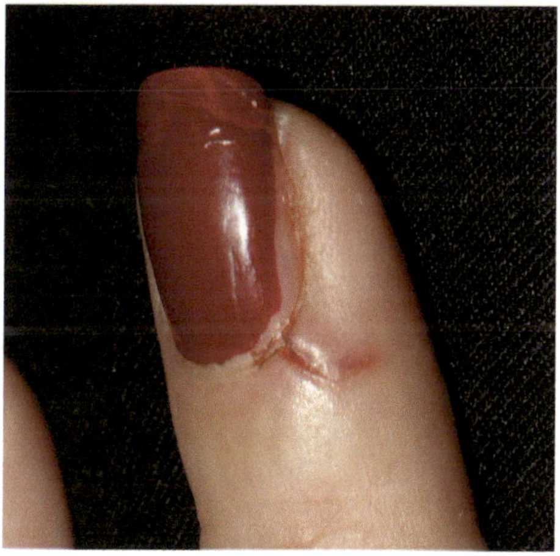

Fingerrisse

Hautrisse im Bereich des Zeige- und Mittelfingers.

Bild rechts: Gleiche Patientin nach Versorgung der Verletzungen mit speziellen hydrokolloiden Pflastern für kleine Hautrisse an Fingern und Zehen.

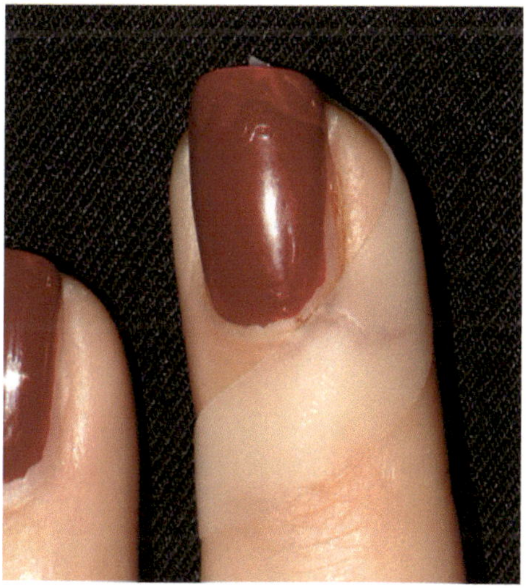

Fliegenmaden

In einem Gitternetz (Biobag) auf einer schlecht heilenden Wunde. Die Maden können aus dem Netz nicht fliehen. Sie sondern ein Sekret ab, das die abgestorbenen (nekrotischen) Gewebeanteile auflöst. Von diesen aufgelösten Gewebenekrosen leben die Maden.
ACHTUNG: Bei einem zu spätem Wechsel kann der Biobag reißen und die Maden können davonkrabbeln!

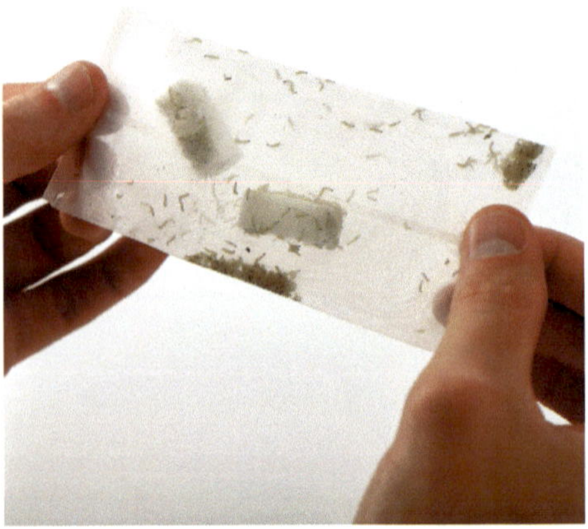

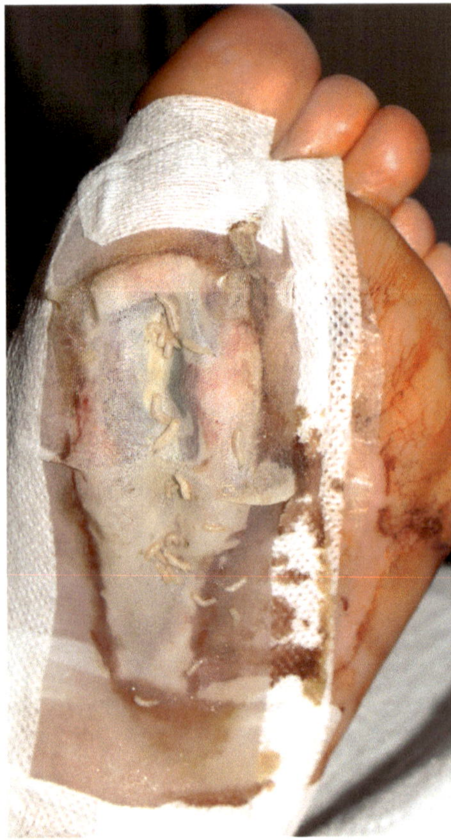

Die Biomaden gibt es auch lose. Allerdings unterschätzt man, wie schnell die Maden fliehen können!

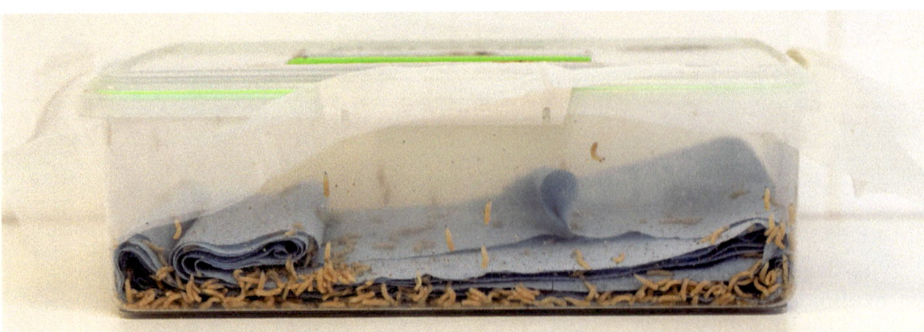

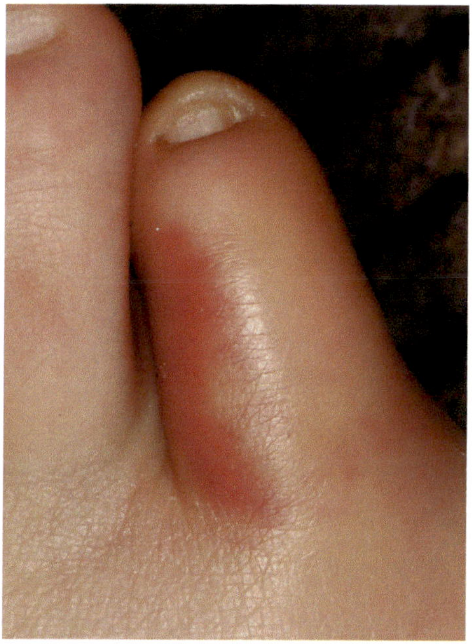

Fraktur

Der fünften Zehe rechts, röntgenologisch gesichert.

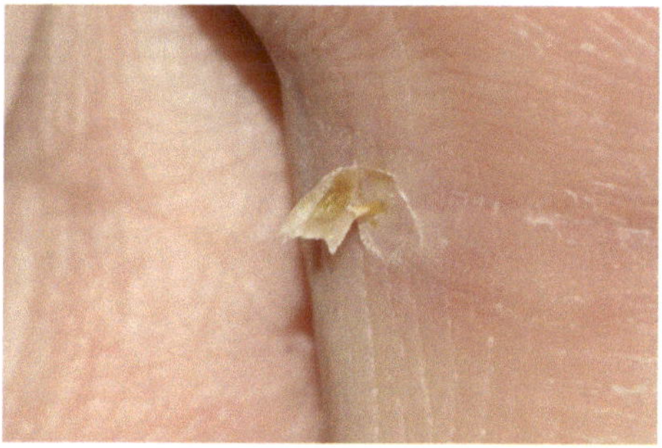

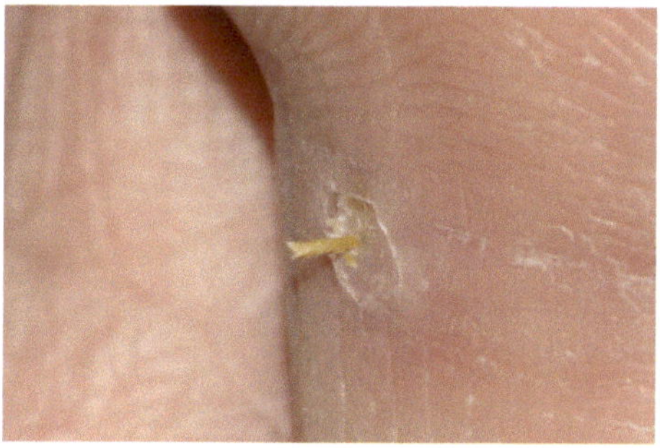

Fremdkörper

Dorn unter einer Schwiele in der Gelenkfalte der rechten Großzehe.

Links: Dorn nach Freilegen und etwas aus den Weichteilen herausgezogen.

Unten: Der entfernte Dorn auf einem Tupfer.

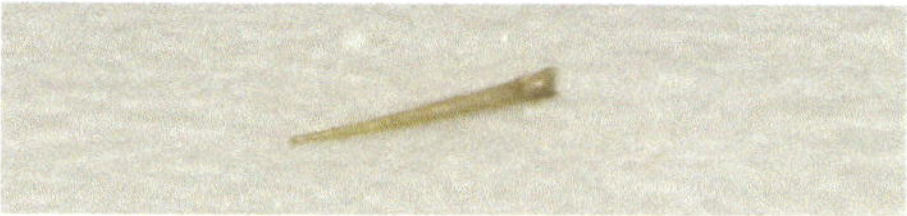

Frostbeule (Pernione)

Juckende bis schmerzhafte Schwellungen unter der Haut. Folge von wiederholten Kälteeinwirkungen. Treten bevorzugt an schlecht(er) durchbluteten Stellen (Fingern, Zehen, Ohren, Nase) auf. Hier: an der Großzehe.

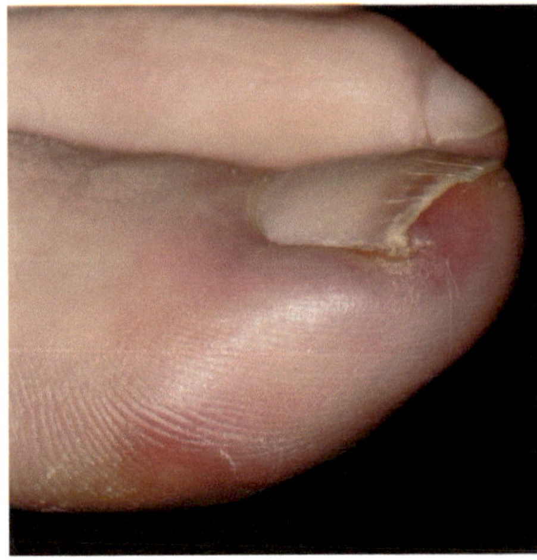

Fuß, ägyptischer

Die Großzehe ist länger als die anderen Zehen.

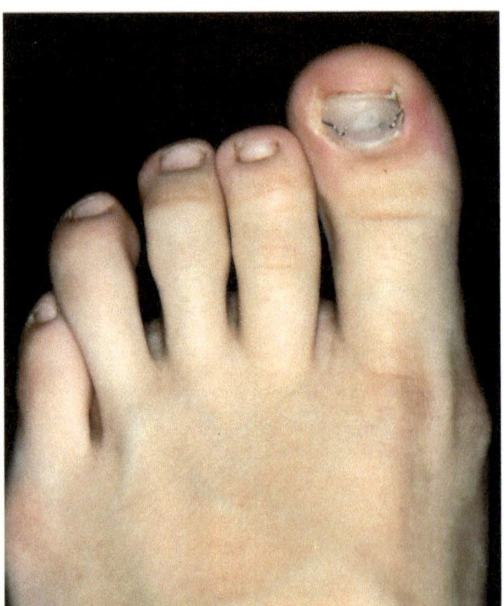

Fuß, griechischer

Die Großzehe ist kürzer als die anderen Zehen.

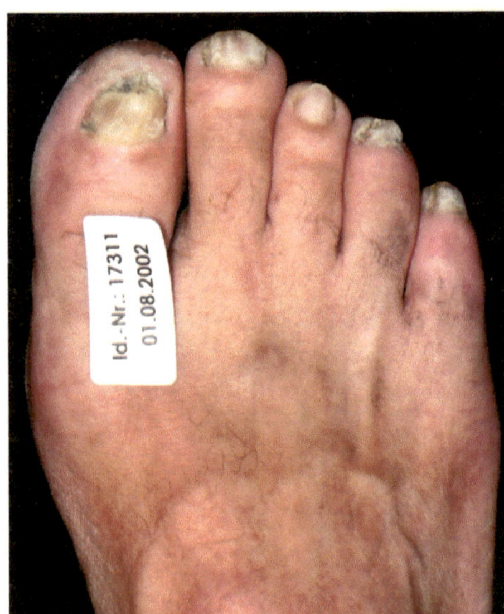

Fuß im Schuh

Links: Fuß in fußgerechtem Schuhwerk.
Foto: Ruck GmbH

Rechts: Fuß in modischem Schuhwerk.
Foto: Ruck GmbH

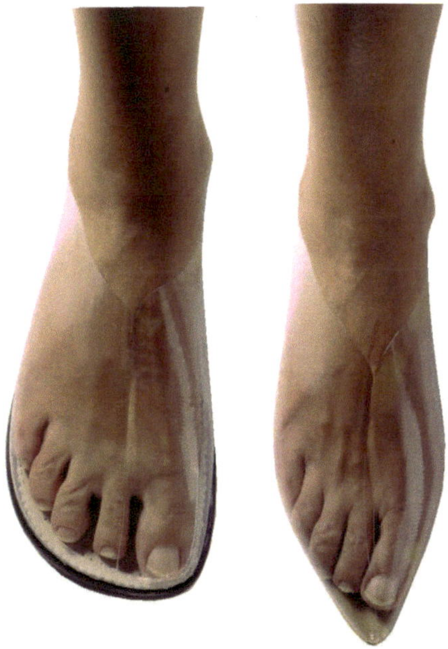

Röntgenaufnahme eines Fußes in einem hochhackigen Schuh.
In einem solchen Schuh liegt die Hauptlast des gesamten Körpers auf dem Vorfuß. Der Fuß nimmt eine Spitzfußstellung („Pferdefuß“, lat. Pes equinus) ein. Das Fußgelenk wird durch den Hochstand der Ferse extrem fehlbelastet, da diese beim Gehen nicht auf dem Boden aufgesetzt werden kann. Ein Hallux valgus, Schwielen des Vorfußes und Einwachsen der Zehennägel werden begünstigt.

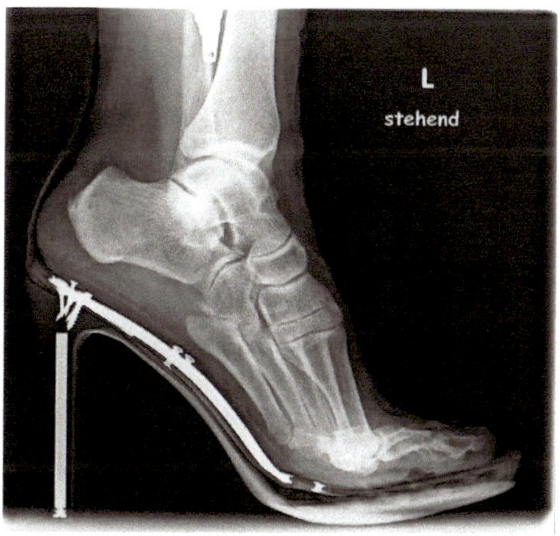

Fuß, ungepflegter

Übergewichtiger Typ-2-Diabetiker, der sich die Nägel mit einer Kneifzange schneidet und die Nagelplatte von seiner 83-jährigen Mutter mit einer Feile dünner feilen lässt.

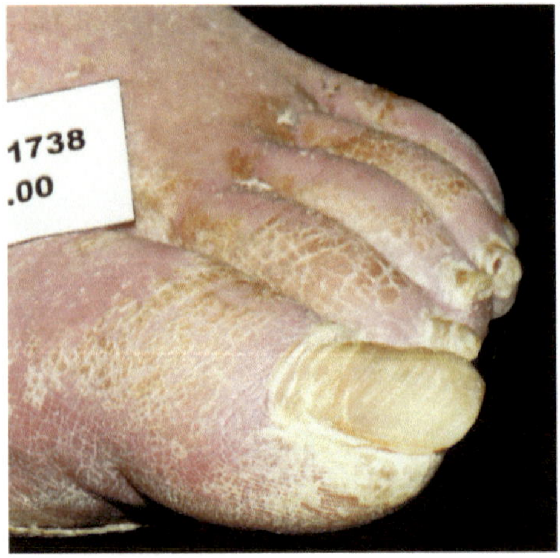

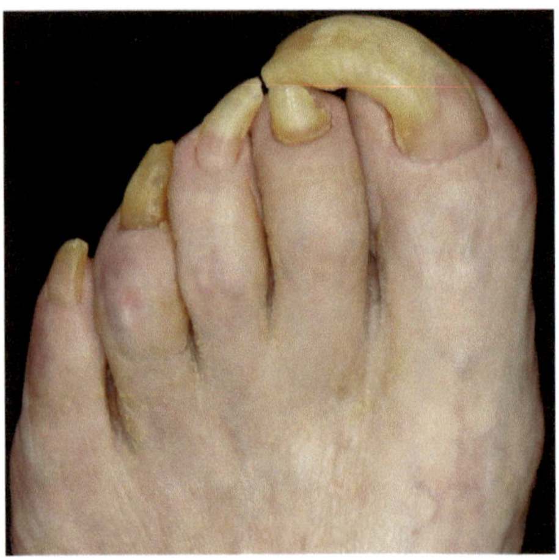

Ungepflegte Nägel einer älteren Frau, die selbst nicht mehr in der Lage war, ihre Füße zu pflegen. Es war ihr auch peinlich, eine Fußpflegerin oder einen Podologen in Anspruch zu nehmen.
Es handelt sich um die gleiche Patientin, die mit einem *Ekzem* (siehe dort) vorgestellt wurde. Sie war nicht wegen der Nägel, sondern wegen des Ekzems in die Praxis gekommen!

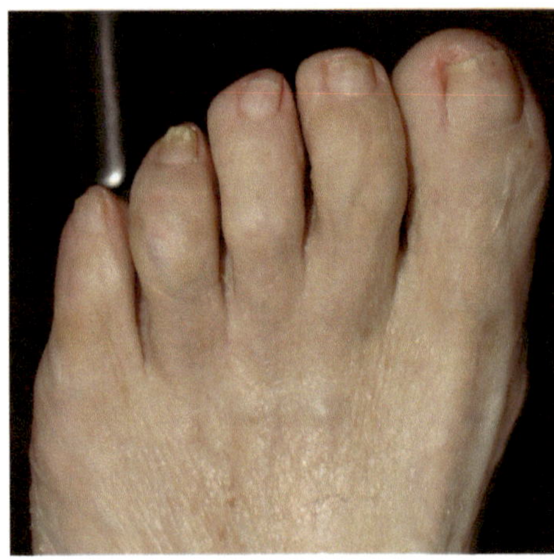

Der Fuß der gleichen Patientin nach regelmäßiger Fußpflege.

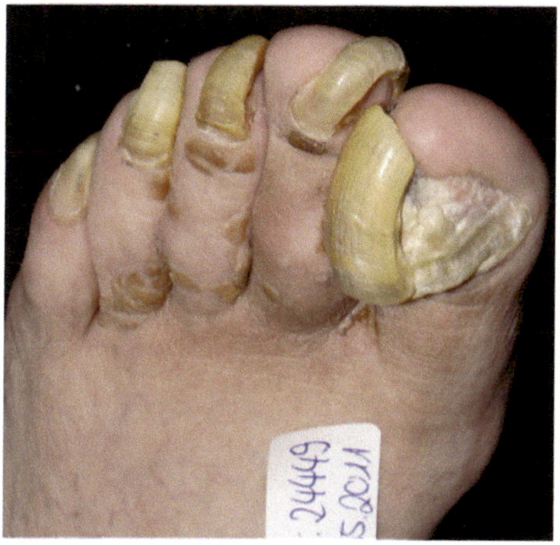

Linker Fuß einer ca. 60-jährigen Patientin, die in einem Altenheim aufgenommen wurde.

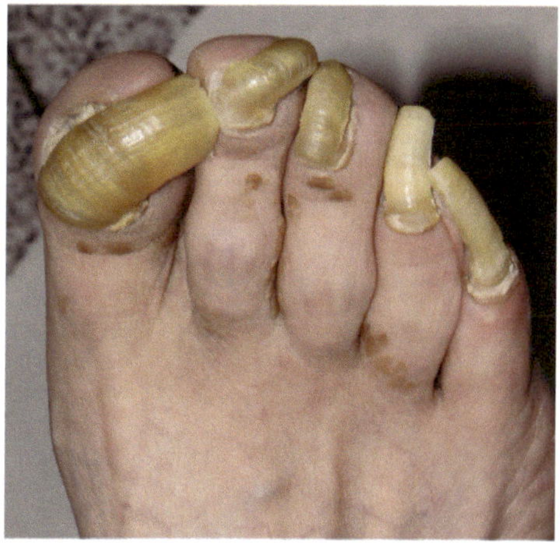

Rechter Fuß der gleichen Patientin.

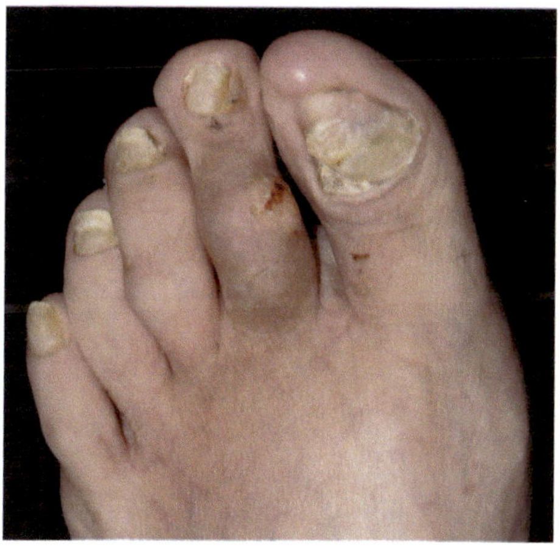

Linker Fuß der Patientin nach einer podologischen Behandlung von ca. 45 Minuten

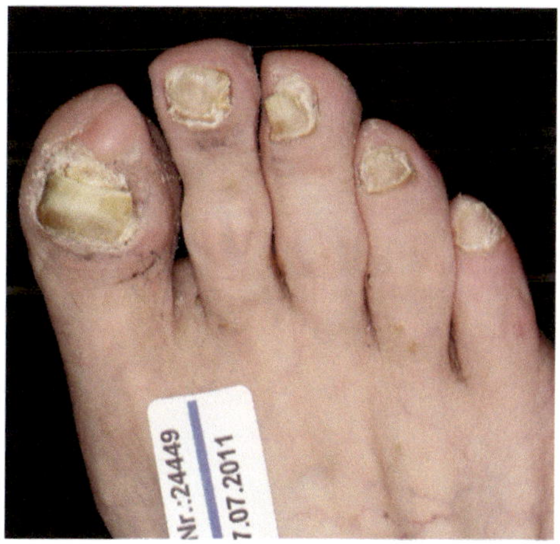

Rechter Fuß nach einer podologischen Behandlung von ca. 45 Minuten.

Solche Veränderungen müssen meist in zwei Sitzungen behandelt werden.

Ungepflegter Fuß eines Diabetikers mit Adipositas permagna (extremer Fettsucht). Der Patient erreichte seine Füße aufgrund des Übergewichts weder zum Schneiden noch zum Waschen.

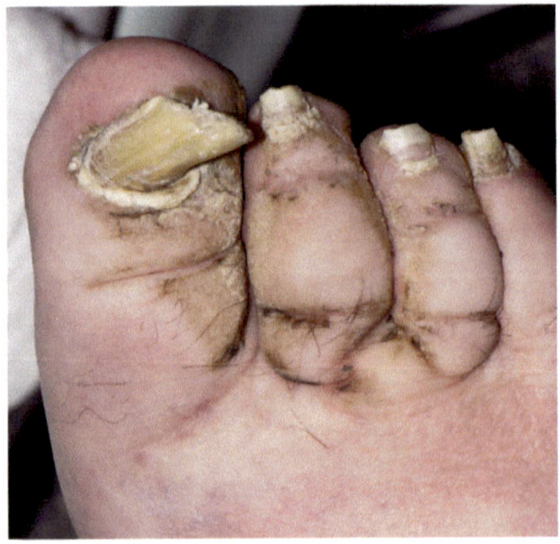

Fußpilzinfektion, interdigital

Infektion zwischen den Zehen mit Erosion, randständiger weißlicher Schuppung, entzündlicher Infiltration und Übergreifen auf den Zehenrücken der ersten und zweiten Zehe. Siehe auch *Mykose*.

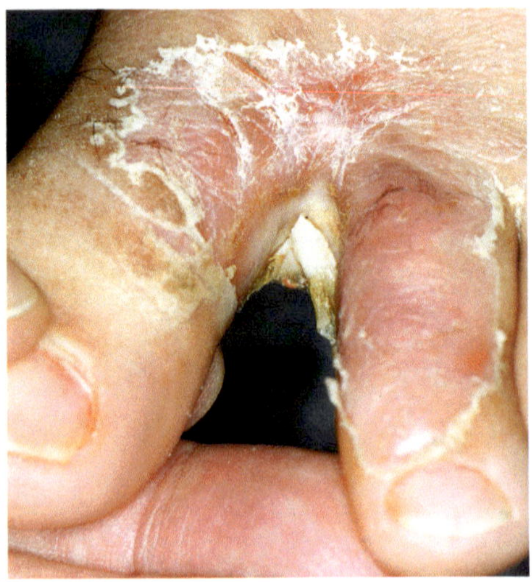

Fußpflegeset, antik

Das erste eigenständige englische Werk zur Fußpflege stammt von Heymann Lion. Er hat in seinem Buch auch sein Instrumentarium abgebildet.

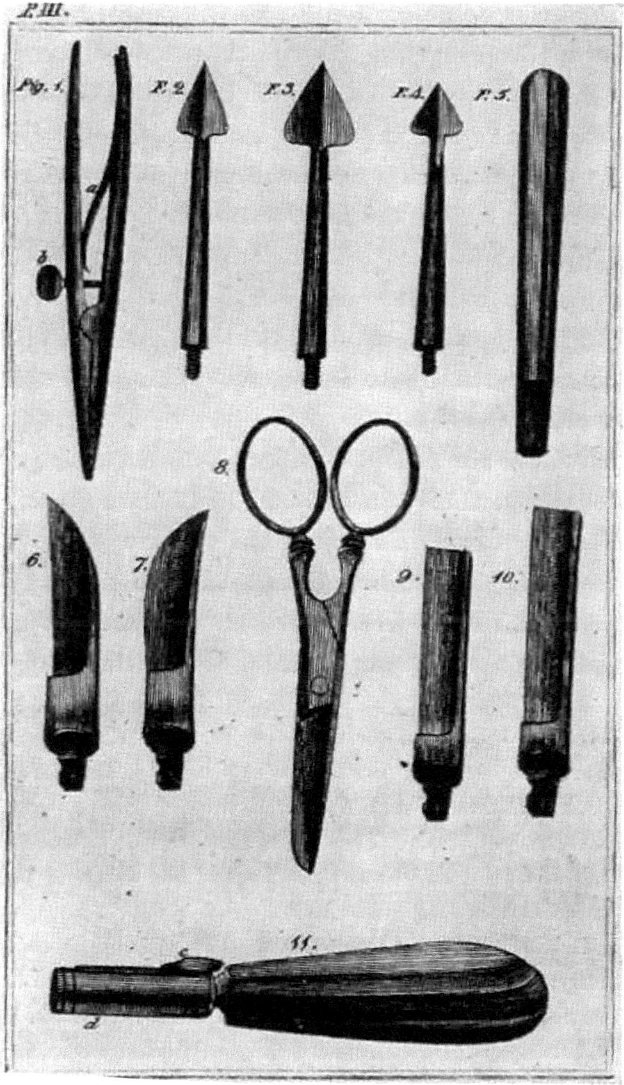

Bildquelle: Geschichte der Fusspflege, Prof. Dr. Bruno Valentin, Rio de Janeiro, Georg Thieme Verlag, Stuttgart.

Ganglion

Überbein am Grundgelenk der Großzehe rechts. Siehe auch *Exostose*, *Haglundferse*, *Überbein*.

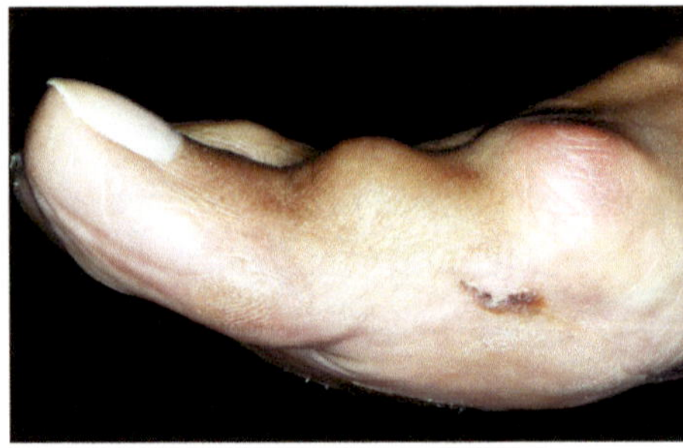

Gangrän

Hier an der ersten und fünften Zehe rechts. Das Gewebe ist trocken (mumifiziert). Gewebstod durch Mangeldurchblutung hervorgerufen.
Ohne Therapie fällt ein solches mumifiziertes Glied ab. Es ist auch operativ nicht zu retten und muss in der Regel amputiert werden.

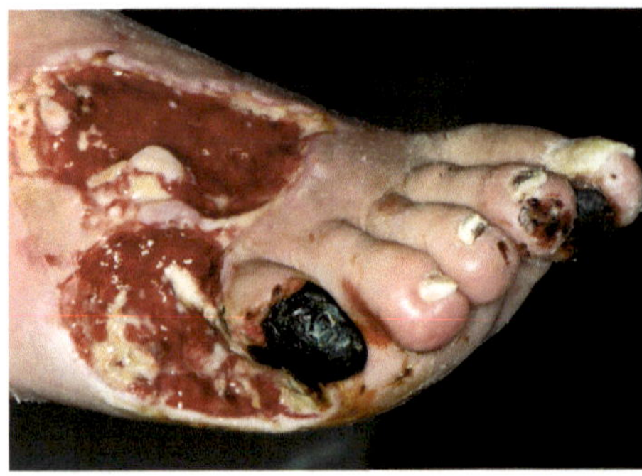

Trockene Gangrän der linken Ferse und des angrenzenden äußeren Fußrands.

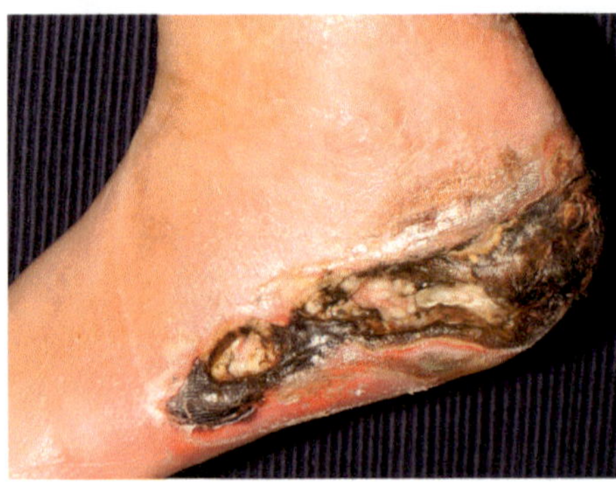

Gelbfärbung

Die Gelbfärbung der Nägel durch Rivanollösung (Ethacridinlactat), die bei entzündlichen Veränderungen häufig zur äußerlichen antiseptischen Behandlung angewendet wird. In diesem Fall sinnlos, da die eingewachsene Nagelecke medial die Entzündung immer wieder aufflammen lässt.

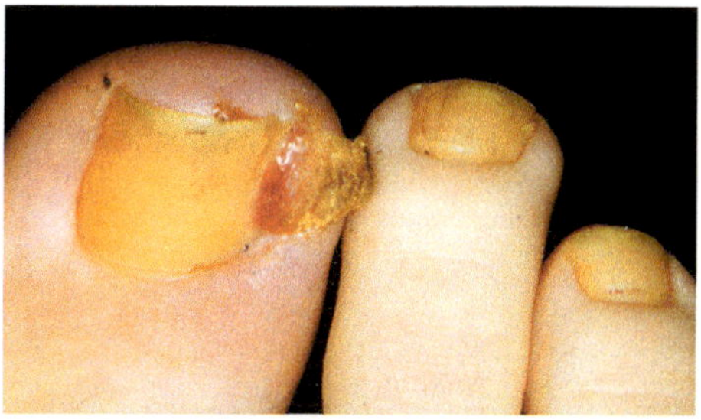

Nach Anwendung von Rivanollösung zur antiseptischen Behandlung und nach vorheriger Entfernung eines Nagelrestes.

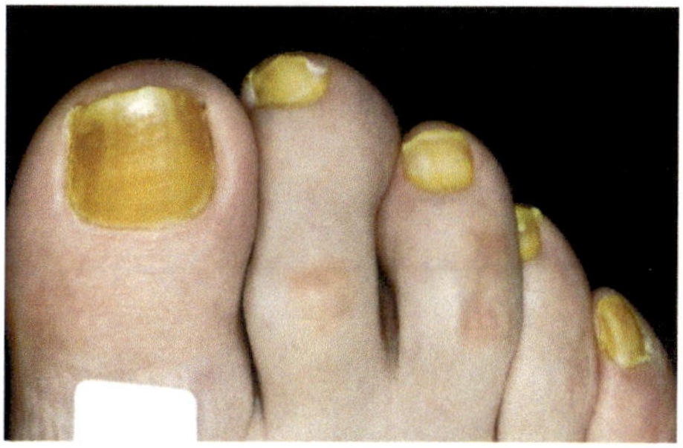

Gichtanfall

Hier der Großzehe (Podagra) durch Abscheidung von Harnsäure-Kristallen in das Gelenk.

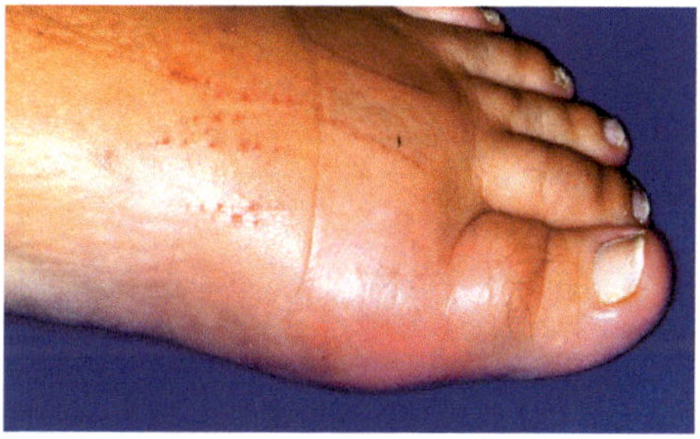

Gichtknoten (Gichttophi)

Ansammlung von Harnsäure-Kristallen in den Fingergelenken (Articulatio interphalangealis distalis manus). Solche Gichtknoten gibt es auch am Fuß.

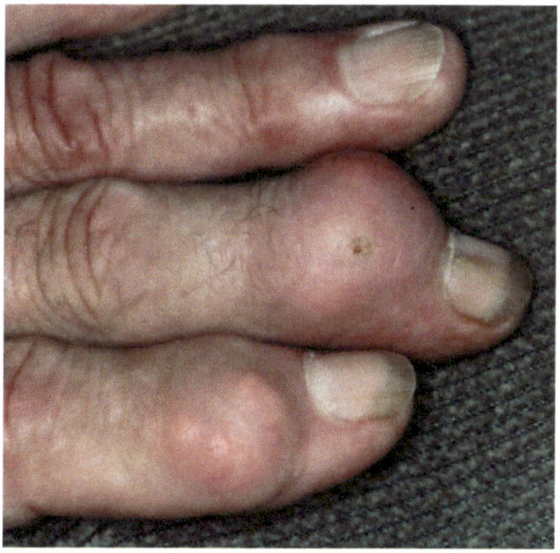

Gürtelrose

siehe Herpes zoster

Haar in der Fußsohle

Haare bohren sich häufig in die Interdigitalräume der Finger oder in die Fußsohlen und entzünden sich.

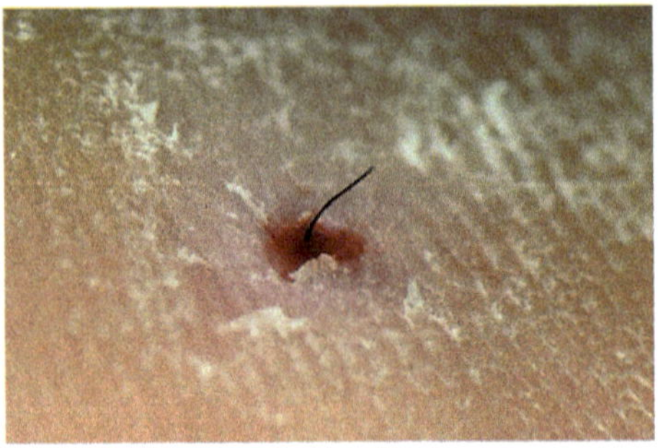

Haarbalgentzündung

mit Austritt von Eiter (Pus) und deutlich gerötetem Hof als Zeichen für die Entzündung.

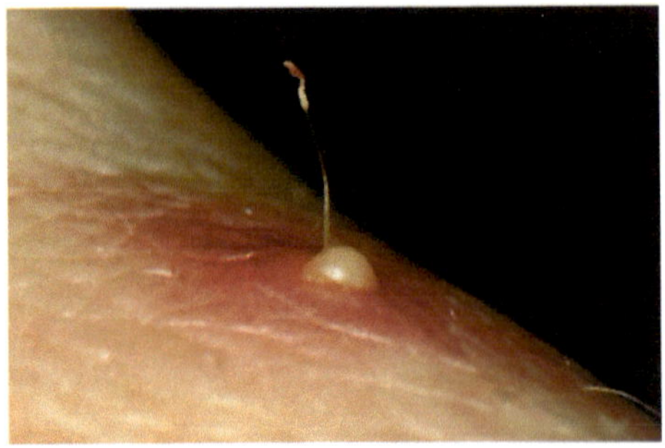

Haglundferse (Haglund-Syndrom, Haglund-Exostose)

Nach dem schwedischen Arzt Patrik Haglund benannte überschießende Verknöcherung des hinteren oberen Sehnenansatzes der Achillessehne mit Beschwerden durch Druck des Schuhrandes (Haglund-Exostose). Siehe auch *Exostose.*

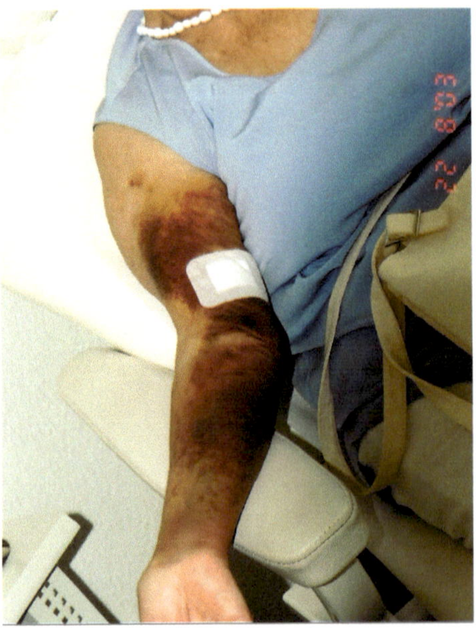

Hämatom

Wenn nach einer Infusion die Punktionsstelle nicht lange genug komprimiert (abgedrückt), und/oder der Patient mit gerinnungshemmenden Medikamenten behandelt wird, die Infusion nicht korrekt in eine Vene geleitet oder eine Arterie getroffen wurde, kann es zu solch ausgedehnten Blutergüssen kommen.
Da in Einzelfällen auch am Fuß Infusionen gelegt werden oder Arterien in der Leiste zum Legen eines „Stent" punktiert werden, gibt es derartige Einblutungen auch an den unteren Extremitäten.

Großes Hämatom am Unterschenkel nach Sturz.

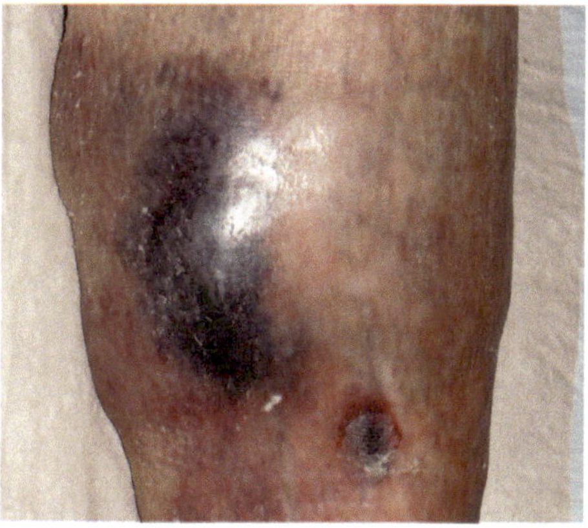

Bei der gleichen Patientin nach spontanem Aufbrechen.

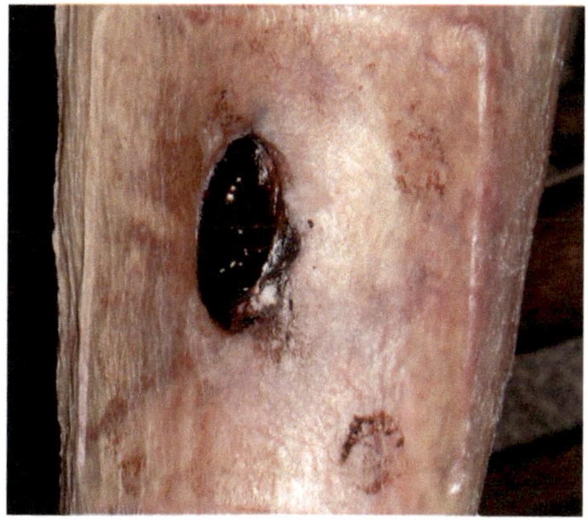

Hämatom, plantares

Großflächiges Hämatom an der Fußsohle.

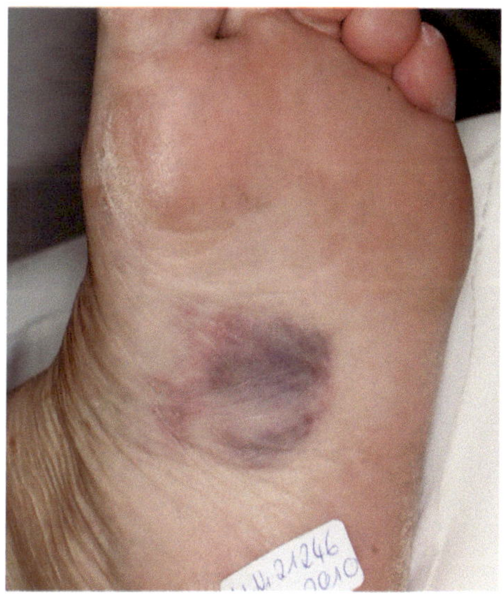

Hämatom, subunguales

Subunguale Hämatome entstehen durch Traumata (Verletzungen) und dauerhaften Druck auf das Nagelorgan. Das Blut sammelt sich unter der Nagelplatte an und erzeugt erhebliche Schmerzen, wenn nicht sofort eine Entlastung geschaffen werden kann. Der Schmerz ist anfangs pulssynkron, weil mit jedem Herzschlag mehr Blut unter die Nagelplatte gedrückt wird. Wenn dem Blut nicht umgehend eine Abflussmöglichkeit geschaffen wird, gerinnt das Blut und führt oft zum Verlust der Nagelplatte.

Als Therapie bietet sich eine *Trepanation* (siehe dort) der Nagelplatte an. Hierbei wird mittels eines feinen Rosenkopfbohrers (rotierendes Instrument) oder mit einer Injektionsnadel der Größe 20 G (= 0,9 x 40 mm = Größe 1) eine kleine Bohrung in der Nagelplatte eingebracht.

Die Patientin hatte während eines Marathonlaufs zu enge Schuhe getragen.

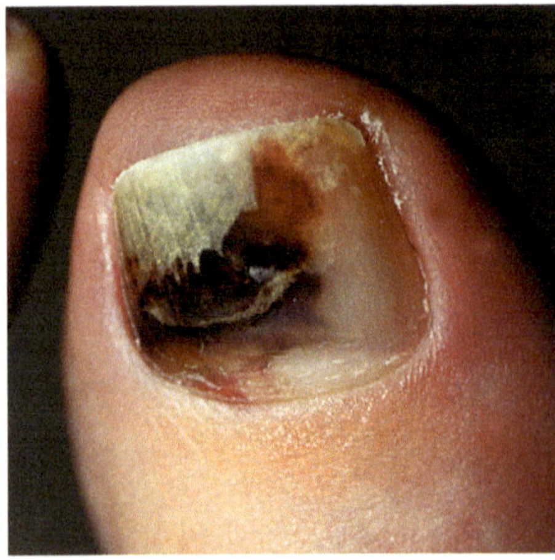

Bluterguss unter der Nagelplatte durch stumpfe Verletzungen oder dauerhaften Druck (z. B. enges Schuhwerk).

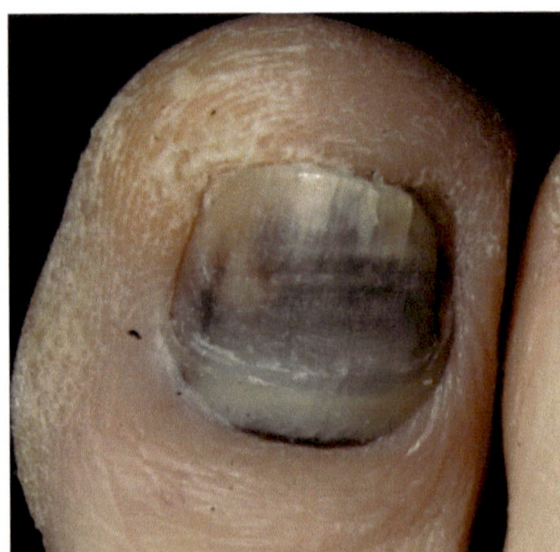

Hämosiderinablagerung

Hämosiderin ist ein wasserunlöslicher eisenhaltiger Proteinkomplex, der durch Zerfall des Blutfarbstoffs (Hämoglobin) nach Blutaustritt ins Gewebe entsteht. *Siehe auch CVI.*

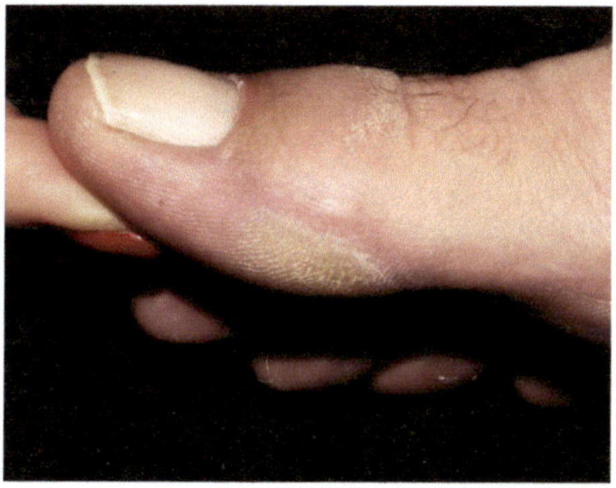

Hallux rigidus

Einschränkung der Großzehenbeweglichkeit bis zur Versteifung durch Verschleißerscheinungen im Zehengrundgelenk. Vor allem die Dorsalflexion ist eingeschränkt und behindert die normale Abrollbewegung des Fußes.

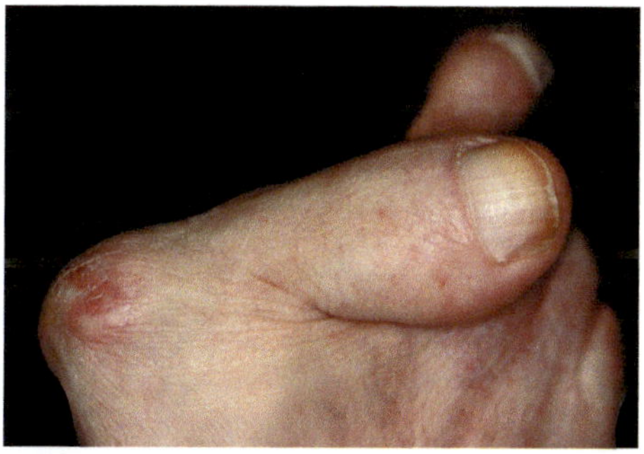

Hallux valgus

Extrem, mit vollständiger Luxation des Großzehengrundgelenks. Der Hallux valgus wird durch elegante Damenschuhe begünstigt. So extrem ist er selten zu finden.

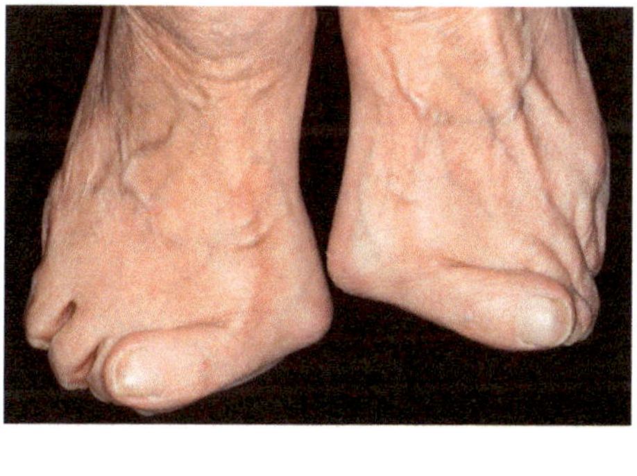

Schiefzehe an beiden Großzehen. Die Großzehe weicht im Grundgelenk (Articulatio metatarsophalangealis) zum Fußaußenrand hin (nach lateral) ab. Gleichzeitig weicht der erste Mittelfußknochen (Os metatarsale 1 = MTK1) Richtung Fußinnenrand in Form des sogenannten Metatarsus primus varus ab.

Hammerzeh

siehe Digitus malleus

Hartgips

Hier mit Spatel zur Anfertigung eines *Positivabdrucks*. Der *Negativabdruck* wird mit Gips ausgegossen. Nach Aushärten des Gipses hat man ein Eins-zu-eins-Modell der Zehe für die Anfertigung einer *Fraser-Spange*.
Siehe auch *Abformlöffel*, *Anmischblock*.

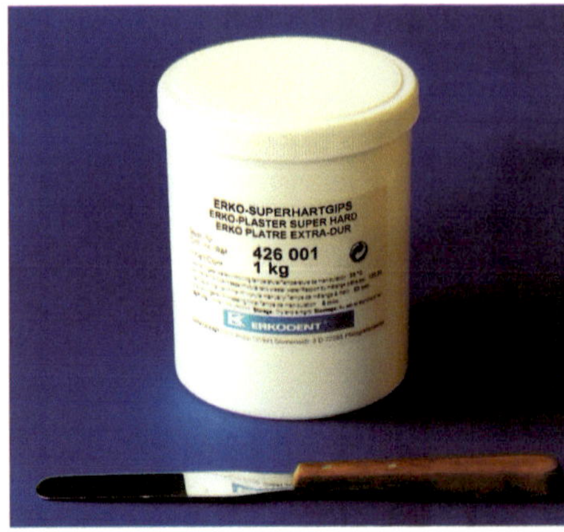

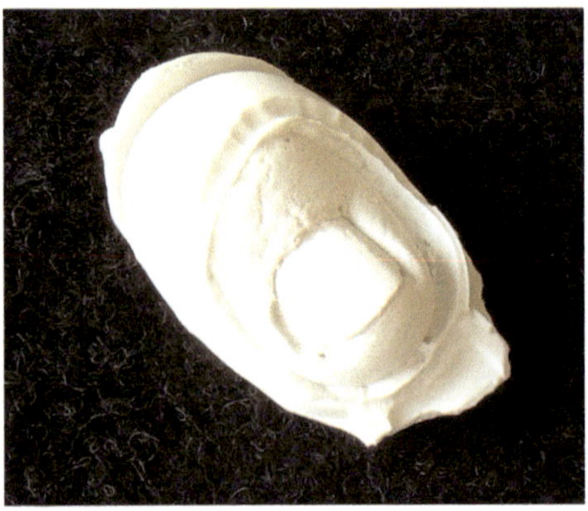

Links: *Positivabdruck* aus Hartgips

Hautablederung

Eine 89-jährige Patientin ist in ihrer Wohnung gestürzt. Die atrophierte (verkümmerte) Haut war nicht mehr widerstandsfähig und ist großflächig abgeledert.

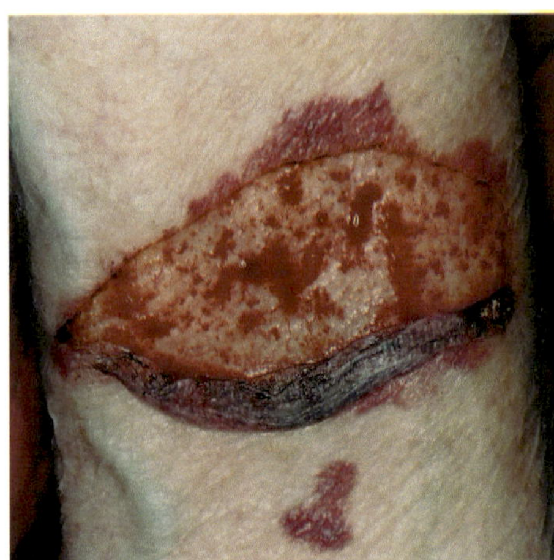

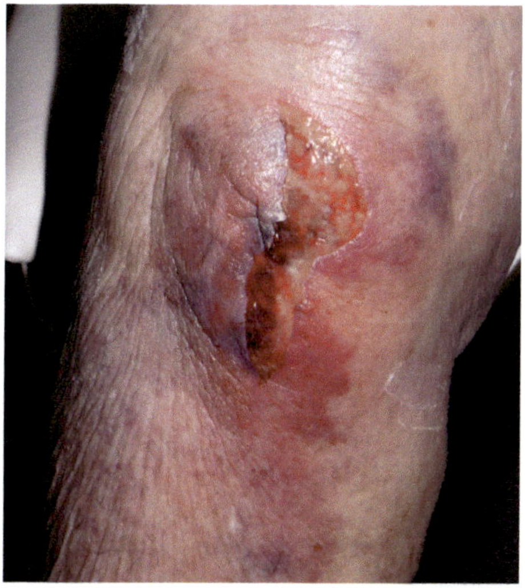

Die Haut im Bereich des Knies wurde beim Sturz oberflächlich abgeschert. In der Regel lassen sich die Wundränder nach Desinfektion mit Wundnahtstreifen aneinanderlegen.

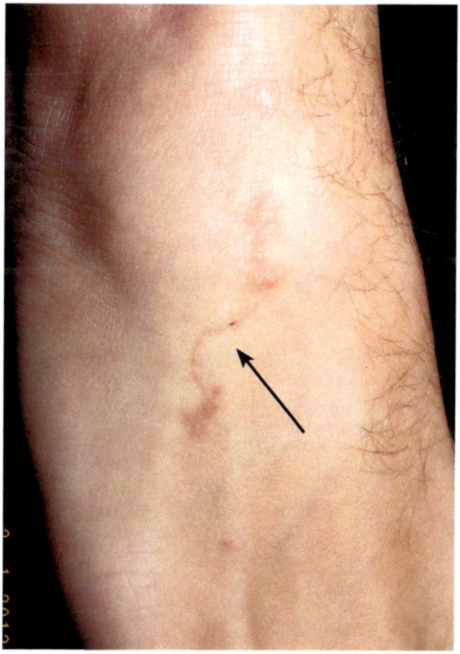

Hier Fraßgang unter der Haut auf dem Fußrücken.

Hautmaulwurf (Larva migrans cutanea)

Der Hautmaulwurf ist vor allem in Ostafrika und in einigen asiatischen Ländern sowie Südamerika verbreitet. Er stammt ursprünglich aus Südamerika und hat sich im Rahmen der Globalisierung auch in Ländern verbreitet, in denen die Lebensbedingungen für ihn akzeptabel sind.

Touristen oder einheimische Bewohner in einem Verbreitungsgebiet des Erregers laufen oft barfuß am Strand. Dort gräbt sich das Weibchen in die Haut auf dem Fußrücken oder im Bereich der Nagelmatrix oder am Unterschenkel in die Haut ein. Nach der Begattung durch das Männchen legt das Weibchen einige Tausend Eier ab und wächst von 0,5 - 0,7 mm bis auf 10 mm an. Es stirbt noch unter der Haut des Wirtes. Der abgestorbene Floh muss durch einen chirurgischen Eingriff entfernt werden.

Siehe auch *Larvenstadium.*

Herpes zoster

Auch Gürtelrose, wird durch das Varicella-Zoster-Virus (Humanes-Herpesvirus-3 = HHV-3) hervorgerufen und ist in der Regel auf ein Hautdermatom begrenzt. Betroffen sind meist ältere oder immungeschwächte Menschen. Es erkranken meist Menschen, die in der Kindheit Windpocken (Varicellen) hatten. Das Virus persistiert im Körper lebenslang und nutzt kurzfristige Immunschwächen zur Infektion aus. Inzwischen gibt es eine Impfung gegen Herpes zoster.

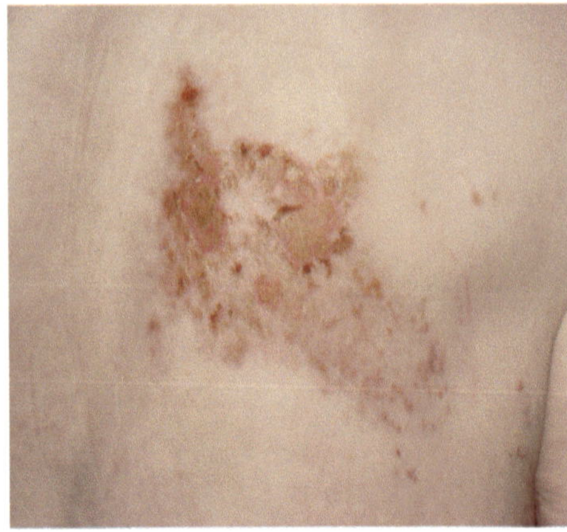

Hohlfuß

Der Hohlfuß (Pes cavus oder Pes excavatus) kann angeboren oder erworben sein. Er entsteht durch Lähmungen oder Nervenschäden der Fußmuskeln.

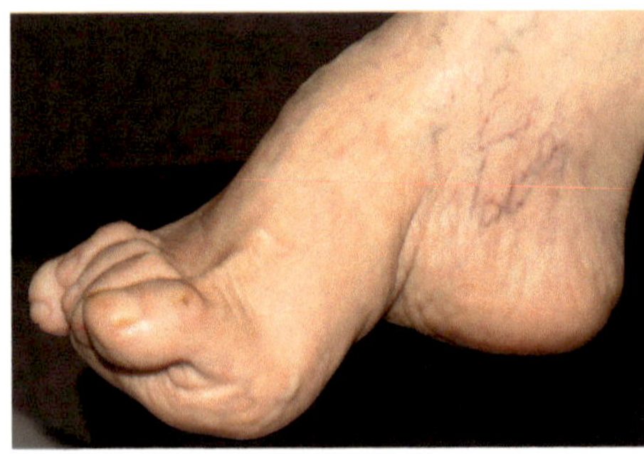

Höllenstein-Ätzstift — siehe Ätzstift, Silbernitrat

Hyperhidrosis pedis — siehe Schweißfuß

Hyperkeratose

Die überschießende Verhornung der Haut. Die äußerste Schicht der Oberhaut (Stratum corneum) verdickt sich großflächig oder auch nur punktuell. Durch Druck und Reibung wird die Haut zur vermehrten Bildung von Keratino- bzw. Korneozyten angeregt. Dadurch verdickt sich das Stratum corneum an den beanspruchten Regionen (Proliferationshyperkeratose). Besonders betroffen sind die Füße.

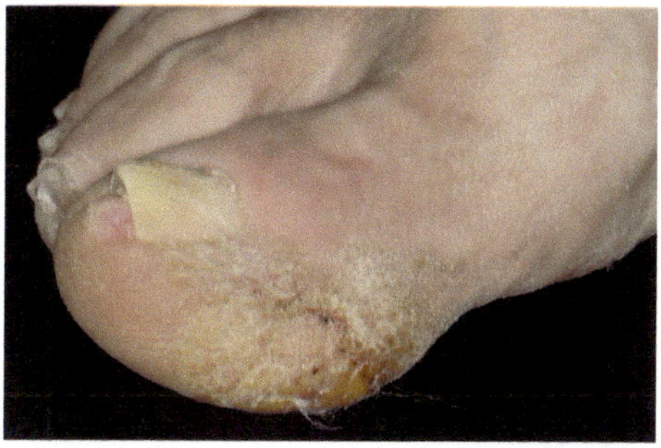

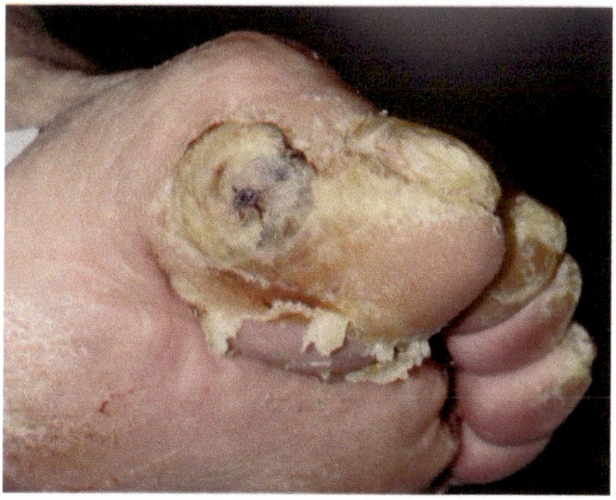

Bild oben: Übermäßige Verhornung an der medialen (zur Körpermittellinie gerichteten) Seite der rechten Großzehe.

Bild unten: Eingeblutete Hornschwiele an der medialen Seite der linken Großzehe.

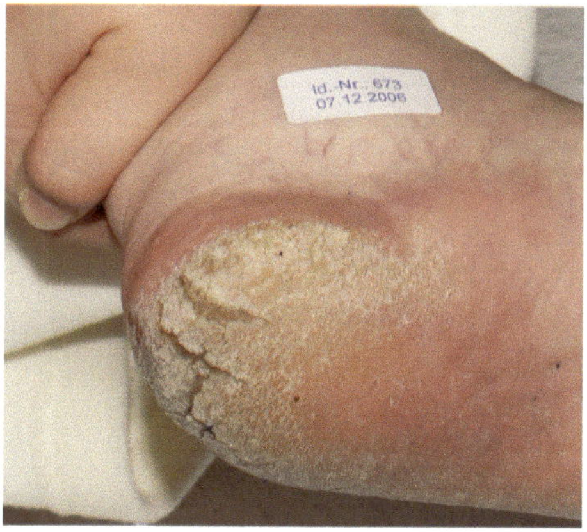

Links: Rissige Hyperkeratose an der Ferse. Hier können sich Entzündungen bilden und die Haut kann so weit einreißen, dass sie blutet. Derartige Verhornungen müssen abgetragen werden, damit die Haut ihre Elastizität wiedererlangt.

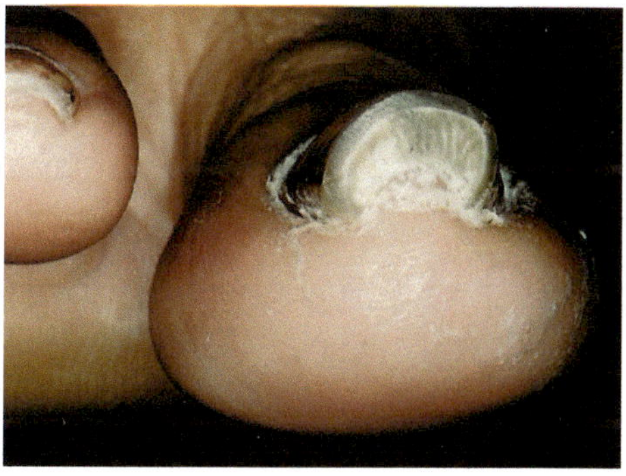

Rechts: Übermäßige Verhornung unter der Nagelplatte.

Hyperkeratose, plantar

Flächenhafte plantare Hyperkeratose.

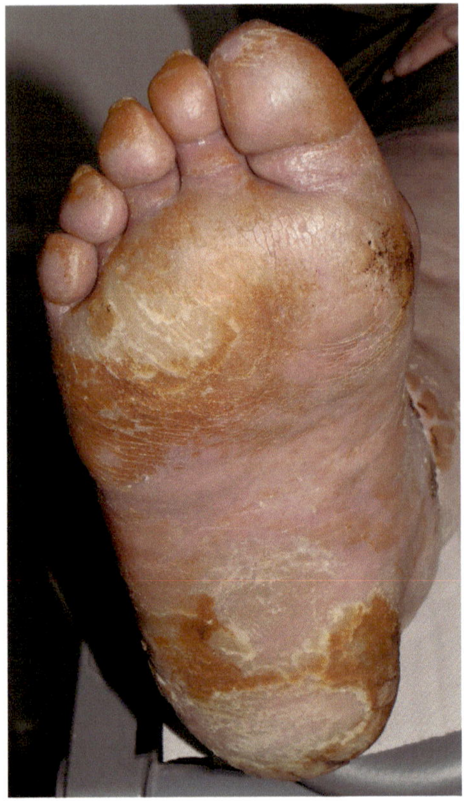

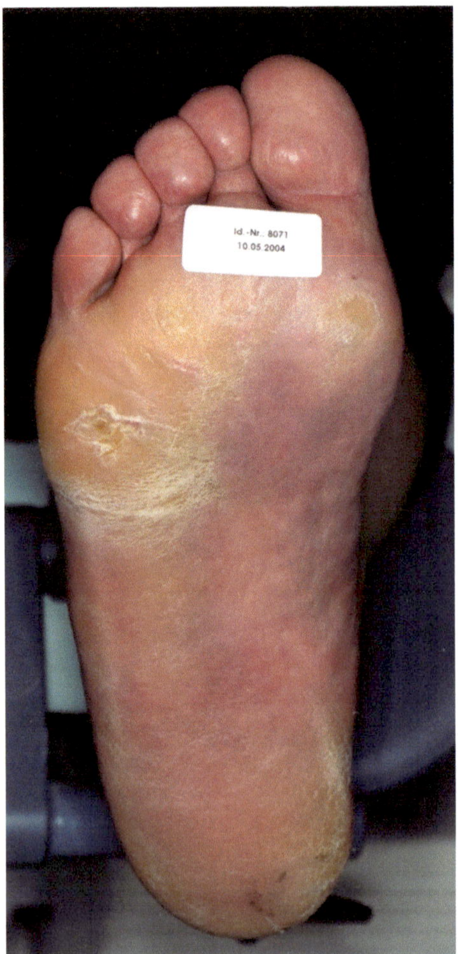

Links: Deutliche Hyperkeratose am lateralen Vorfuß bis zur Mitte reichend und über dem Köpfchen von Metatarsale I.

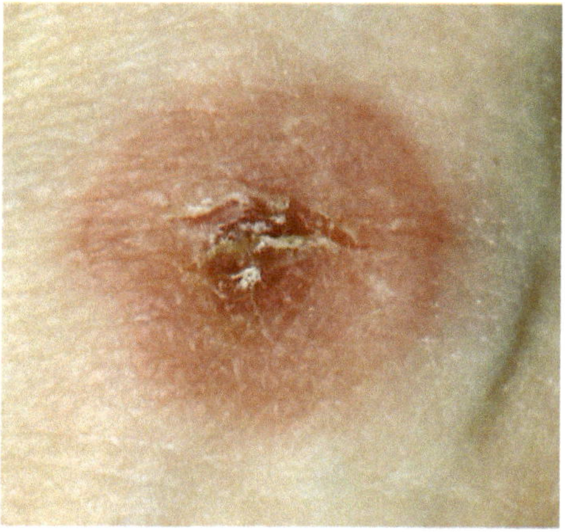

Impetigo

Oberflächliche, eitrige Lokalinfektion durch Staphylokokken oder Streptokokken, die durch Kontakt übertragen werden kann.

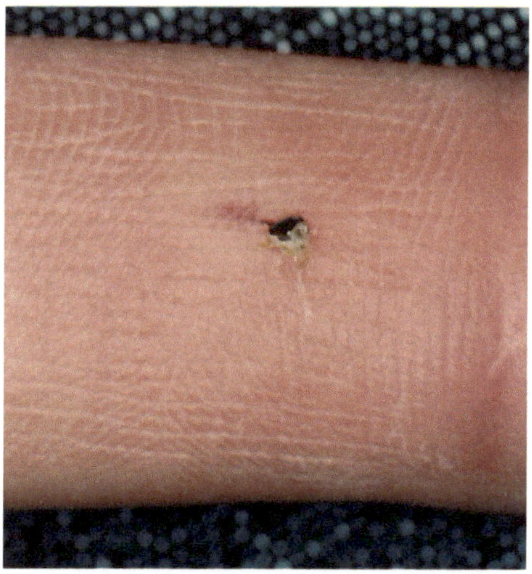

Insektenstich

Stachel eines Insekts im Finger.

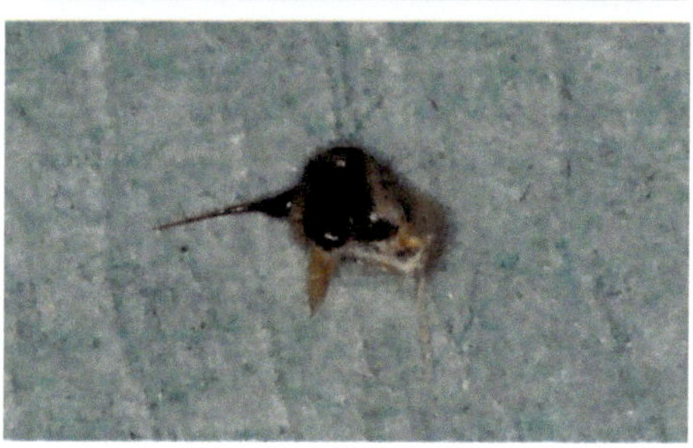

Der Stachel nach Entfernung.

Interdigitalmykose

Tinea pedis interdigitalis mit Ablösung der Haut zwischen den Zehen. Die Pilzinfektion zwischen den Zehen wird begünstigt durch Schweißfüße, Arbeiten in feuchtem Milieu, Immunschwäche (z. B. bei Diabetes mellitus) und kleine Verletzungen als Eintrittsforte für den Pilz. Siehe auch *Fußpilzinfektion*.

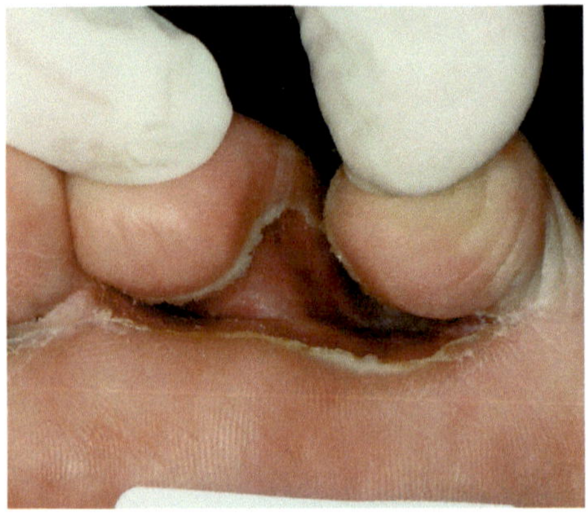

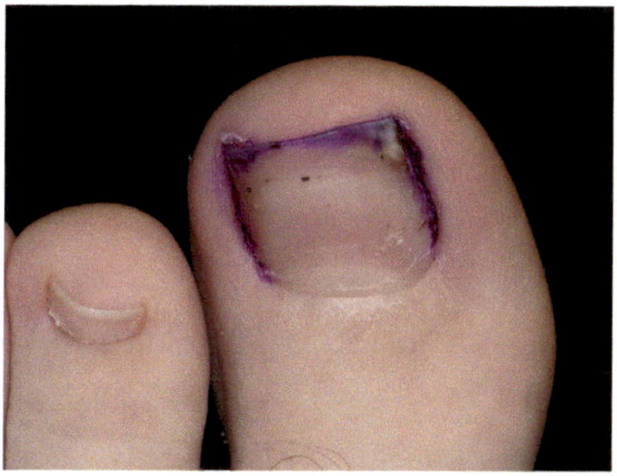

Kaliumpermanganat

Ein violetter Farbstoff, der oft als Antiseptikum bei Entzündungen von Patienten als Selbsthilfe eingesetzt wird. Siehe auch *Antiseptikum*

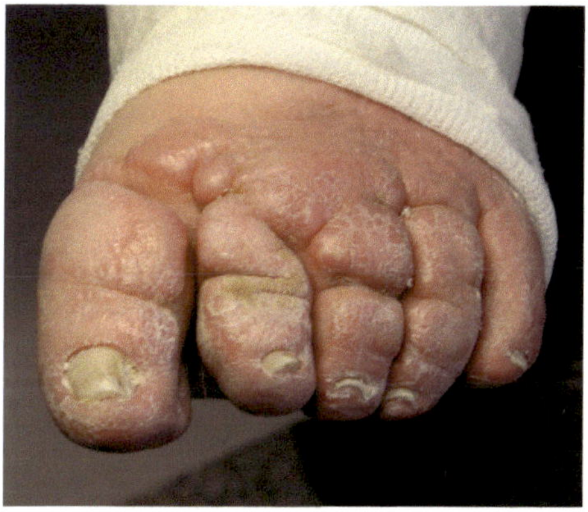

Kastenzehen

Sie sind ein deutliches Zeichen für *Lymphödeme* an Beinen und Füßen.
Ein proteinhaltiges *Ödem* sorgt für die Kastenform der Zehen, die sich aneinanderschmiegen und so die Kastenform bilden.

Kalkaneussporn, plantarer — **siehe Exostose, plantare**

Keilexzision

Die Keilexzision ist ein operatives Verfahren zur Behandlung des eingewachsenen Fußnagels. Das Foto rechts zeigt das intraoperative Ausschneiden eines keilförmigen Gewebes und Nagelstückes.

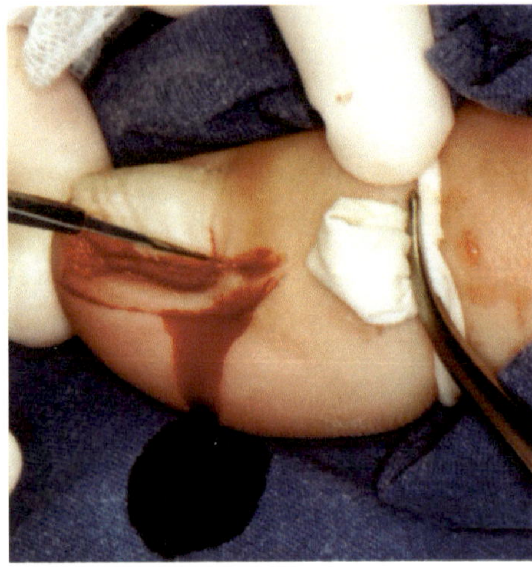

Zustand nach Keilexzision an der rechten Großzehe beidseits.

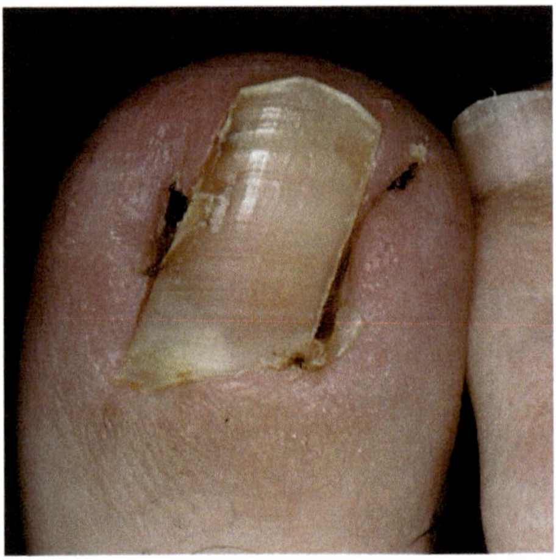

Keloid

Faserreiche Narbenwucherung nach Verletzungen oder Operationen, vor allem direkt über knöchernen Strukturen, z. B. über dem Brustbein (Sternum). In diesem Fall am Unterschenkel über dem Schienbein.

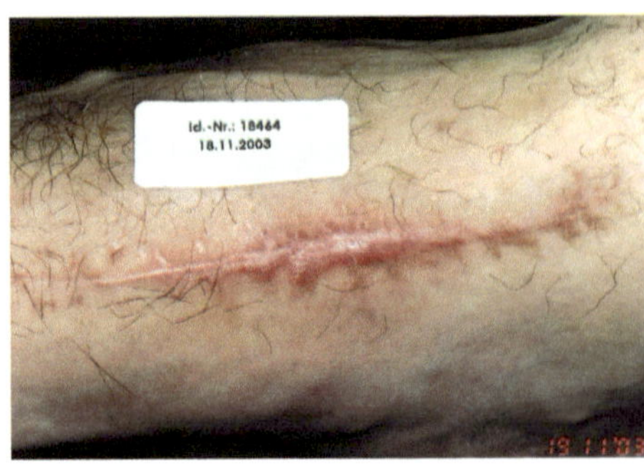

Keratoma sulcatum

Das Keratoma plantaris sulcatum geht mit grübchenförmigen Hornhautdefekten einher, überwiegend an den belasteten Bereichen der Fußsohle, kombiniert mit brennenden Schmerzen. Es gibt mehrere Ursachen. Die Mazeration des Stratum corneum durch Hyperhidrose (übermäßiges Schwitzen) und Zersetzung des Keratins durch Bakterien, luftundurchlässiges Schuhwerk, extreme Belastung der Füße, Stoffwechselstörungen.

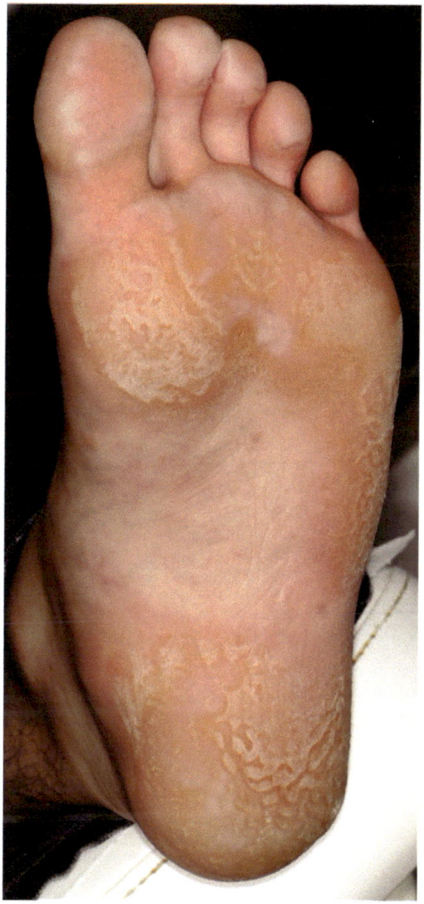

Keratose, subunguale

(Hornbildung unter dem Nagel). Häufiger Befund bei Durchblutungsstörungen.

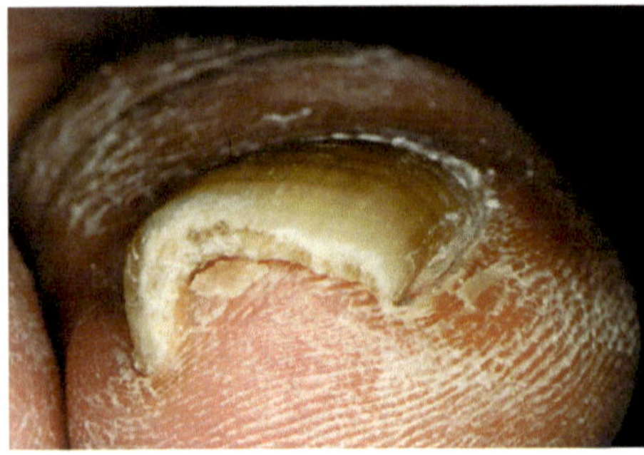

Kinderspangen

siehe Nagelkorrekturspangen

Koenen-Tumor

Der Koenen-Tumor (ausgesprochen Kunen-Tumor), auch als periunguales Fibrom (periungual = um den Nagel herum) bezeichnet, ist ein gutartiger mesenchymaler Tumor (ein Fibrom), der im Bereich der Fuß- oder Zehennägel entsteht.

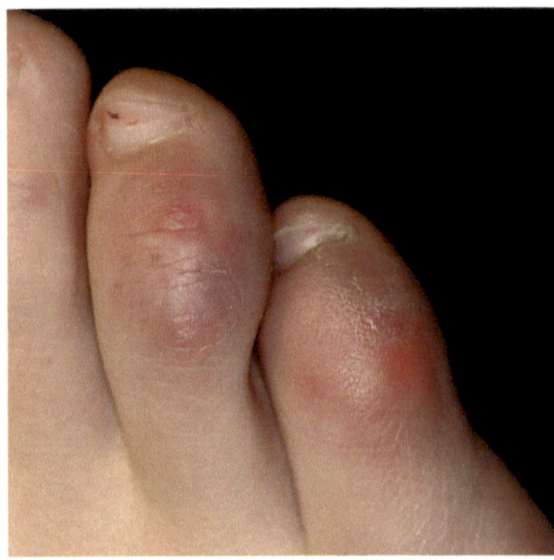

Knickfuß

Der Knickfuß (Pes valgus) ist definiert als: krankhafte Fehlstellung des Fußes, mit einer Senkung am medialen (inneren) Fußrand und einer Anhebung des lateralen (äußeren) Fußrands. Siehe auch *Achsenfehlstellung*.

Koilonychie

Löffelnägel können angeboren sein oder durch aber Mangelsituationen, Durchblutungsstörungen oder Sauerstoffmangel entstehen.

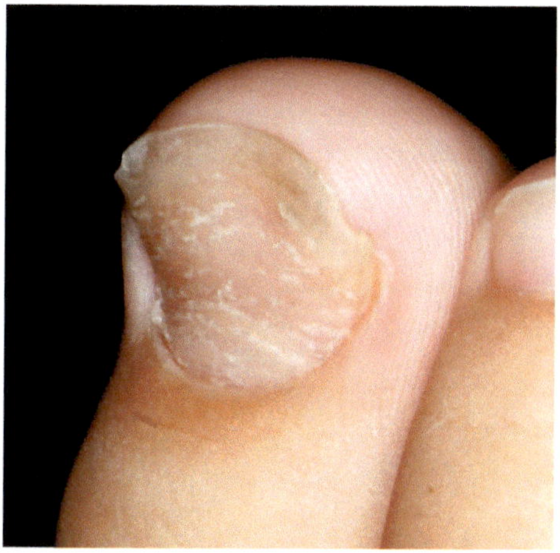

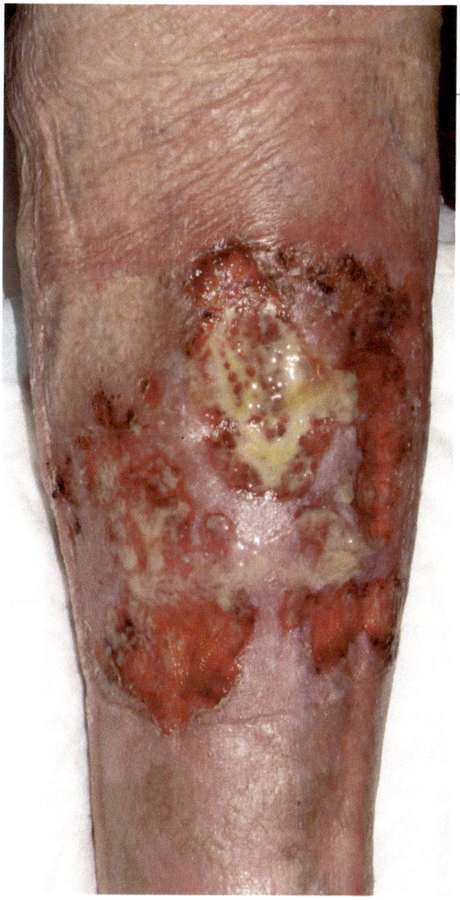

Kontaktallergie

Patientin mit Ulcus cruris (Unterschenkelgeschwür) nach Hämatom (Bluterguss) am Unterschenkel. Der Klebstoff der selbstklebenden Wundauflagen verursachte im Bereich der Wundauflage ein *Kontaktekzem*.

Kontaktekzem

Nach Verwendung klebstofffreier Wundauflagen kommt es zur Abheilung der *Kontaktallergie*.

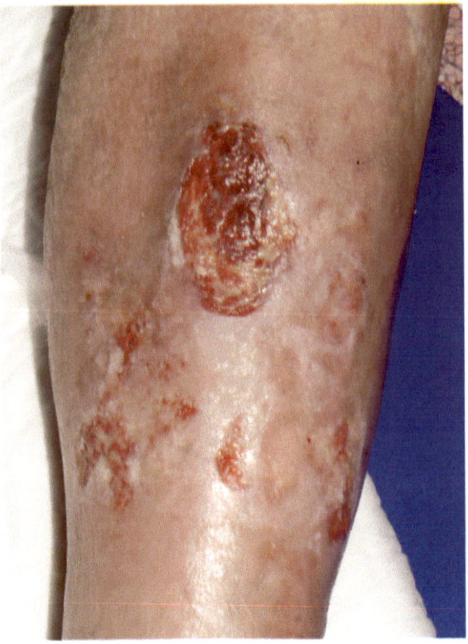

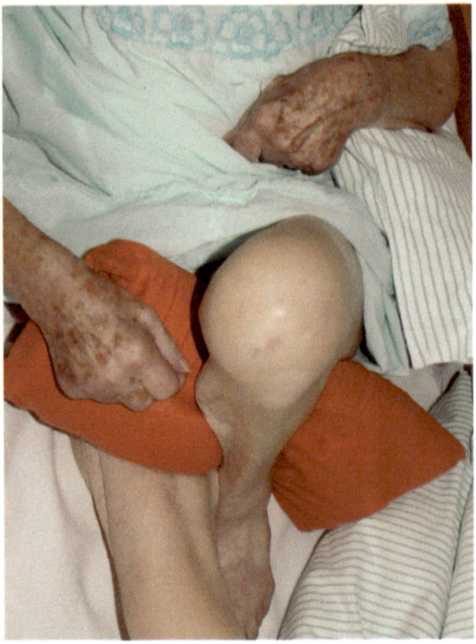

Kontrakturen

(lat. *contrahere* = zusammenziehen) Funktions- und Bewegungseinschränkung von Gelenken. Ursächlich ist die Verkürzung von Muskeln, Sehnen, Bändern und Faszien. Meist kommt es zu Beugekontrakturen, da die Beugemuskulatur in der Regel stärker als die Streckmuskulatur ist. Das Bild zeigt Beugekontrakturen in den Kniegelenken, dem linken Ellenbogen und den Fingergelenken. Durch intensive Physiotherapie und Lagerung können Kontrakturen teilweise verhindert werden. Fußpfleger und Podologen werden in Alten- und Pflegeheimen mit solchen Bewegungseinschränkungen oft konfrontiert. In diesen Fällen sind fußpflegerische Maßnahmen oft eine Herausforderung.

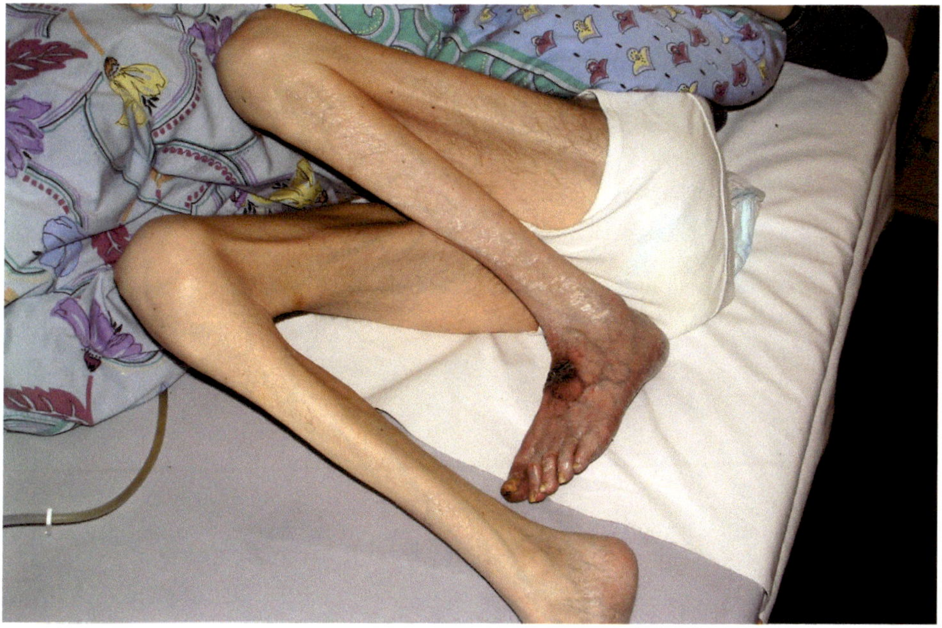

Dieser Fall zeigt extreme Kontrakturen eines bettlägerigen Altenheimbewohners. Nebenbefund: Ulcus auf dem linken Fußrücken.

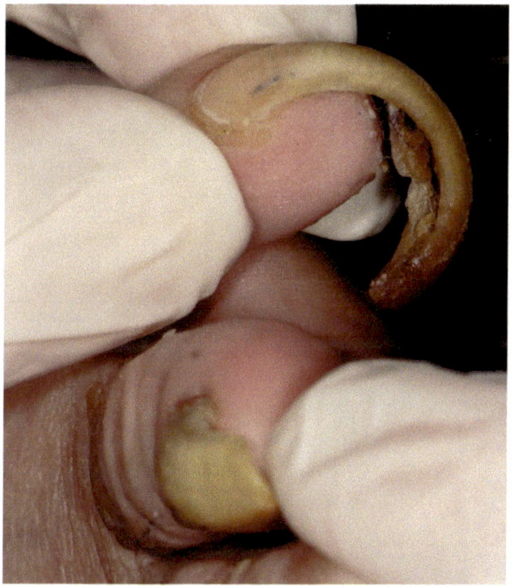

Krallennägel

Können als Wachstumsstörung oder als vernachlässigte Pflege auftreten. Krallennägel (*Onychogrypose*) sind stark verdickt und krallenartig gekrümmt (auch Greifer-Form). Sie treten meist bei den Großzehen auf, gehäuft bei älteren Menschen. Zu den Ursachen gehören Durchblutungsstörungen, Verletzungen und Nervenschäden. Die Onychogrypose ist eine Form der *Pachyonychie*.

Links der Nagel einer etwa 60-jährigen Altenheimbewohnerin, die bei Aufnahme im Heim diesen Befund zeigte.

Krallenzehen

Das Mittel- und Endglied ist in Beugestellung und das Grundglied ist so überstreckt, dass die Zehenkuppe den Boden nicht mehr berührt. Häufig Folge der diabetischen Polyneuropathie.
Patienten mit derartigen extremen Veränderungen haben plantar unter den Köpfchen der Metatarsalien und dorsal über den proximalen Interphalangealgelenken Druckstellen, Schwielen und Hühneraugen.

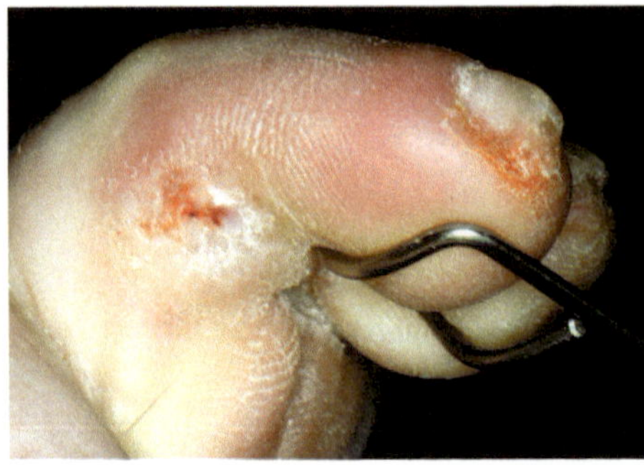

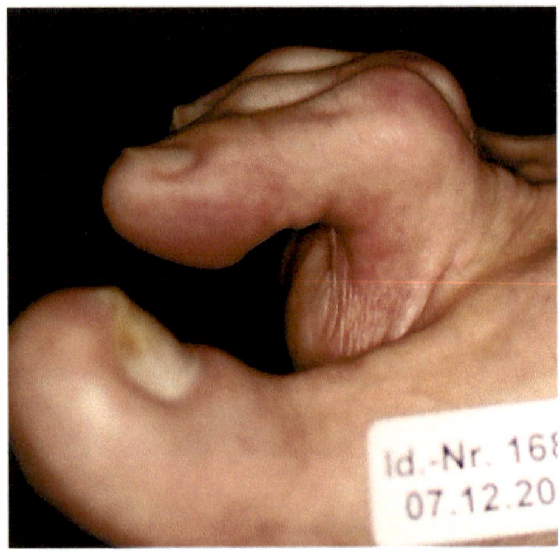

Der Patient hat einen Schlaganfall erlitten, ist Diabetiker und leidet zusätzlich unter einer PAVK (peripheren arteriellen Durchblutungsstörung).

Die Krallenzehe berührt den Boden nicht. Im Gegensatz dazu berührt die *Hammerzehe* den Boden und entwickelt dadurch meist *Kuppenschwielen*.

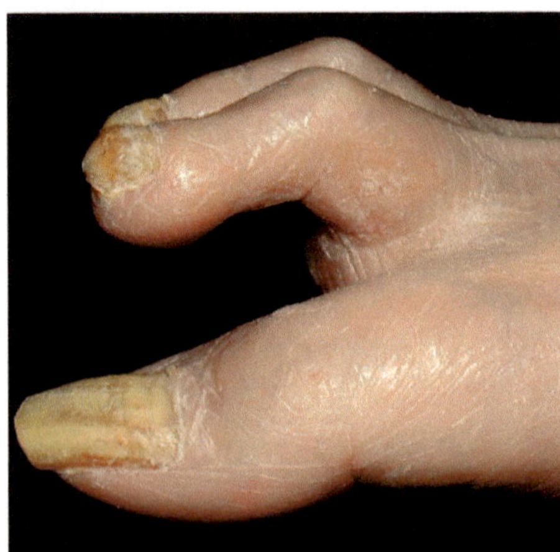

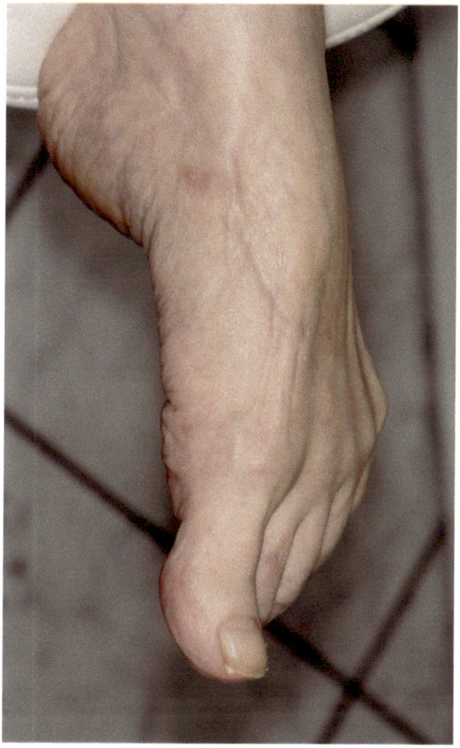

Krampf

Muskelkrampf, Spasmus, ist eine unwillkürliche starke Muskelanspannung, die meist mit sehr großen Schmerzen einhergeht. Tritt bei gesunden Menschen nach übermäßiger Belastung als Folge von Elektrolytverlusten (Kalium-, Magnesium- und Calcium-Mangel) auf. Auch nach Schlaganfällen und Nervenschäden können Krämpfe auftreten. Oft bei Fußballspielern auf dem Fußballfeld nach starken Belastungen zu sehen. Siehe auch *Kontrakturen*.

Krampfadern siehe CVI

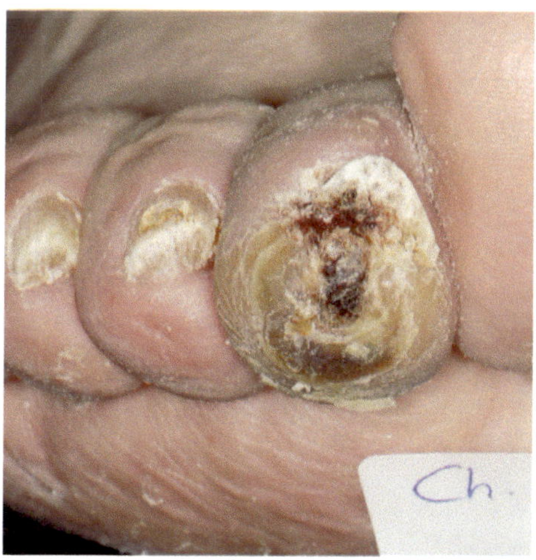

Kuppenschwiele

Hier eingeblutete Kuppenschwiele unter der zweiten Zehe. Darunter befindet sich ein Druckgeschwür, das erst nach Entfernung der Verhornung sichtbar wird.

Kuppenschwiele

Mazerierte (aufgeweichte) Kuppenschwiele an der zweiten Zehe rechts bei *Digitus malleus* (Hammerzehe) vor Beginn der regelmäßigen Fußpflege.

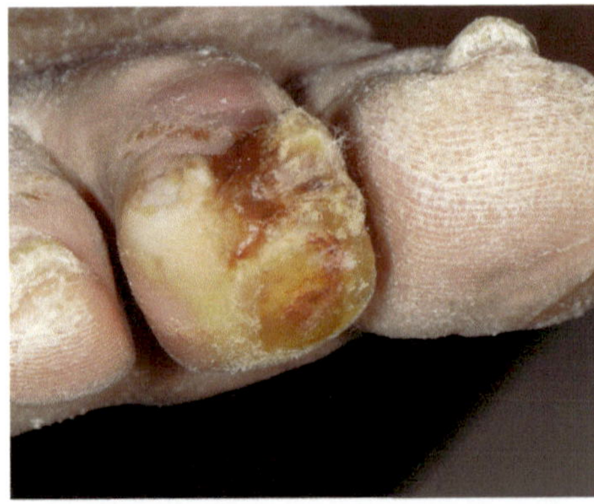

Gleiche Patientin nach regelmäßiger Fußpflege mit angezogenen Sandalen ohne Strümpfe.
Die Hammerzehe berührt mit der Kuppe den Boden. Durch den Druck und die Reibung entsteht eine Schwiele, häufig eingeblutet oder mit einem darunterliegenden Druckgeschwür. Das Foto zeigt den Fuß in der Sandale. Die Zehen zwei bis fünf sind als Hammerzehen ausgebildet.

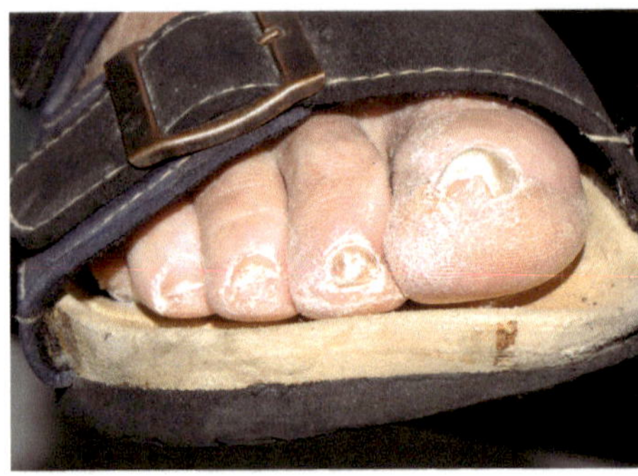

Zweite Zehe der gleichen Patientin nach regelmäßiger Fußpflege.

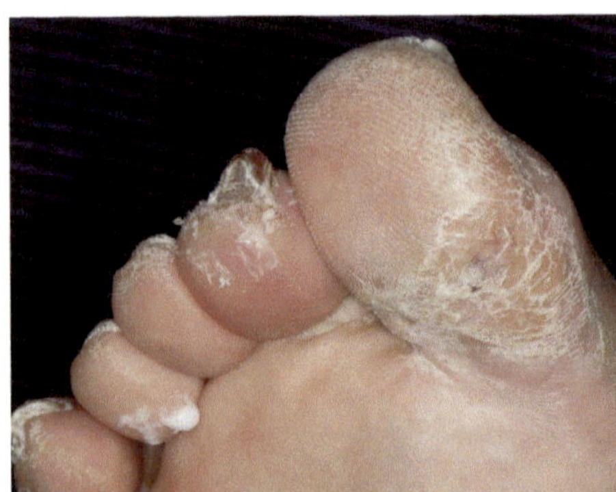

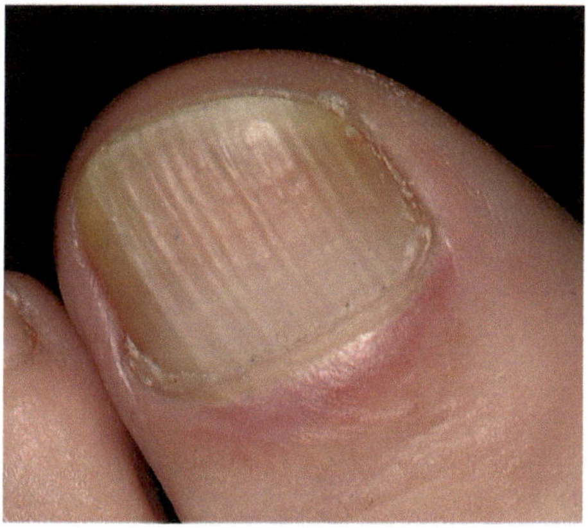

Längsrillen

Längsrillen können auf frühere Verletzungen hinweisen oder auch ohne Bedeutung sein. Sie treten auch im Zusammenhang mit rheumatischen Erkrankungen, Hauterkrankungen oder Mangelerscheinungen auf. Das Foto zeigt einen Großzehennagel mit Längsrillen und einer proximalen (im Bereich der Nagelwurzel) befindlichen *Paronychie* (Nagelwallentzündung).

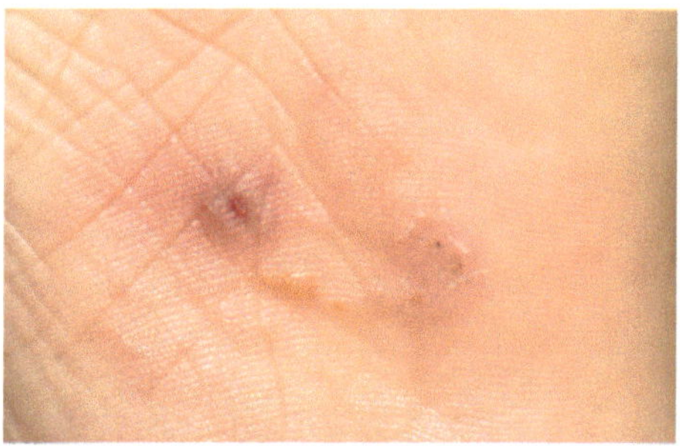

Larvenstadium

Von Nematoden (Fadenwürmer), für die der Mensch Fehlwirt ist. Die junge Frau hatte einige Wochen Urlaub in Namibia gemacht und sich diesen Hautmaulwurf zugezogen.
Siehe auch *Hautmaulwurf*, *Sandfloh*, *Tunga penetrans*.

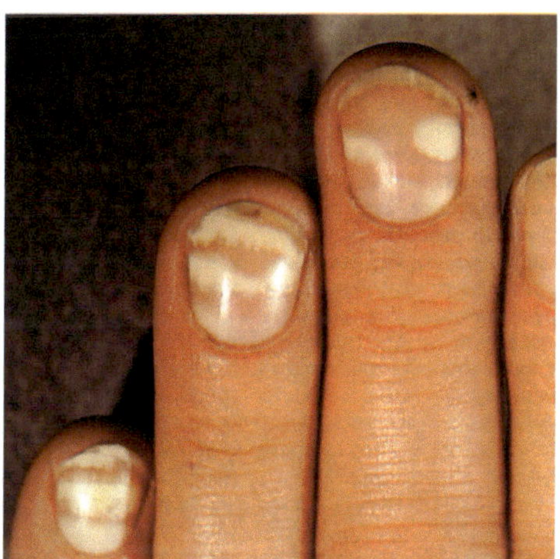

Leukonychie

Weiße Flecken in den Nagelplatten der Fingernägel. Diese Veränderung kann auch an den Fußnägeln auftreten, häufig in Folge von Verletzungen der Nagelwurzel. Sie können auch anlagebedingt sein. Die Weißfärbung tritt durch Einlagerung von Luft in Keratinhohlräume auf.

Foto: H. Zaun, D. Dill-Müller: Krankhafte Veränderungen des Nagels. Spitta Verlag, Balingen

Lichen ruber planus

Auch Knötchenflechte genannt, ist eine Hautveränderung unklarer Ätiologie (Lehre von den Ursachen). Sie tritt meist im späten Erwachsenenalter auf.

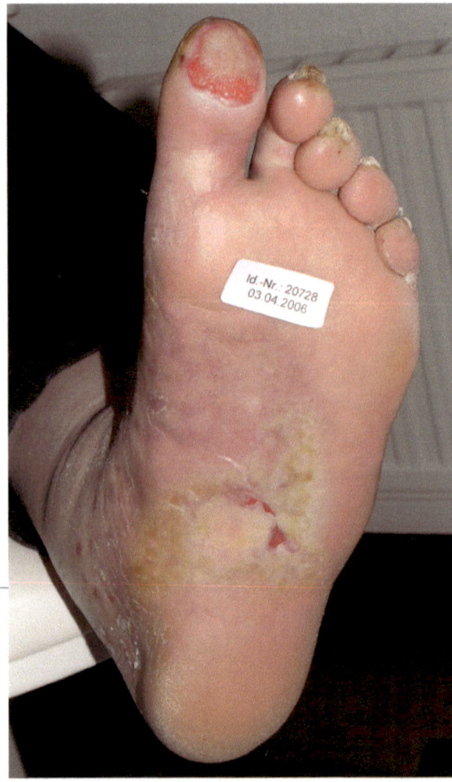

Luxation

Bild unten rechs: Die rechte Großzehe ist in ihrer Längsachse mit der plantaren Fläche um ca. 45° nach medial gedreht und im Grundgelenk luxiert.

Bild unten links: Die fünfte Zehe hat sich mit der plantaren Fläche um 45° nach medial gedreht. Sie ist im Grundgelenk luxiert. Wahrscheinlich die Folge von dauerhaft zu engem Schuhwerk.

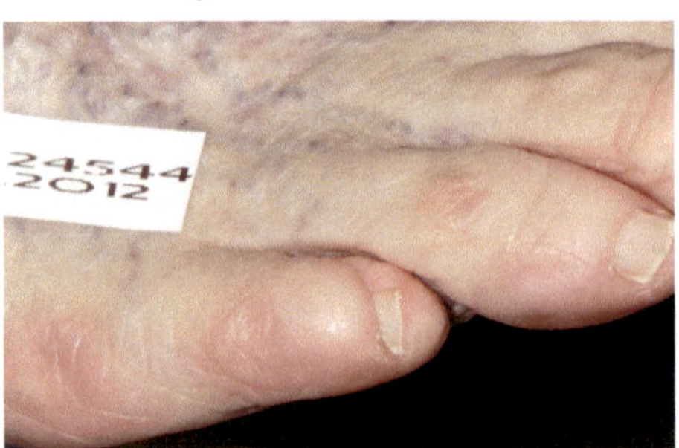

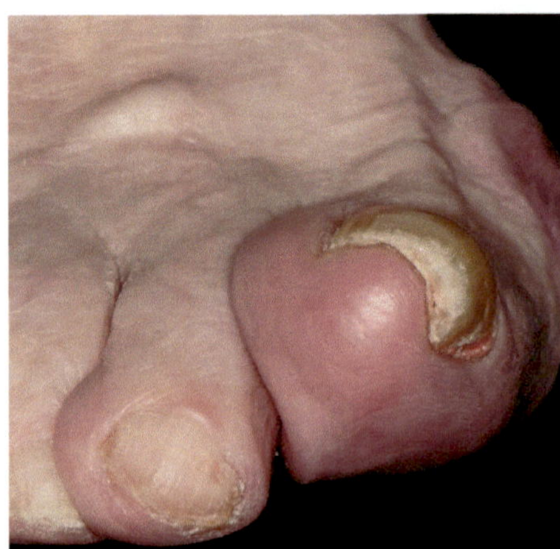

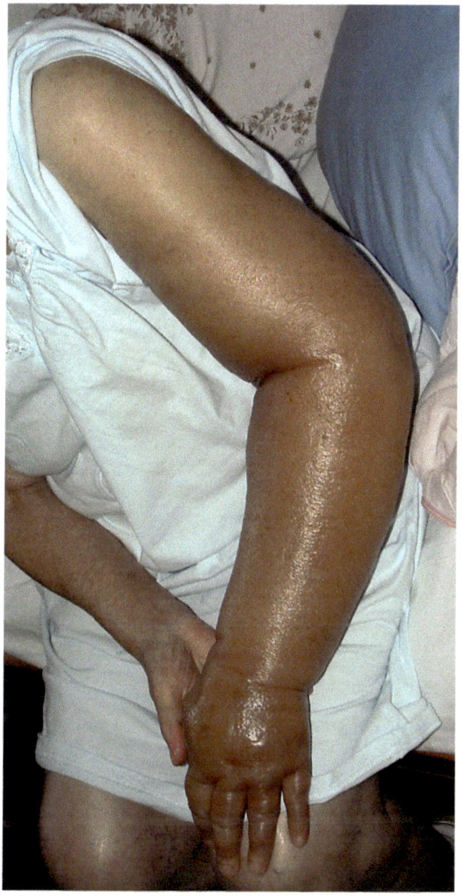

Lymphödem

Sekundär, hier am linken Oberarm. Bei der Patientin ist der Lymphabfluss nach einer Brustamputation und der Verlegung durch Metastasen (Tochtergeschwülste) unterbrochen. Solche Ödeme können auch am Bein nach Operationen im Bauchraum oder nach Tochtergeschwülsten in den Lymphgefäßen der Beine auftreten.

Am Bein kommen Lymphödeme auch nach Thrombosen und anlagebedingten Lymphgefäßerkrankungen vor.

Malignes Melanom unter Hyperkeratose

Der Patient stellte sich im Juni 2017 zur Entfernung der Hyperkeratose an der Ferse vor. Aufgrund des dunkleren Bereichs wurde der Patient zum Dermatologen überwiesen. Die histologische Untersuchung bestätigte den Verdacht eines malignen Melanoms.

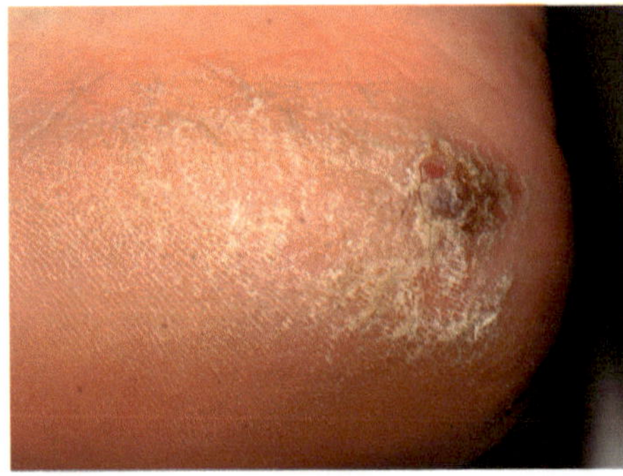

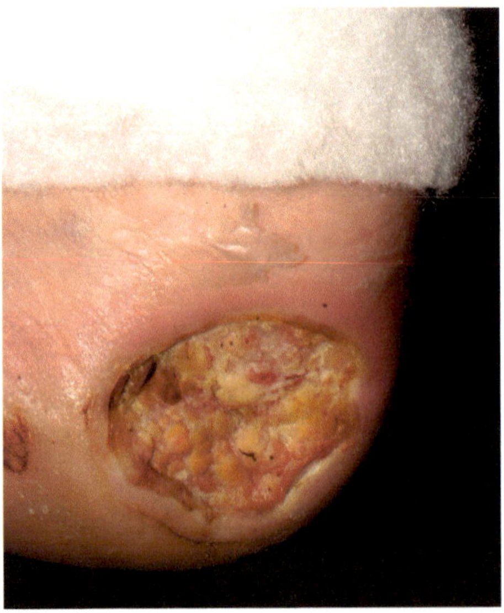

Befund nach drei Biopsien (Probeentnahmen zur histologischen Untersuchung).

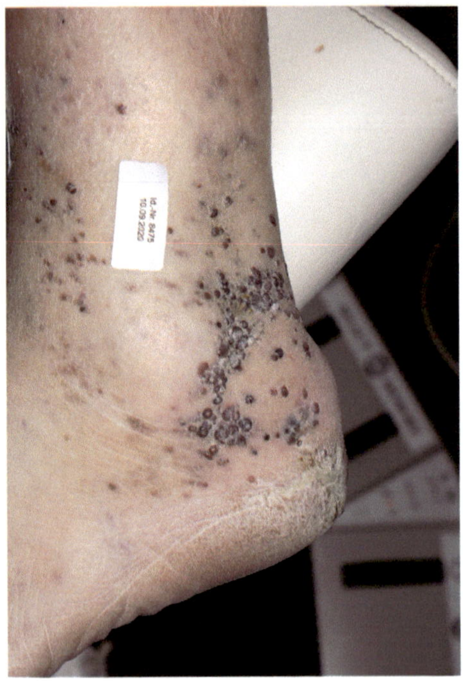

Der Patient erhielt eine Behandlung in einer Spezialklinik. Trotzdem kam es zu einer generalisierten Metastasierung der Haut, ohne Beteiligung der lebenswichtigen Organe.

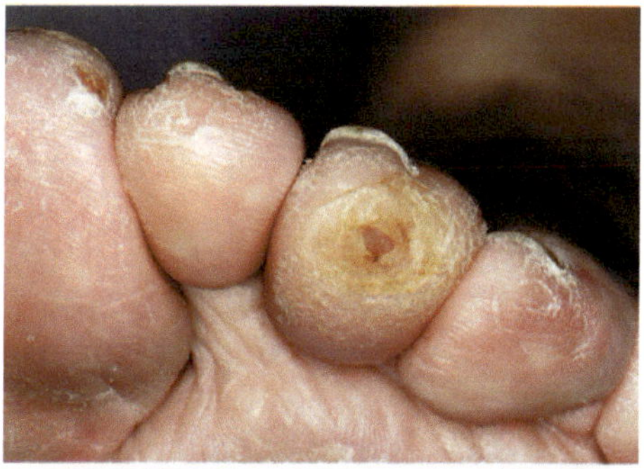

Malum perforans

(= durchbohrendes Geschwür) unter einer Kuppenschwiele der dritten Zehe bei einer Diabetikerin.

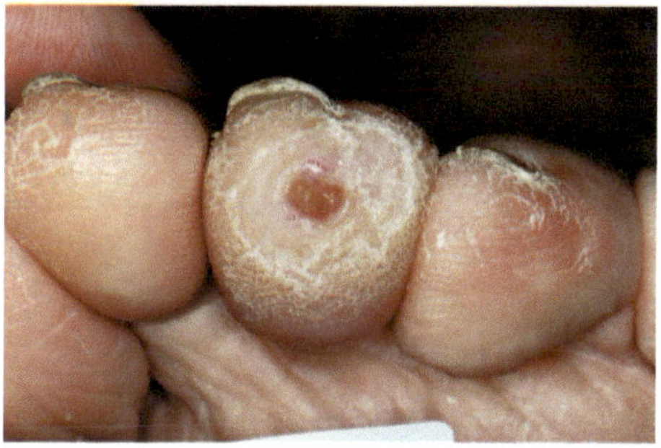

Nach Abtragen der Kuppenschwiele.

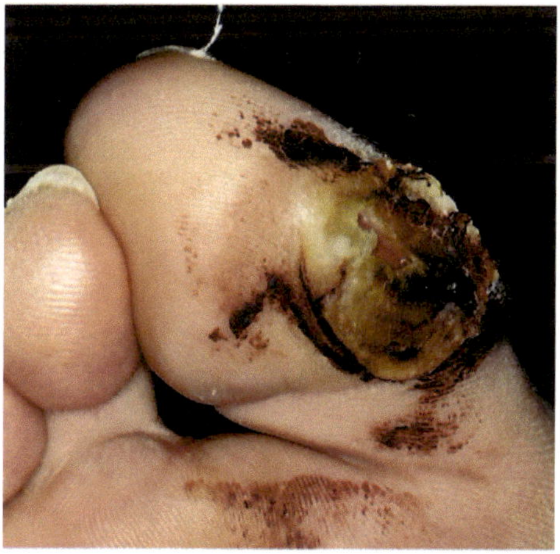

Hier an der rechten Großzehe. Der Patient ist Diabetiker und leidet unter einer PAVK im Stadium IV (Durchblutungsstörung) der unteren Extremitäten.

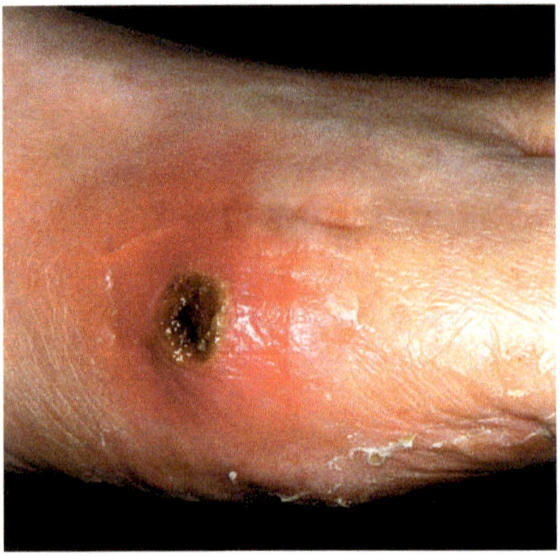

Malum perforans im Bereich des Großzehengrundgelenks einer Diabetikerin.

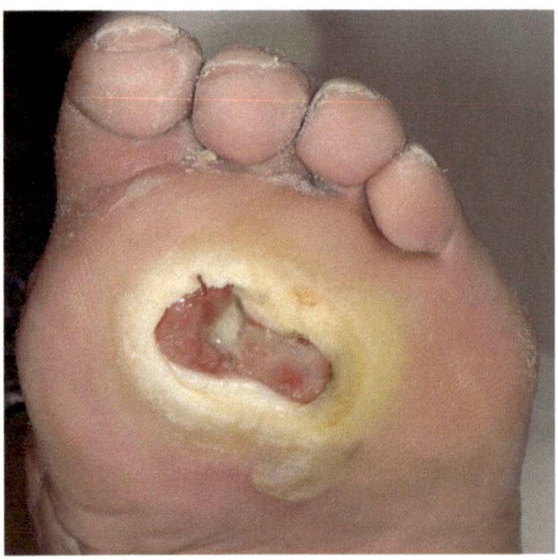

Ausgeprägtes Malum perforans mit mazeriertem Wundrand unter dem Vorfuß (plantar).

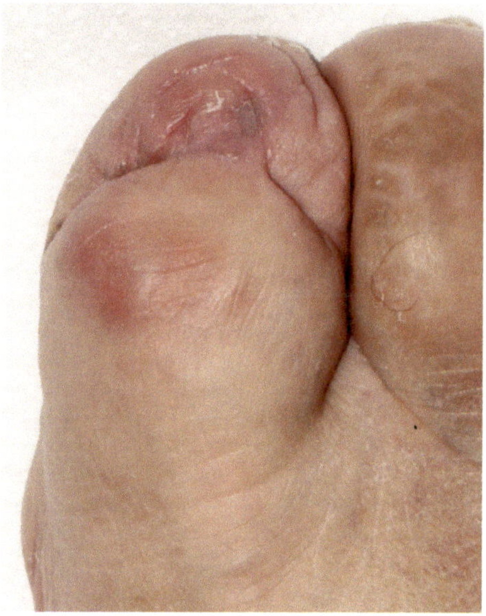

Matrixverödung

Zur Behandlung des eingewachsenen Fußnagels werden unterschiedliche Operationsverfahren in der Humanmedizin eingesetzt. In der Podologie hat sich die Therapie mit Nagelkorrekturspangen erfolgreich durchgesetzt. In Einzelfällen werden immer noch Verödungen der Nagelmatrix mit Phenol zur Ausrottung der Nagelwurzel durchgeführt. Phenol ist in Deutschland hierfür erst seit 2012 zugelassen.
Das Foto zeigt das Ergebnis einer totalen Nagelbettausrottung mit Phenol.

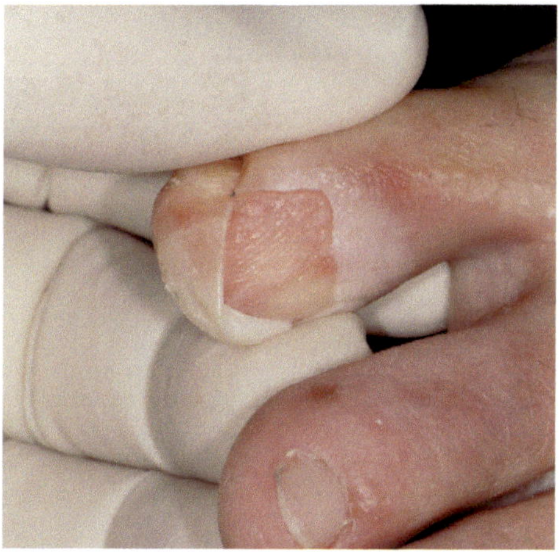

Mazeration

Bezeichnung für das durch langandauernde Feuchtigkeitseinwirkung (z. B. durch Schweiß, Wundsekrete, Urin und Exkremente) bedingte Aufquellen der Haut und der Wundränder (Hautaufweichung).

Mikroembolie

Hier am Daumen. Eine Embolie ist der teilweise oder vollständige Verschluss eines Blutgefäßes, meist durch ein Blutgerinnsel, aber auch anderen Substanzen. Dazu zählen körpereigene und fremde Substanzen wie Fetttropfen, Luftblasen und andere.

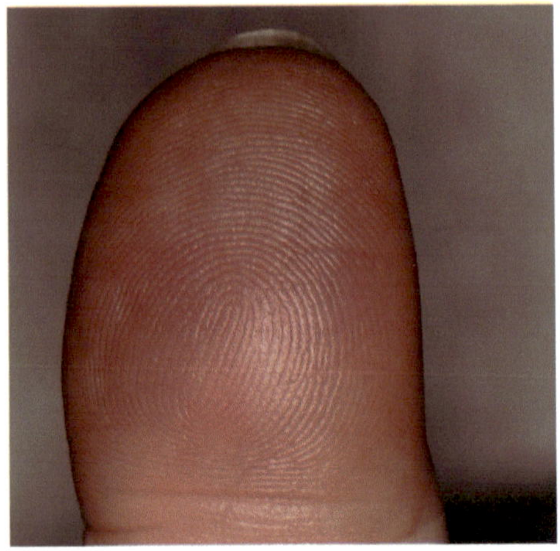

Morbus Ledderhose

Gutartige Erkrankung des Bindegewebes der Füße (Plantaraponeurose) aus der Gruppe der Fibromatosen.

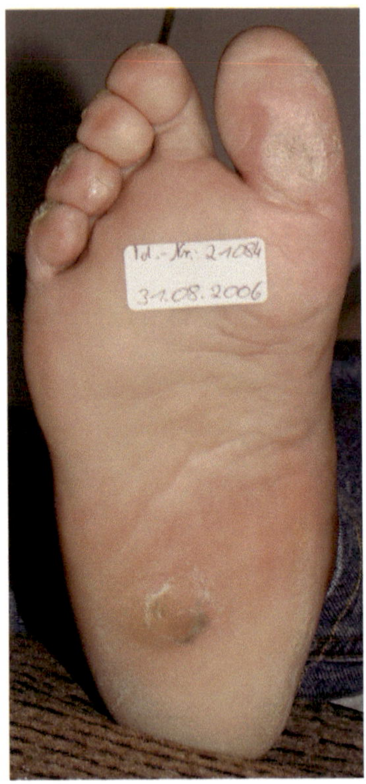

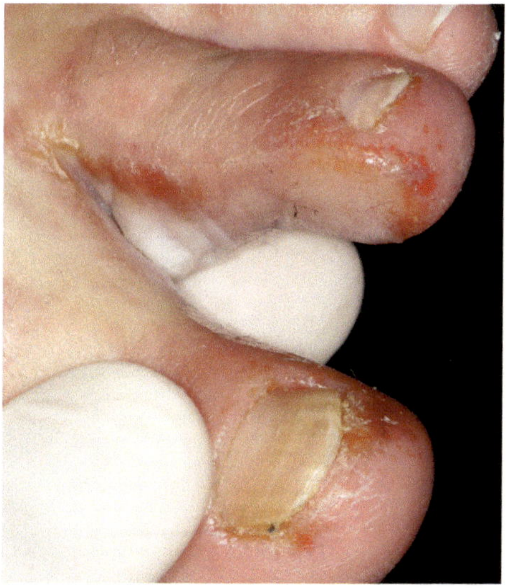

Mykose, interdigital

Ausgeprägt, zwischen Großzehe und zweiter Zehe links mit Mazeration (Hautaufweichung) und entzündlichen Zeichen.

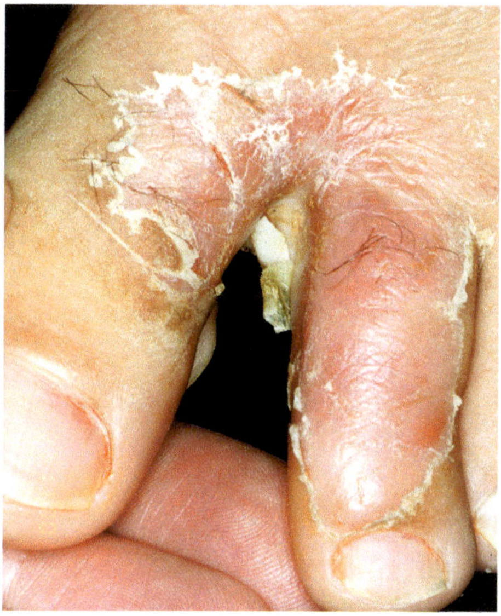

Interdigitale Mykose mit Erosion, randständiger weißlicher Schuppung, entzündlicher Infiltration und Übergreifen auf den Zehenrücken der ersten und zweiten Zehe. Von solchen Pilzinfektionen zwischen den Zehen gehen die meisten Nagelpilzerkrankungen aus. Der Patient spreizt hier die Zehen selbst mit seiner rechten Hand. Der Podologe muss in diesen Fällen Handschuhe tragen!

Naevus (Muttermal)

Naevus (lat.) ist eine umschriebene, gutartige Fehlbildung der Haut oder Schleimhaut. Die meisten Naevi (plural von Naevus) sind bräunlich eingefärbte Areale der Haut (Pigmentnaevi), die auch „Muttermal" oder „Leberfleck" genannt werden. Sie können durch ihre dunkle Färbung den Patienten beunruhigen oder mit malignen Melanomen (schwarzer Hautkrebs) verwechselt werden. Das Foto zeigt den Naevus eines Patienten, der diesen schon seit seiner Kindheit hat. Das ist ein sicheres Zeichen, dass es sich nicht um ein malignes Melanom handelt. Nur wenn sich ein Naevus verändert, sollte er speziell untersucht werden.

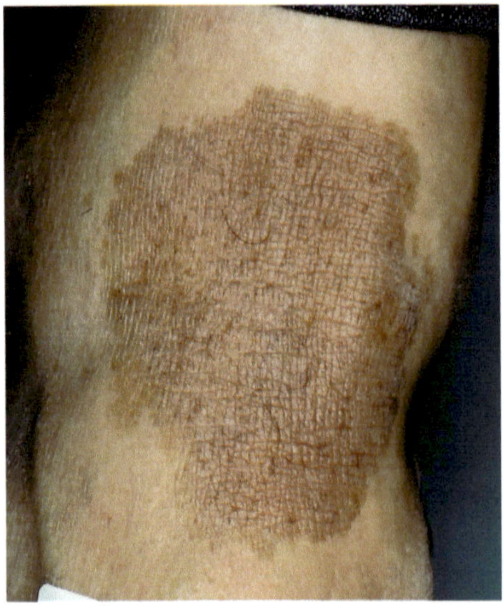

Auch hier bestand dieser Naevus schon seit der Kindheit, ein malignes Melanom kann also ausgeschlossen werden.

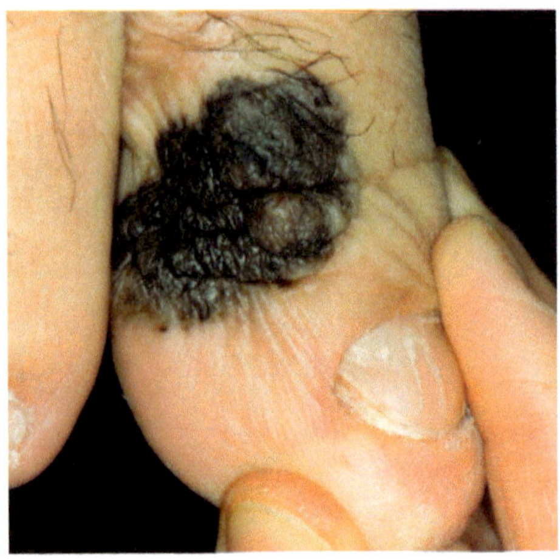

Ein weiteres Erscheinungsbild eines Naevus ist der Naevus flammeus, den man auch unter dem Begriff „Feuermal" kennt.

Nagel, Aufbau

Strukturen des Finger-, Zehenendglieds mit Nagel. Die Zehennägel weisen grundsätzlich die gleiche Anatomie auf.

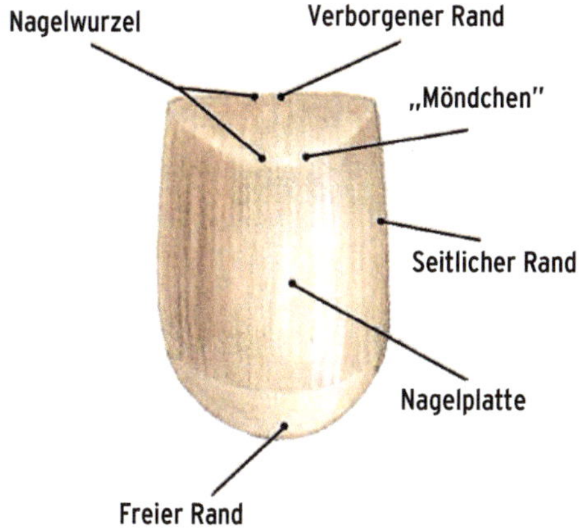

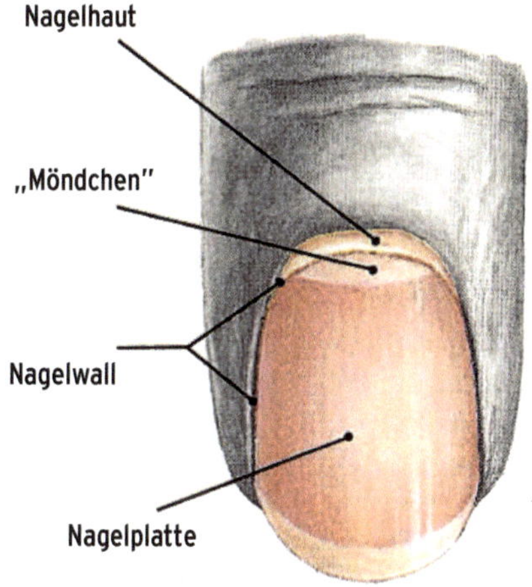

Die einzelnen Teile des Nagels

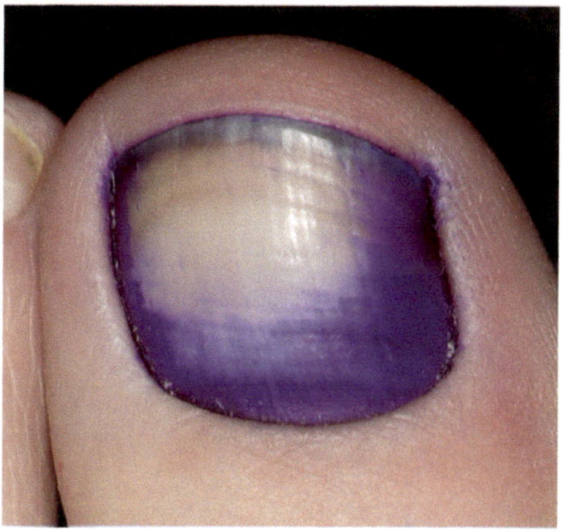

Nagel, blau

Antiseptikum von blauer Farbe, möglicherweise *Kaliumpermanganat* (meist Violett).

Nagel, gespaltener

Linker Großzehnagel bis zum proximalen Nagelwall (fast bis zur Nagelwurzel) durch Selbsthilfe gespalten. Die Patientin hatte versucht, die mediale Nagelecke herauszutrennen.

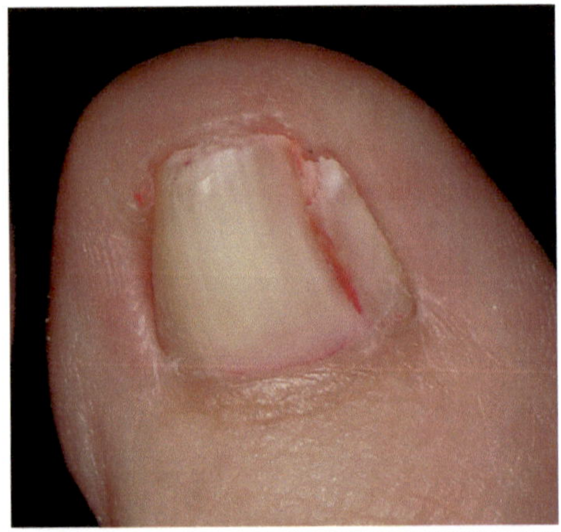

Nagel, grüner

Der Patient hatte sich eine Salbe gegen Gelenkschmerzen bestellt. Nach seiner Aussage handelte es sich um eine Salbenzubereitung, die bei Pferden eingesetzt wird.

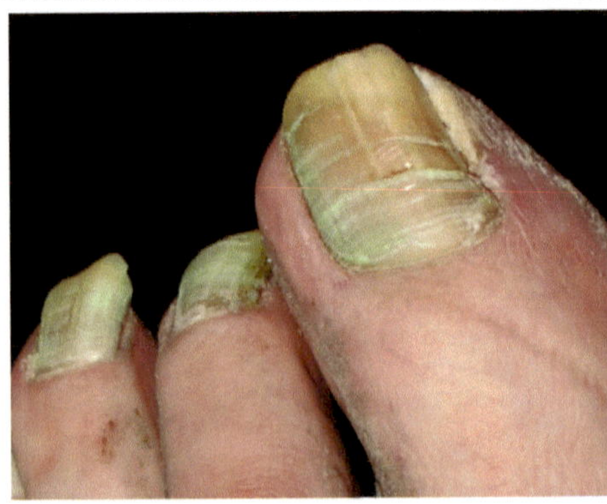

Nagel, langer

Das Foto zeigt übermäßig lange Nägel. Der Befund ist an beiden Füßen ähnlich. Nägel der Zehen drei und vier weichen nach medial ab, wahrscheinlich durch die Form des Schuhs bedingt. Der Nagel der Großzehe ist als Rollnagel (Unguis convolutus) ausgebildet. Solche Nägel brechen häufig beim Versuch, sie zu schneiden. Diese Nägel werden möglichst mit einem Fissurenfräser oder einem Kegelschleifer getrennt bzw. mit einer Sollbruchstelle versehen. Danach reißen oder brechen sie meist beim Schneiden nicht.

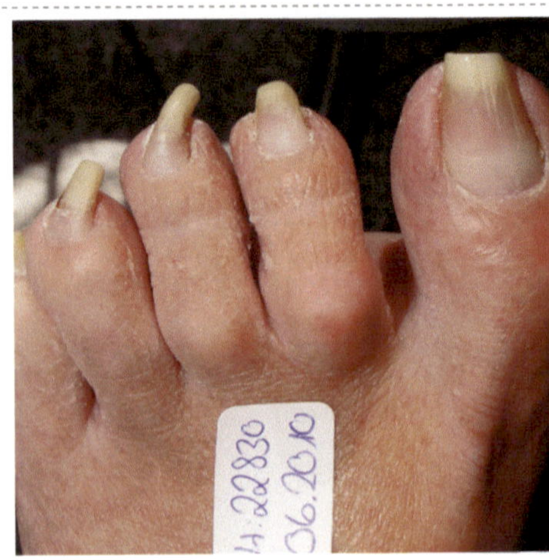

Nagelablösung

siehe Onychomadese

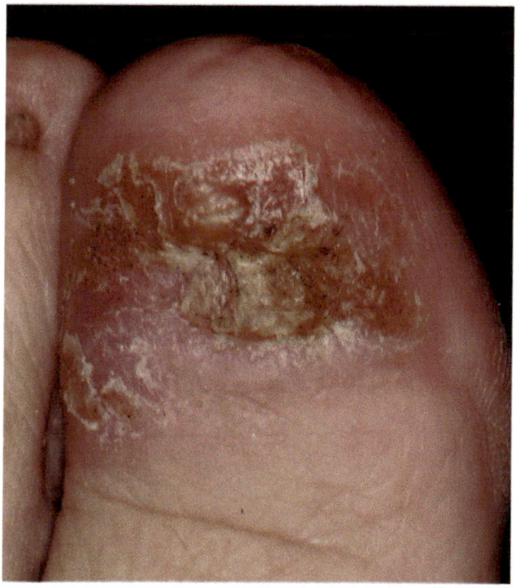

Nagelaplasie

Fehlende oder nur rudimentär (nicht voll ausgebildete) vorhandene Nagelplatte. Kommt im Zusammenhang mit anderen Hauterkrankungen vor.

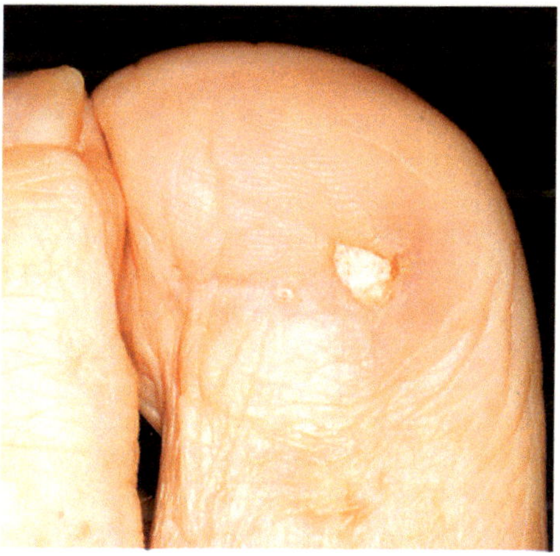

Nagelbettausrottung

Zustand nach Ausrottung mit mangelhaft entfernter Nagelmatrix im Bereich des früheren medialen Nagelwalls.

Nagelbettausrottung ohne das Nachwachsen von Restnägeln.

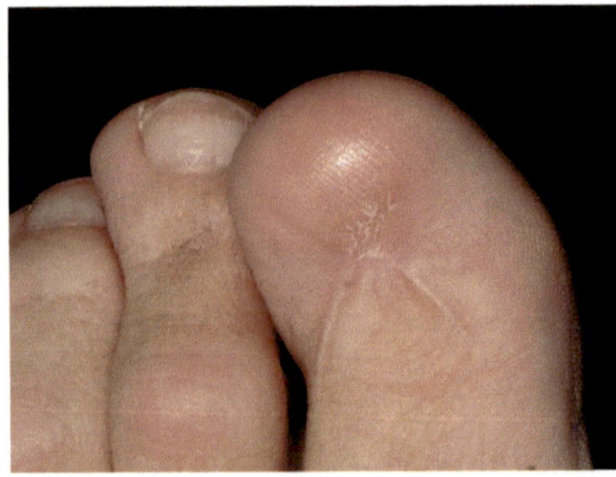

Misslungene Entfernung des Nagelbettes bzw. der Nagelmatrix.

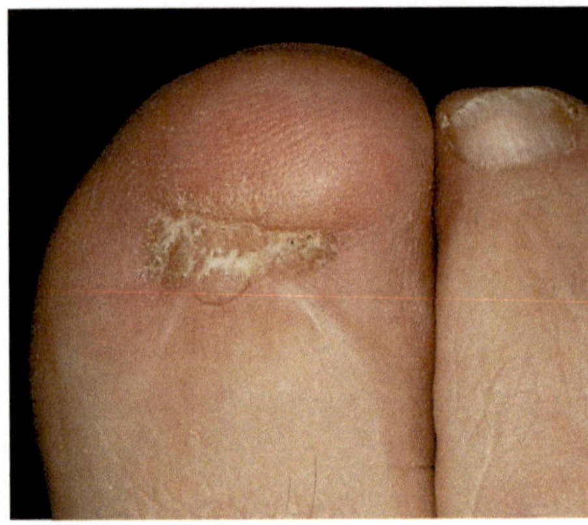

Relativ frische Zerstörung des Nagelbettes. Das Ergebnis kann erst nach Monaten, manchmal Jahren beurteilt werden.

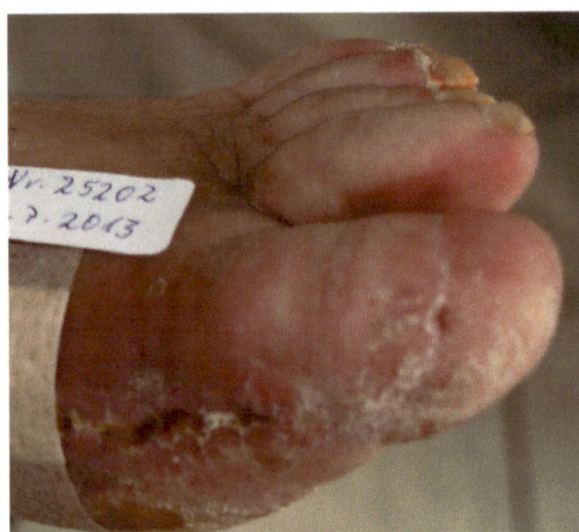

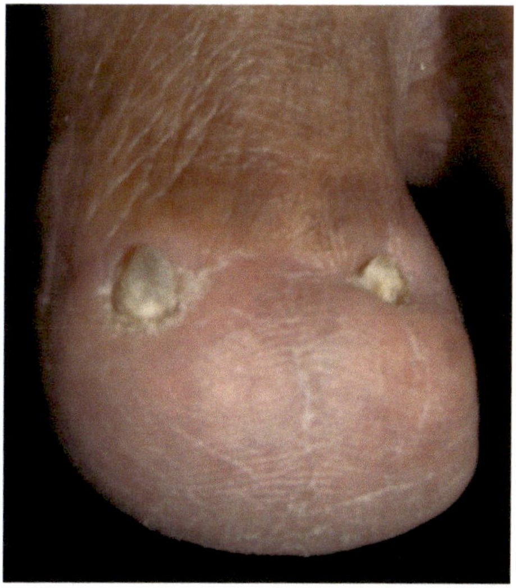

Beim diesem chirurgischen Eingriff wurde das Matrixhorn beidseitig nicht entfernt.

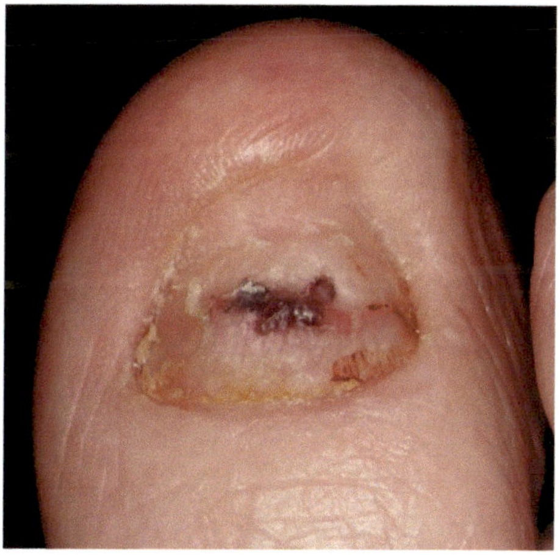

Nagelbettverletzung

Nagelverlust durch eine Verletzung mit Beteiligung der Nagelwurzel und des Nagelbetts. Häufig wächst die Nagelplatte in solchen Fällen nicht mehr in der urprünglichen Form nach.

Nageldesign

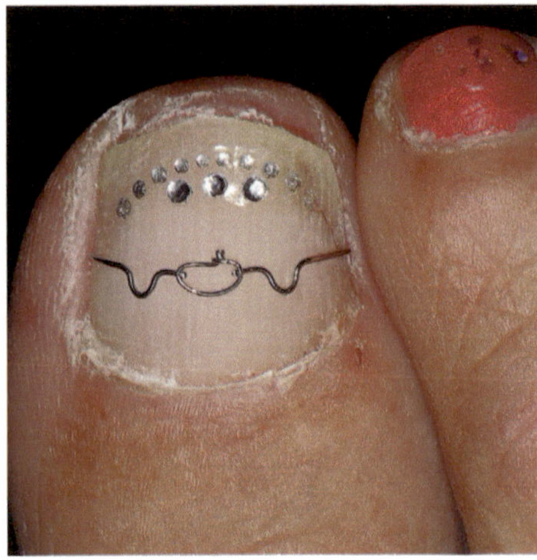

Nach Applikation einer *Nagelkorrekturspange* oder auch nur nach einer Fußpflege kann ein konfektioniertes Nageldesign auf die Nagelplatte geklebt werden. Kinder sind dann eher bereit, eine Spange zu akzeptieren. Das Foto zeigt eine Kunststofffolie mit aufgeklebten Strasssteinen.

Gleiche Folien gibt es auch mit bunten Ornamenten und Abbildungen.

Nageldystrophie

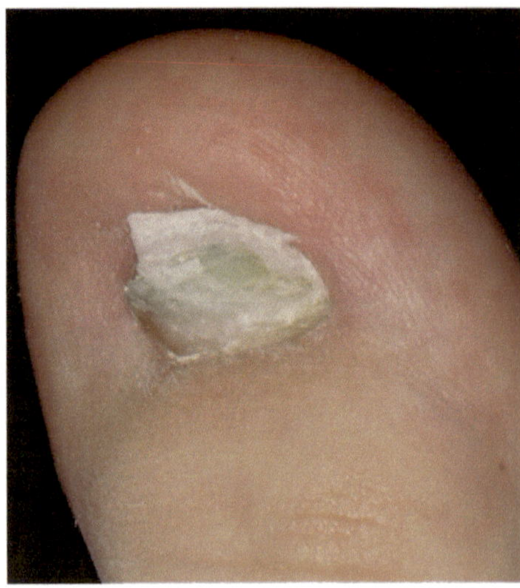

Nagelfehlwachstum oder Nagelverkümmerung. Hier bei einem jungen Mann aufgetreten ohne erkennbare Ursache.

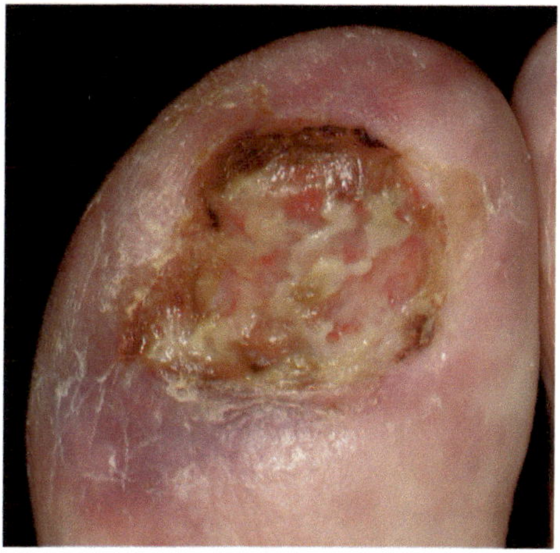

Nagelextraktion

Rechte Großzehe unmittelbar nach einer Nagelextraktion.

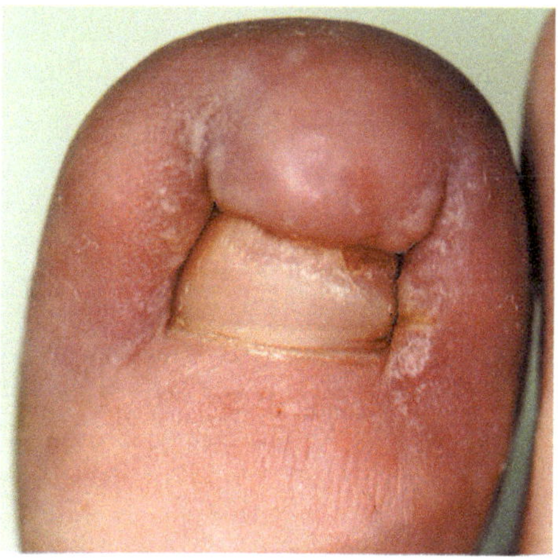

Zustand nach Nagelextraktion mit anschließender Nagelwachstumsstörung.

Nach Entfernung des Nagels verkümmert das Nagelbett häufig und die Zehenkuppe wölbt sich hoch, da der Gegendruck der Nagelplatte fehlt. Der nachwachsende Nagel wächst dann gegen die Zehenkuppe und verursacht Entzündungen oder wächst wie ein orientalischer Schuh nach oben und rollt sich ein.

Nagelkorrekturspangen

Die erste mir bekannte Nagelkorrekturspange ließ Edward E. Stedman (*Stedman-Spange*) im Jahr 1873 in Ohio, USA, patentieren. Es handelte sich um eine omegaförmige Drahtspange mit einer Mittelschlaufe. Inwieweit sich mit dieser Konstruktion eingewachsene Fußnägel behandeln ließen, entzieht sich meiner Kenntnis. Im Laufe der Jahrzehnte kamen immer neue Spangensysteme hinzu, sodass heute zirka 35 unterschiedliche Spangentypen existieren, von denen in Deutschland etwa 20 eingesetzt werden. Da in meinen Augen nur diese Systeme von Bedeutung sind und sich auch in der Praxis durchsetzen konnten, sind diese auf den nachfolgenden Seiten mit einem ● gekennzeichnet.

Ein Teil der vorhandenen Systeme sind Nachahmungen, die nach dem Ablauf der Patente der Originale eingeführt wurden. Einzelne Spangenentwicklungen, die nach meiner Auffassung für die Weiterentwicklung der Spangentherapie wesentlich sind, habe ich durch ein Foto oder eine Skizze hinzugefügt.

Unabhängig davon, dass Ross Fraser und Josef Greppmayr 1962 als erste Podologen die *Fraser-Spange* in Deutschland einführten, wurde das System nur von einer überschaubaren Anzahl an Podologen angewendet. Dabei ist zu berücksichtigen, dass die Spangentherapie zur Behandlung des *Unguis incarnatus* erst ab 1980 durch Einführung der Kunststoffspangen eine breitere Anwendung gefunden hat.

Der nächste „Schub“ in der praktischen Anwendung brachte die von Elvira Osthold 1988 vorgestellte dreiteilige *VHO-Osthold-Spange* (VHO = Virtuos-Human-Orthonyxie), die in der Urform heute als *3TO-Spange* auf dem Markt ist.

Ausführliche Beschreibungen der Spangen und Anwendungsbeispiele finden sich im „Lehrbuch und Bildatlas für die Podologie“, 5. Aufl. 2023, Verlag Neuer Merkur.

Die Vielfältigkeit der Nagelkorrekturspangen sollen die folgenden Beispiele zeigen, z. B. links eine bilaterale *Fraser-Spange* mit **einer** Mittelschlaufe, rechts mit **zwei** Mittelschlaufen, darunter eine *Goldstadt-Spange* (alle auf Gipsmodelllen).

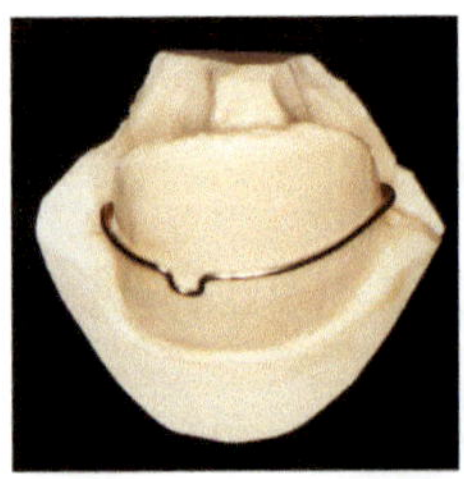
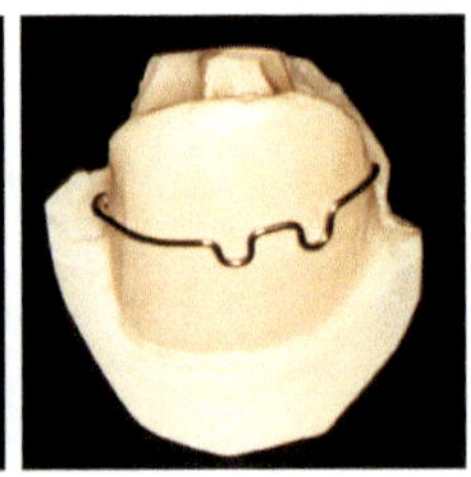
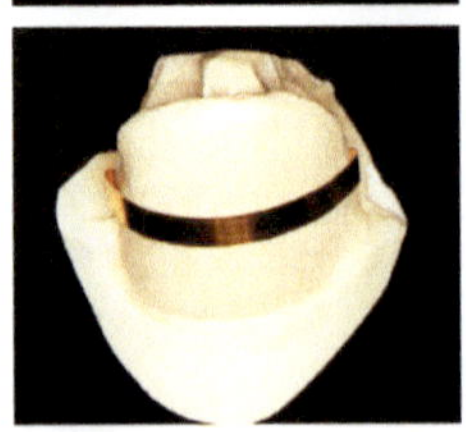

Unten links eine Nagelkorrektur mit der Ekri-Technik und rechts eine Podostripe-Klebespange.

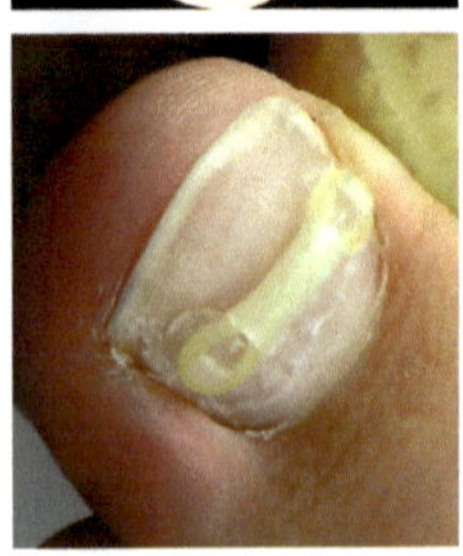
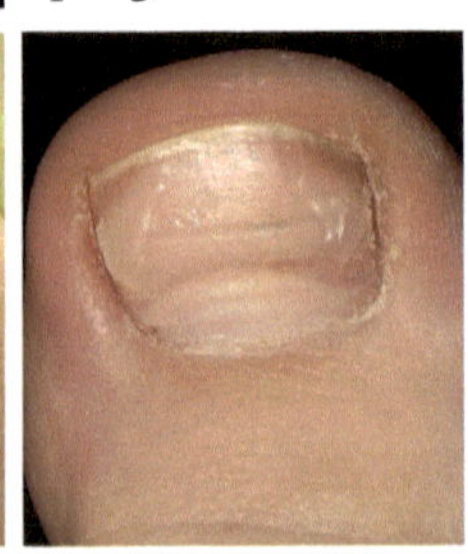

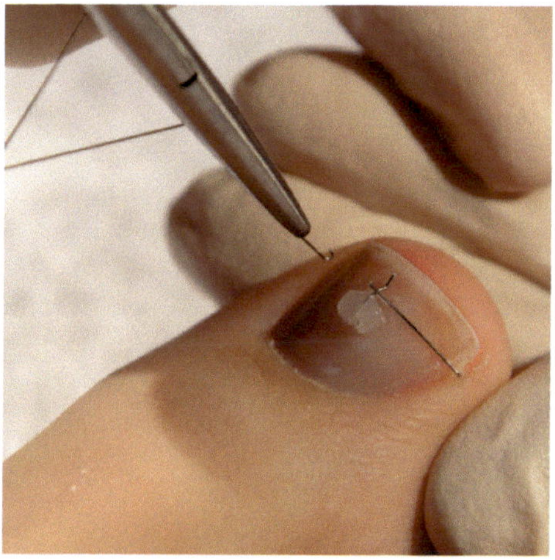

3TO+-Spange

Dieses Spangensystem wird nicht mehr produziert. Es war ein System mit einem mittigen Haltepad. Unter diesem wurden die Drahtenden der beiden links und rechts unter dem Nagelrand eingehängten Spangenschenkel fixiert. Die Spangenschenkel wirken hier nur durch die Rückstellkraft wie sie auch bei der *Fraser-Spange* genutzt wird.

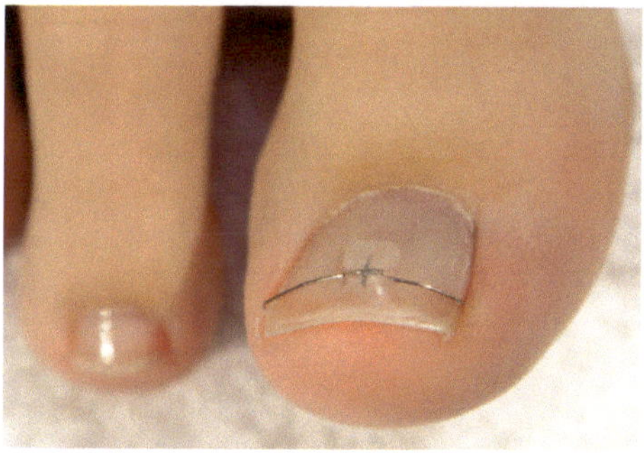

3TO+-Ped nach Abtrennen der überstehenden Drahtreste.

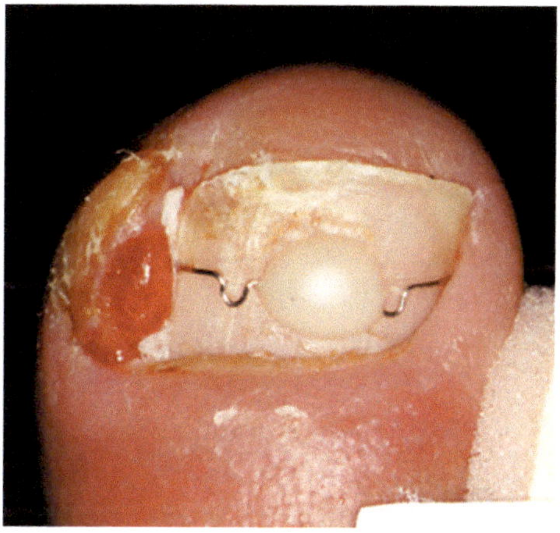

3TO-Spange

Die 3TO-Spange ist identisch mit der *VHO-Osthold-Spange*. Diese wurde 1988 von Elvira Osthold zum Patent angemeldet. Die *VHO-Osthold-Spange* wurde 2002 in *3TO-Spange* umbenannt.
3TO ist die Abkürzung für **3**-**t**eilige-**O**rthonyxie.
Diese Spange wird zur Behandlung eingewachsener Fußnägel (*Unguis incarnatus*) eingesetzt.

BS-Spange (Bernd-Stolz-Spange)

1987 bringt Bernd Stolz die BS-Spange als glasfaserverstärkte Kunststoffblattfeder mit der Bezeichnung BS-Spange Classic auf den Markt. Sie ist in folgenden Applikationsformen verfügbar:

- BS-Spange Classic (1987)
- BS-Spange Quick (1996) (mit Gelmatrix zur einfacheren Applikation)
- BS-Spange Magnet (2011) (die Spange hat einen Magnet-Point für den Magnetapplikator)
- BS-Spange Magnet + (2014) (diese Spange ist 4 statt 3 mm breit)

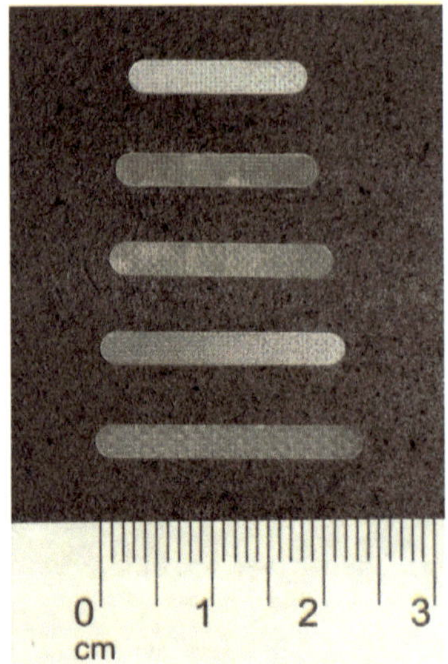

Alle BS-Spangen sind in 6 Größen verfügbar: Das Foto zeigt die erste Applikationsform der BS-Spange in den Größen 16, 18, 20, 22 und 24 mm.

Die BS-Spange Quick ist auf einem Silikonträger (Gelmatrix) leicht fixiert. Dadurch lässt sie sich mit den Fingern applizieren. Bei der BS-Spange Classic wird für die Applikation ein Stahl- oder Kunststoffapplikator verwendet, der für die BS-Spange Quick nicht benötigt wird.

alle Fotos Bernd-Stolz GmbH

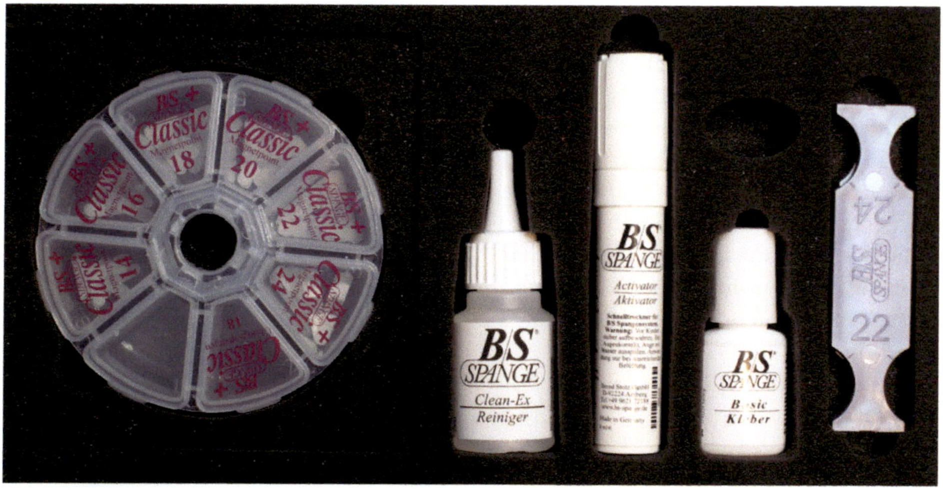

Spangenkarussell mit den unterschiedlichen Spangengrößen, BS-Cleaner, Haftvermittler, BS-Kleber und dem Magnetapplikator

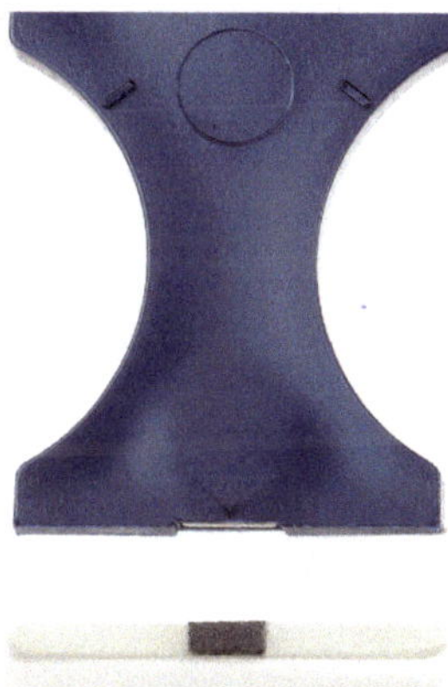

Magnetapplikator mit darunter befindlicher BS-Spange und dem sichtbaren Magnet-Point.

Beispiel für eine Therapie mit einer BS-Spange

Im Behandlungszeitraum wurden 9 BS-Spangen appliziert, d. h. pro Monat eine Spange.

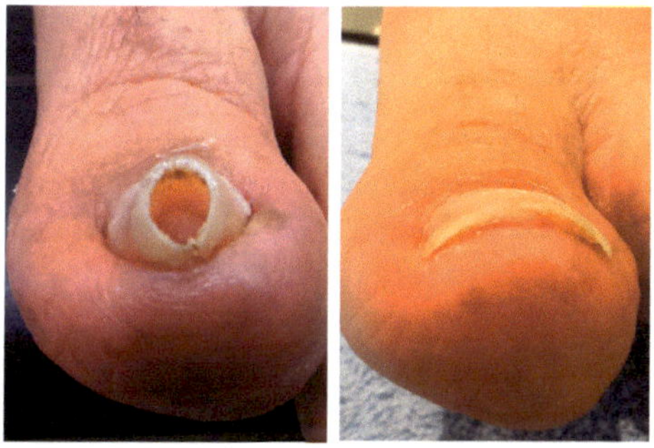

Bild links: Anfangsbefund am 01.06.2015
Bild rechts: Endbefund Februar 2016

Fotos Bernd-Stolz GmbH

Combiped

2010 bringt die 3TO-GmbH Combiped auf den Markt, eine Federdrahtspange mit einseitigem Klebepad. Der Spangendraht wird an der stärker betroffenen Seite unter dem Nagelrand eingehängt und das Klebepad auf der gegenüberliegenden Seite verklebt. Die Korrektur der Nagelplatte erfolgt durch die Rückstellkraft des Spangendrahtes.

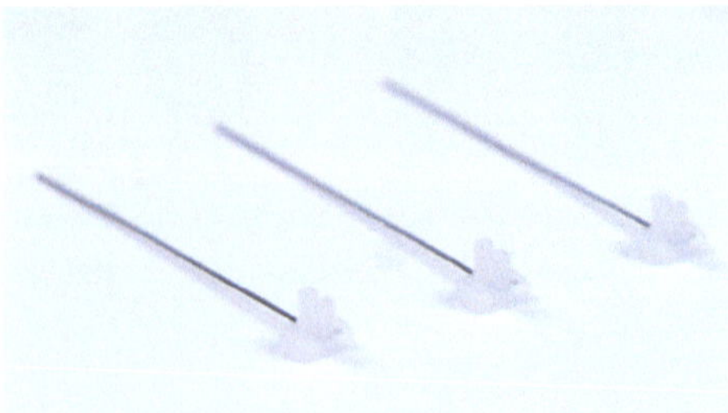

Die Combiped ist in den drei Drahtstärken 0,25 mm, 0,30 mm und 0,35 mm erhältlich.

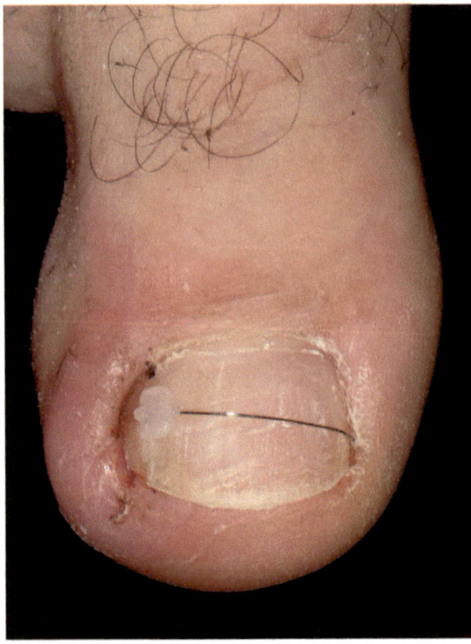

Combiped an der rechten Großzehe bei Unguis incarnatus mit gering ausgeprägter Hypergranulation.

Corectio-Titan-Spange

Die Corectio-Titan-Spange ist eine zweiteilige Spange, deren Ursprung Japan ist. Ca. 2010 in Deutschland eingeführt, der Vertrieb wurde jedoch ca. 2018 eingestellt.

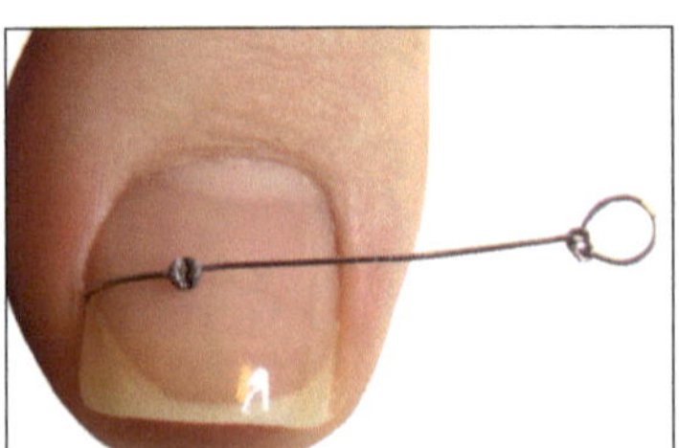

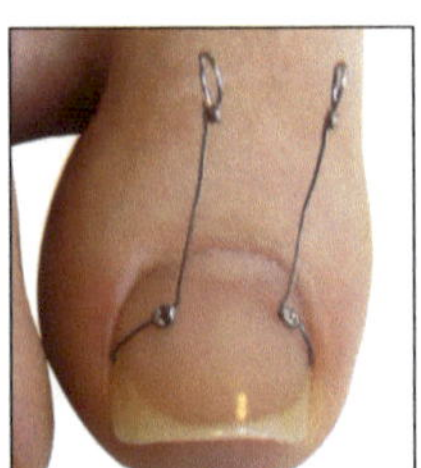

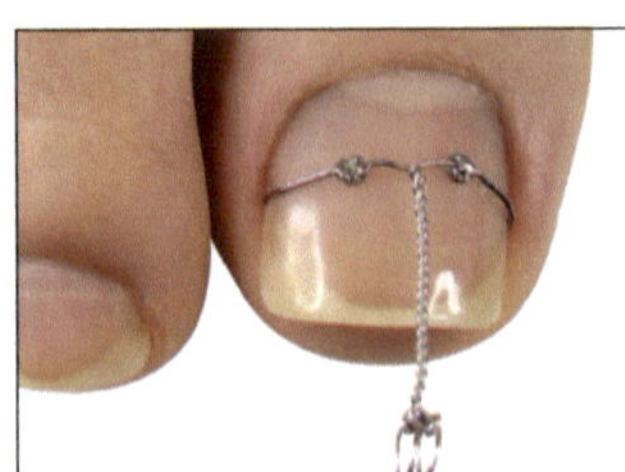

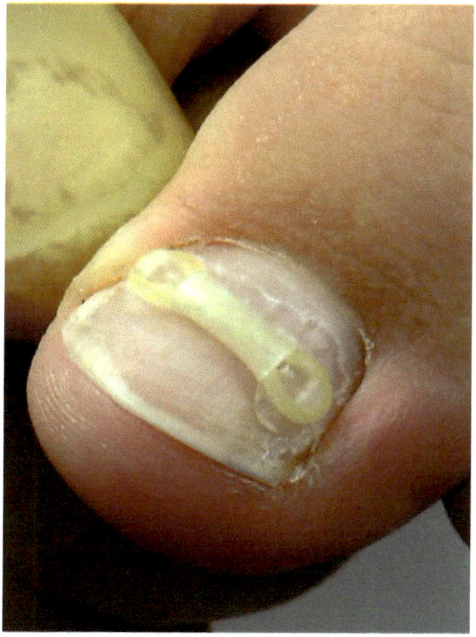

Fertig applizierte Erki-Nagelkorrektur: Der Gummiring wird durch einen Gummischlauch gezogen und auf der gegenüberliegenden Nagelseite in das Erki-Häkchen eingehängt. Die Gummiringe sind in drei unterschiedlichen Größen (Stärken) verfügbar, sodass mit unterschiedlichem Zug gearbeitet werden kann.

Erki-Technik

1982 bringt die Firma ERKODENT die Erki-Technik auf den Markt. Es handelt sich um Kunststoffhäkchen, die beidseits auf die Nagelplatte geklebt werden. Diese werden mit einem Gummi verbunden. Dieser Gummizug korrigiert eine zu starke Wölbung der Nagelplatte. Damit der Gummizug durch Strümpfe oder Bettdecke nicht abgerissen wird, muss er durch einen dünnen Gummischlauch hindurchgezogen werden.

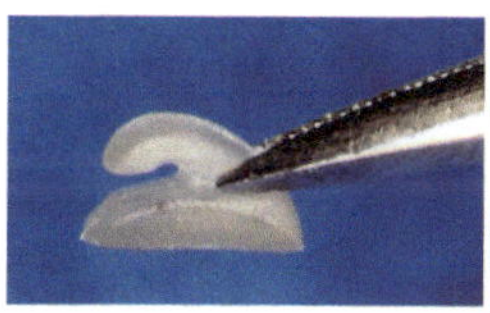

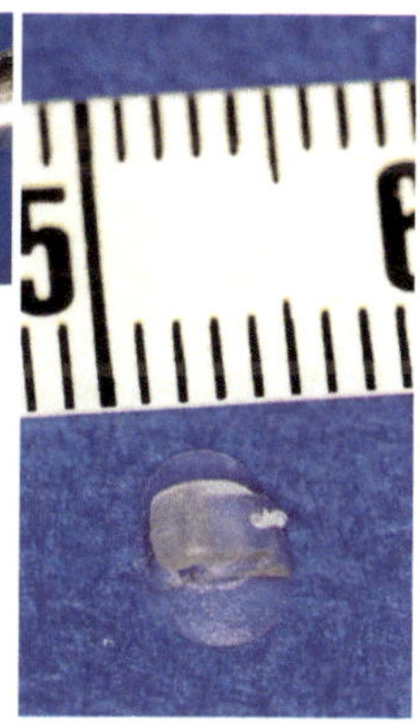

Oben:
Erki-Häkchen seitlich betrachtet.

Rechts:
Erki-Häkchen von oben betrachtet.
Das Erki-Häkchen ist ca. 6 mm lang.

Fraser-Spange

Ross Fraser entwickelt 1962 erst eine unilaterale Halbspange und 1963 eine bilaterale Spange mit zwei Endhäkchen.

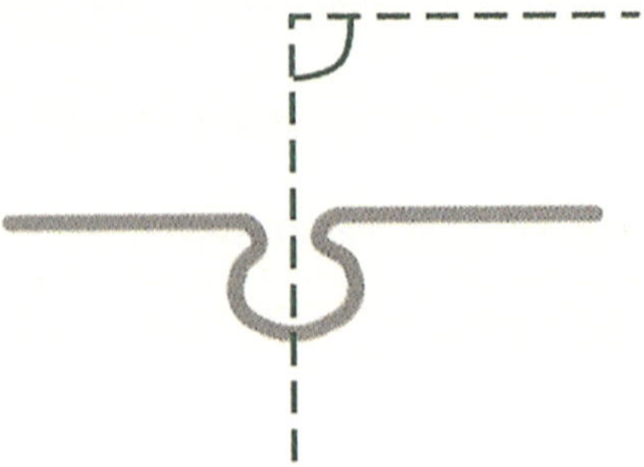

Rechtwinklige Ausrichtung des Omegas zum Spangendraht.

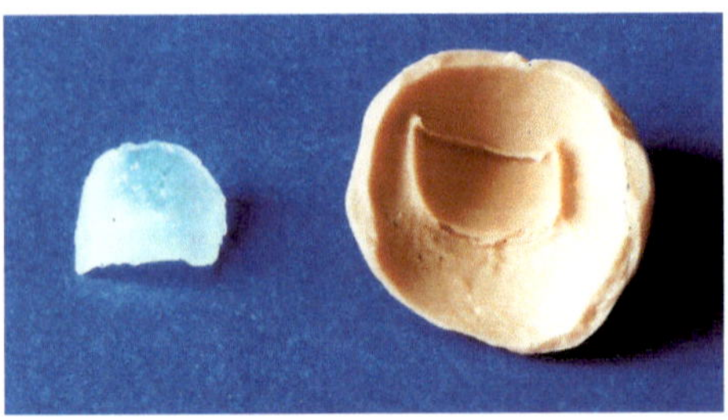

Negativabdruck aus Silikon mit *Positivabdruck* der Nagelplatte.

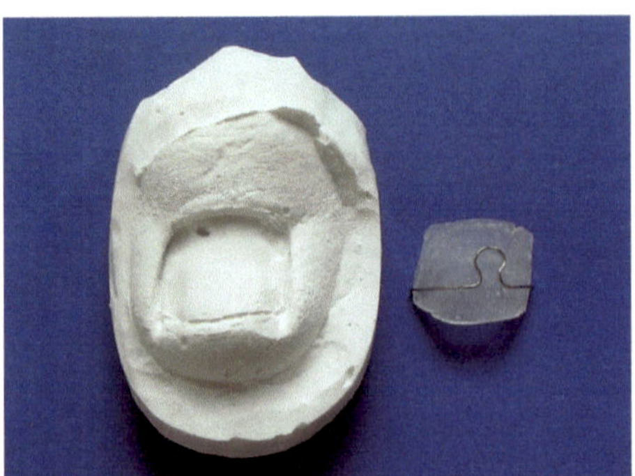

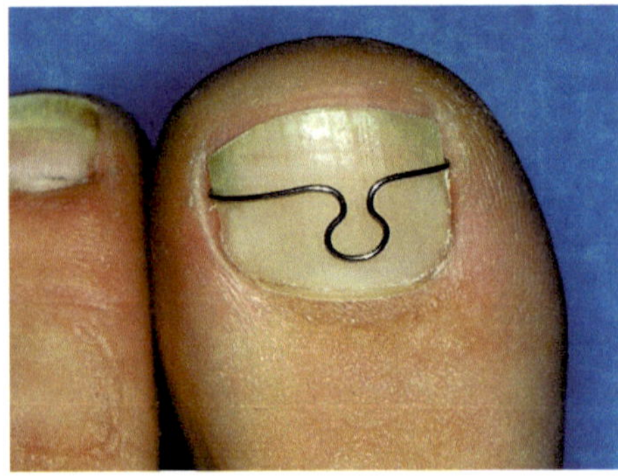

Fertige bilaterale Fraser-Spange am Zeh.

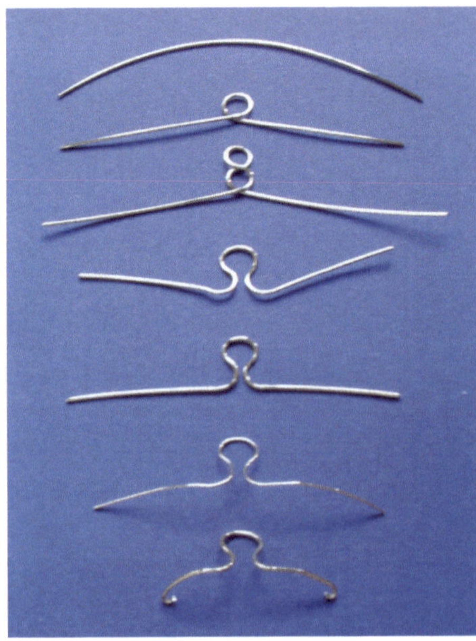

Formung einer Fraser-Spange mit klassischem Omega, Schritt-für-Schritt von oben nach unten. Unten die fertige Fraser-Spange.

Links: *Positivabdruck* mit fertiger Nagelplatte aus Zweikomponentenharz (Nagelmasse).

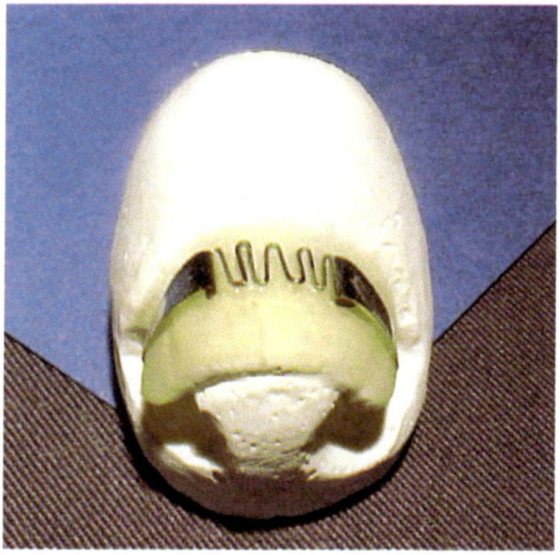

Oben: Gifford-Spange auf einem Gipsmodell.
Rechts: Zeichnung von Gifford aus dem Jahr 1962.

Gifford-Spange

Vollie A. Gifford meldet 1960 in Texas eine dreiteilige Spange mit zwei Endhäkchen und einer Mittelfeder zum Patent an. Sie ist nach meinem Ermessen als Vorläufer der späteren dreiteiligen Spangen anzusehen.

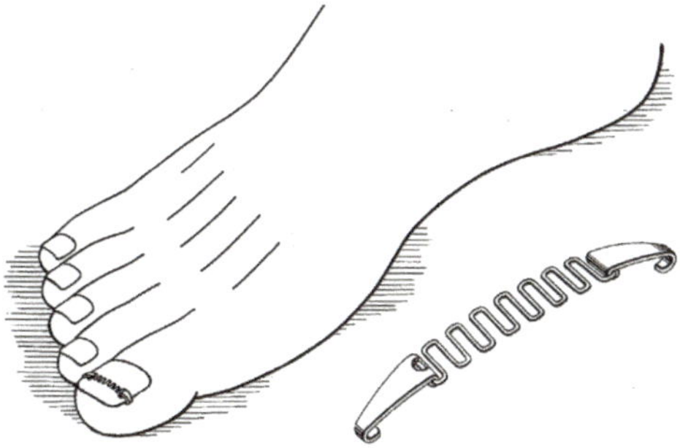

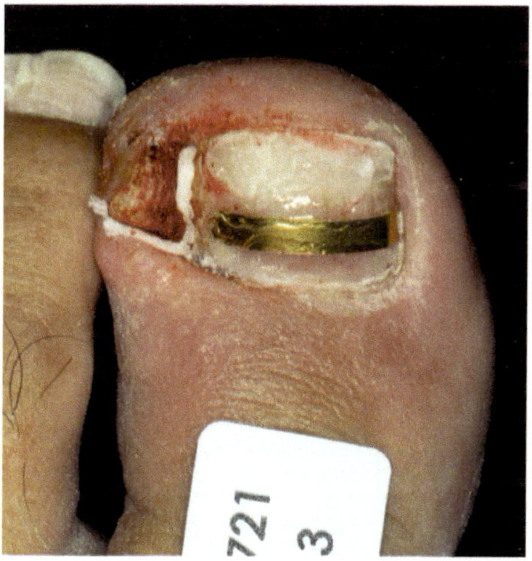

Das Foto zeigt eine vollflächig verklebte, aktivierte *Goldstadt-Spange* an einem Unguis incarnatus D1 links mit lateraler Hypergranulation.

Goldstadt-Spange

Ruck bringt 1990 die Goldstadt-Spange professional auf den Markt, eine vergoldete Metallblattfeder. Diese Blattfeder wird in konfektionierter Form in unterschiedlichen Größen oder als Metallstreifen von 100 mm Länge angeboten. Die konfektionierten Größen haben den Vorteil, dass die Enden der Spange schon abgerundet sind.

Die Spange ist als passive Spange (siehe *Passivspange*), einseitig oder vollflächig als aktivierte Klebespange (Wirkung durch Rückstellkraft) oder als aktivierte Spange mit Endhäkchen anwendbar. Die Goldstadt-Spange mit Endhäkchen muss wie die *Fraser-Spange* von vorne auf die Nagelplatte aufgeschoben werden.

Gorkiewicz-Spange

Gorkiewicz bringt 1977 die flache Federspange ohne Mittelschlaufe auf den Markt.

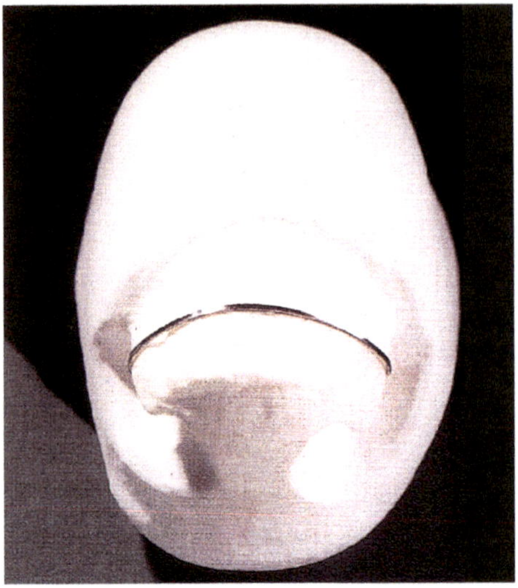

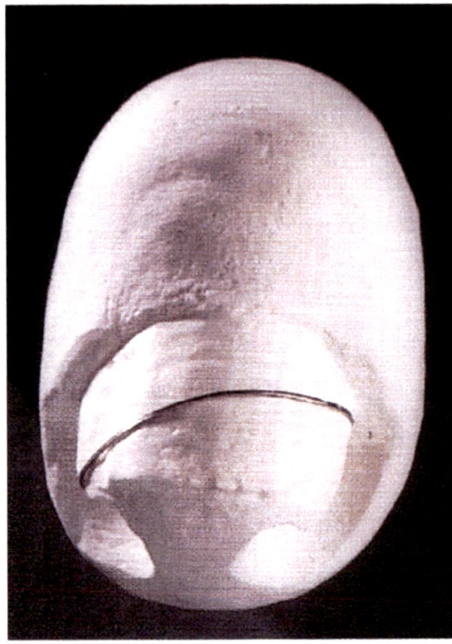

Die Gorkiewicz-Spange kann gerade oder schräg auf dem Nagel appliziert werden.

GTO-Spange

Ist identisch in der Form und Anwendung mit der *3TO-Spange* und der *SSO4U*. Die GTO ist seit 2010 über die Firma Gerlach zu beziehen. Sowohl die GTO als auch die *SSO4U* sind Nachahmer-Spangen der *3TO-Spange*. Im pharmazeutischen Bereich ist das vergleichbar mit einem Genericum. Siehe unter *3TO-Spange*.

Kinderspange, Spange für kleine Nägel

Für die Behandlung von kleineren Nägeln (z. B. bei Kindern, zweiter bis fünfter Nagel oder Fingernägeln) gibt es die *3TO-Spange SMALL*.
Die Abmessungen im Bereich der s- und u-förmigen Biegungen sind im Vergleich zur normalen Spange filigraner ausgeführt.

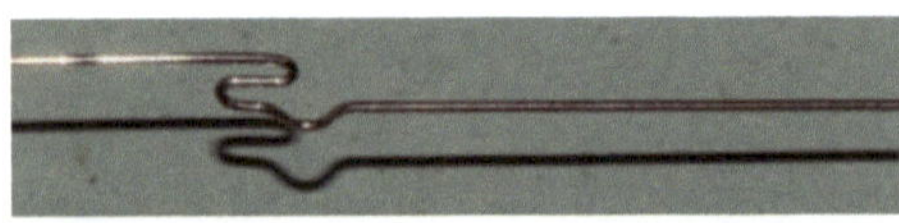

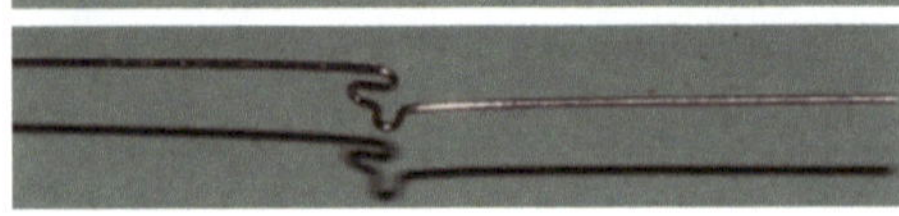

Abb. oben: Die *3TO-Spange* normal. Die s- und u-Biegungen sind größer als bei der *3TO-Spange SMALL* (Abb. unten).

Link-Regulierungsinstrument/ Link-Spange

Die Link-Methode kommt 1983 als Regulierungs-Werkzeug auf den Markt. Nach Anlegen des Instruments soll in einem warmen Fußbad in ca. 15-30 Minuten eine Formveränderung des Nagels erreicht werden. Die beiden Häkchen werden vor dem Fußbad unter die seitlichen Nagelränder platziert und mit der Rändelmutter auseinandergezogen.

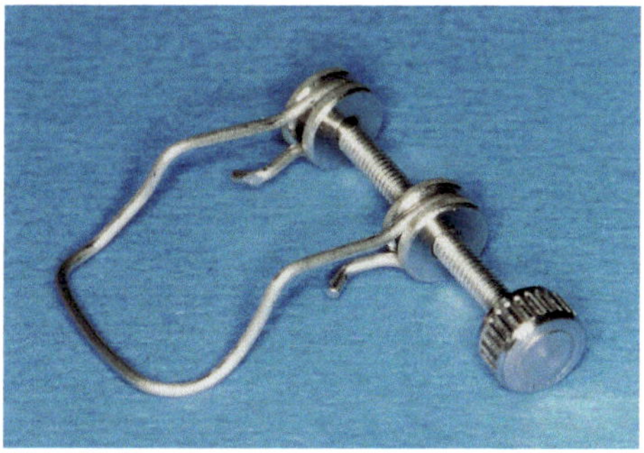

Link-Regulierungsinstrument.

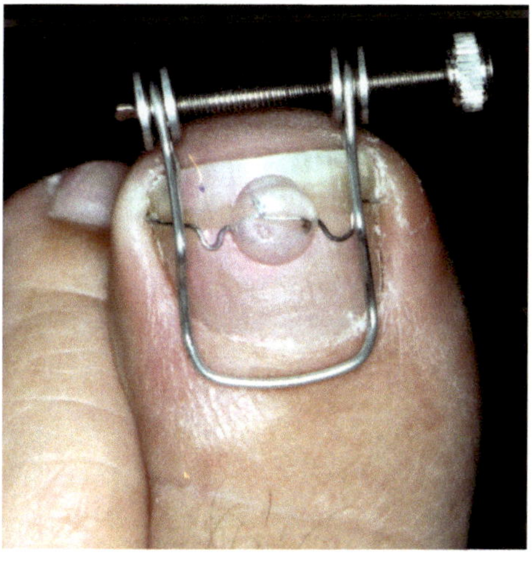

Link-Spange an der linken Großzehe.

Loop-Schlaufe

Die Loop-Schlaufe ist eine Weiterentwicklung der klassischen VHO-/3TO-Schlaufe, die ihren Einsatz in der Fixierung von dreiteiligen Spangen findet. Die 3TO-GmbH stellte diese neue Schlaufenform mit nur einer Öse zum Aufbau der Spannung an den beiden Spangenschenkeln ihrer *3TO-Spange* erstmals 2020 vor.
Während die klassische Schlaufe zwei Ösen hat, verfügt die Loop über nur eine verdrillte Öse.

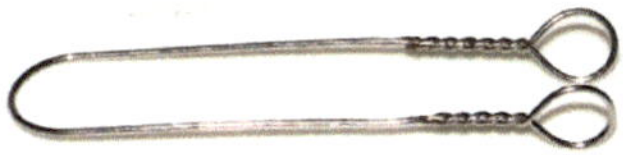

Klassische 3TO-/VHO-Schlaufe.

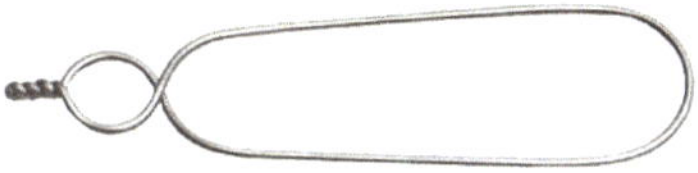

Loop-Schlaufe mit nur einer Öse.

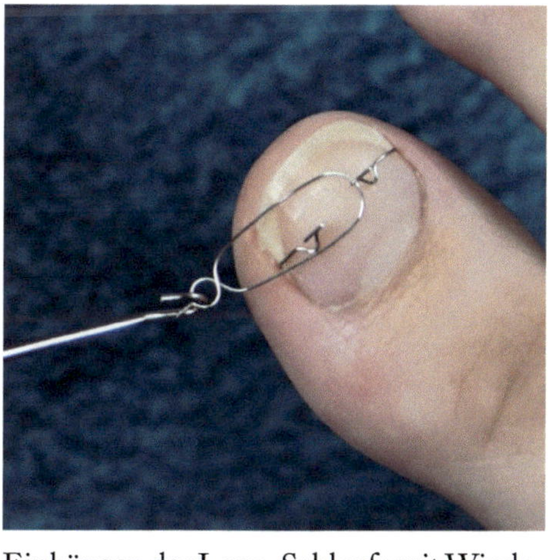

Einhängen der Loop-Schlaufe mit Windehaken.

Schlaufe nach dem beidseitigen Einhängen.

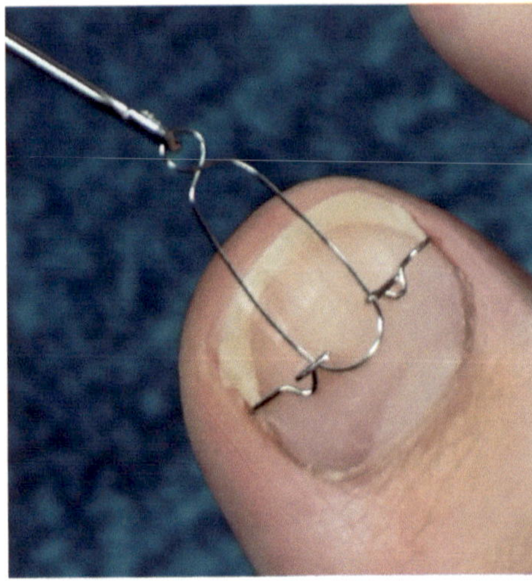

Die klassische Schlaufe wird in die beiden s-förmigen Biegungen eingehängt. Danach muss man den Windehaken in beide Ösen einfädeln, was gelegentlich schwierig sein kann. Bei der Loop hängt man die Schlaufe quer zum Nagelwachstum ein und dreht die Loop dann in Richtung des Nagelwachstums. Anschließend wird sie unter Fixation der beiden Spangenschenkel verdrillt. Die Loop kann auch bei allen anderen dreiteiligen Metalldrahtspangen eingesetzt werden.

Naspan-Platinium-Spange

Die Firma Gerlach bringt 2018 das Naspan-Platinium-Korrektursystem (eine einteilige Stahldrahtspange) auf den Markt. Die Spange wird von vorne auf den Nagel aufgeschoben, wie bei der *Fraser-Spange*. Durch die unterschiedlichen Größen und Drahtstärken kann die Spange in Einzelfällen unter dem Nagelrand eingeklickt werden. Entwickler: Inge Blind und Norbert Cohrs. Es gibt Spangen in sieben Größen in den Versionen „soft" und „extra" sowie eine Version „small" für kleine Nägel in 5 Größen.

NASPAN SOFT / EXTRA

- 1,5 • 1,7 cm = Größe 1
- 1,7 • 1,9 cm = Größe 2
- 1,9 • 2,1 cm = Größe 3
- 2,1 • 2,3 cm = Größe 4
- 2,3 • 2,5 cm = Größe 5
- 2,5 • 2,7 cm = Größe 6
- 2,7 • 3,0 cm = Größe 7

NASPAN SMALL

- 0,8 • 0,9 cm = Größe 1
- 0,9 • 1,0 cm = Größe 2
- 1,0 • 1,1 cm = Größe 3
- 1,1 • 1,3 cm = Größe 4
- 1,3 • 1,5cm = Größe 5

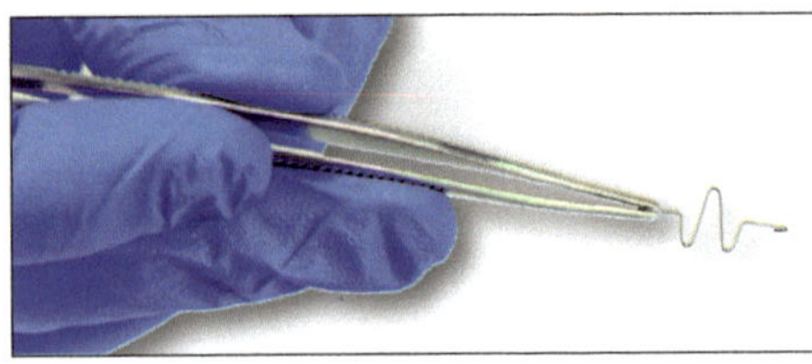

Klassische Naspan-Platinium-Spange.

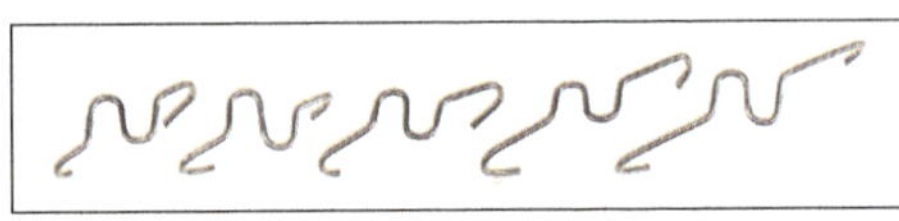

Naspan-Platinium-Spange für kleine Nägel.

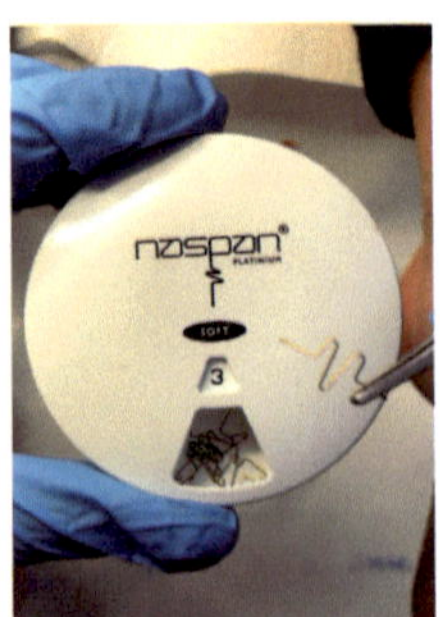

Die Naspan-Platinium vor dem Spangen-Rondel, in dem die einzelnen Spangen der Größe nach sortiert sind. Diese einteilige Spange hat in etwa die Form der *Stedman-Spange*.

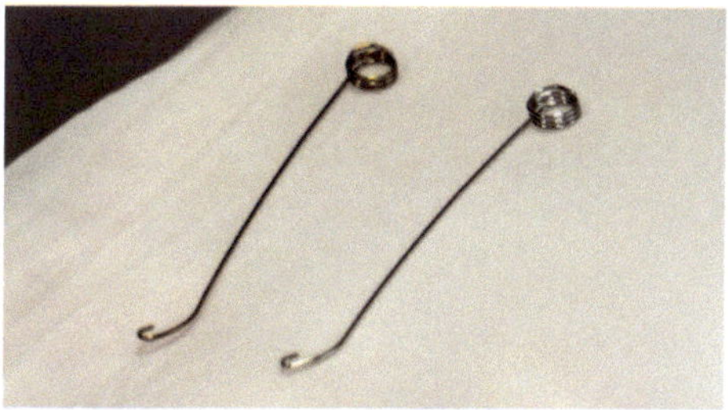

Die beiden verfügbaren Federdrahtstärken: Soft (Silber) und Strong (Bronze)

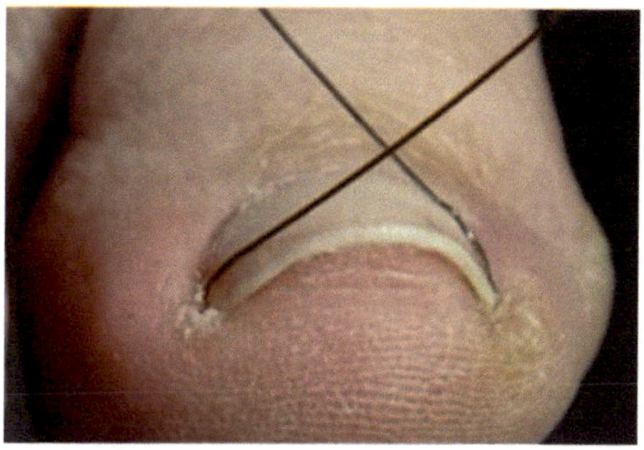

Eingesetzte Spangenschenkel beidseits

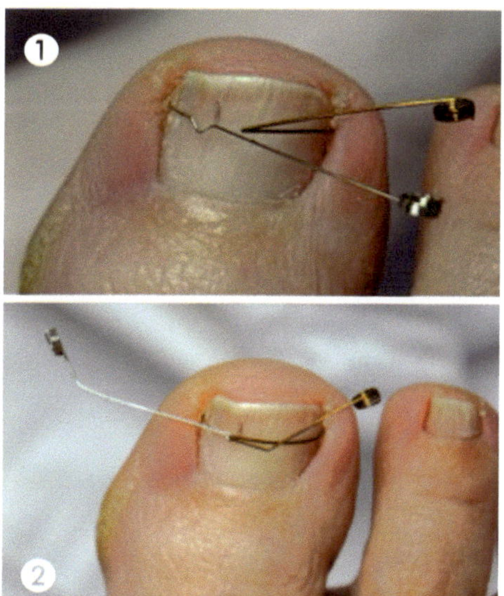

Nora-Nagelkorrekturspange

Die Nora (eine Weiterentwicklung der *ORa-Spange)* ist eine zweiteilige Nagelkorrekturspange als Federdrahtsystem, die als Medizinprodukt zugelassen ist. Sie hat eine hohe Anwendungssicherheit, weil weder verschiedene Größen noch rechts/links zu beachten sind. Man braucht auch nur wenige Instrumente. Die Drahtdicke beträgt 0,32 mm, daher trägt sie im Sulcus nicht so hoch auf und es kommt zu weniger Problemen, Entzündungen und Verhornungen. Sie ist steril verpackt und kann daher auch gut bei einem Unguis incarnatus eingesetzt werden, ohne vorher sterilisiert werden zu müssen. Die Spange kann direkt am Nagel angepasst werden, auch die Häkchen sind schon vorgebogen. Aufgrund des Zwei-Kräfte-Systems und des hohen Tragekomforts sowie der schmerzarmen Applikation hat sie eine hohe Wirksamkeit.

Nora ist erhältlich in zwei kombinierbaren Federdrahtstärken: Soft (Silber) und Strong (Bronze). Diese Kombination der Spangenschenkel wird vor der Anwendung gewählt:

- Silber • Silber = beidseitig leichte bis moderate Korrektur
- Silber • Bronze = eine Seite leichte bis moderate Korrektur / eine Seite moderate bis starke Korrektur
- Bronze • Bronze = beidseitig moderate bis starke Korrektur

Bilder 1 und 2: Aktivierung der Spangenschenkel durch Verdrillen (unten) der beiden Spangenschenkel mittels einer Zange.

Text und Abbildungen entnommen aus:
Anke Niederau, „Das große Buch der Nagelerkrankungen“, 5. Auflage 2022, Verlag Neuer Merkur, Planegg

Onychofix

2010 führte ERKODENT ein Zweikomponentensystem in einer Mischspritze ein. Zwei Gelkomponenten werden durch eine Spritze mit einer Mischdrüse 1:1 gemischt, beide basieren auf einem Methacrylat. Gedacht war die Mischspritze mit ihrem Inhalt zur Abdeckung und teilweisen Fixierung von Spangen. Durch die Härte des Materials und die schnelle Aushärtungszeit von ca. 90 Sekunden eignet sich das Material jedoch auch zur Applikation als passive Spange oder Nagelprothese. Die Vorbereitung für die Applikation ist immer gleich, unabhängig vom Spangensystem.

Bei der Anwendung ist zügiges Arbeiten notwendig, denn das Material ist bereits nach 90 Sekunden abgebunden und schon nach 10 Sekunden nicht mehr zu modellieren. Sinnvoll ist, vorab einige Probestreifen auf ein Stück Pappe oder Papier zu applizieren, um ein Gefühl für das Material zu entwickeln.

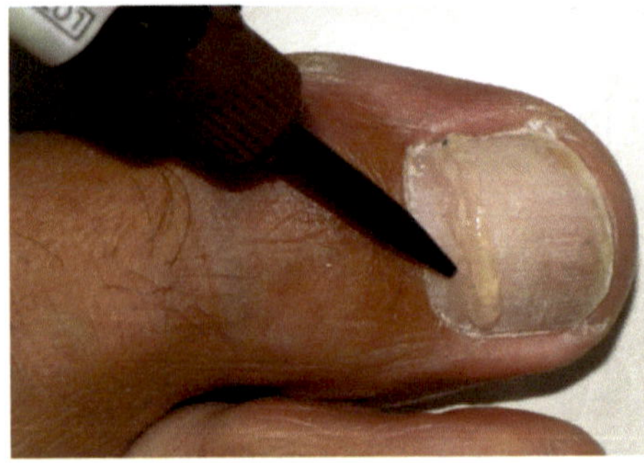

Applikation des Methacrylats aus der Mischspritze.

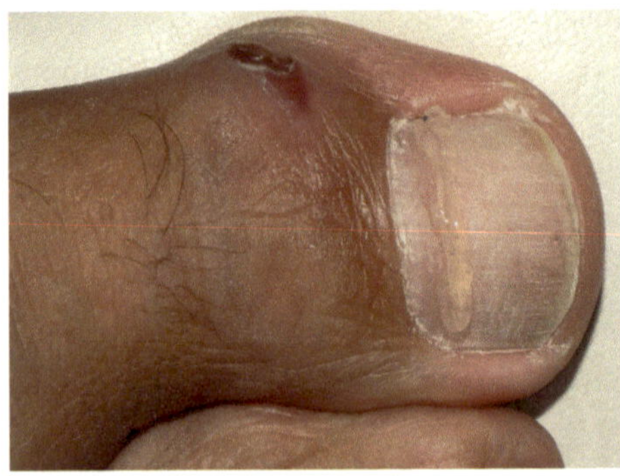

Onychofix ist glasklar.

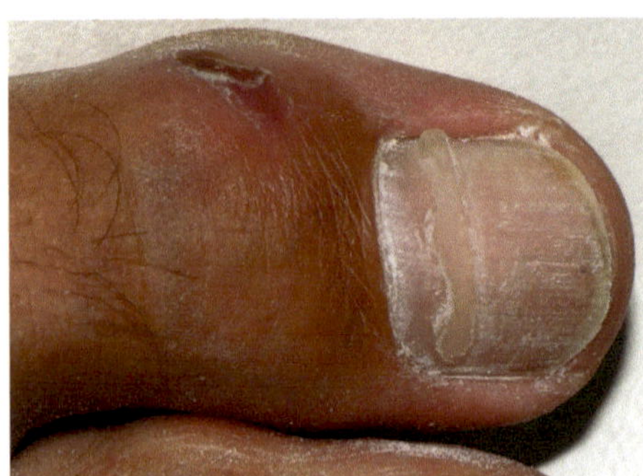

Nach dem Glätten und Beschleifen von kleinen Unebenheiten bekommt die ausgehärtete Masse ein mattes Aussehen.

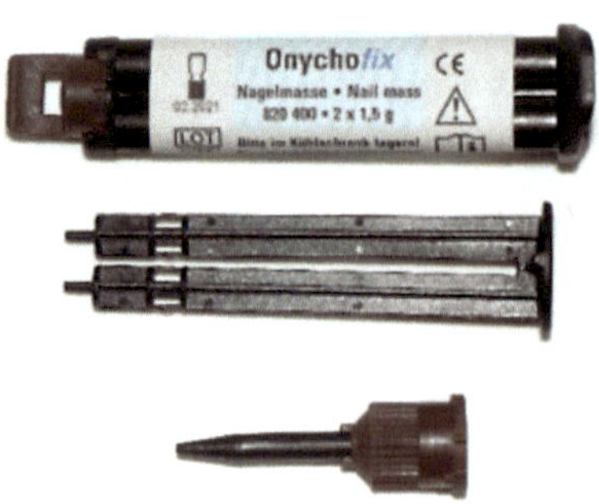

Spritze, Stempel für Spritze und Einmalkanüle.

Onycholit

Die Firma ERKODENT bringt im Jahr 1982 Onycholit auf den Markt: ein Zweikomponentensystem bestehend aus Pulver und Härter, einsetzbar als Nagelmasse für die Abdeckung von Spangen, aber auch als Nagelprothese und passive Spange verwendbar.

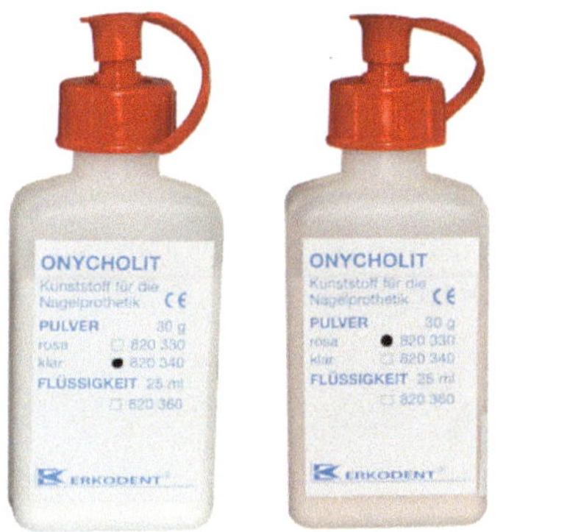

Onycholit Pulver. Es wird als klares und als rosa Pulver angeboten.

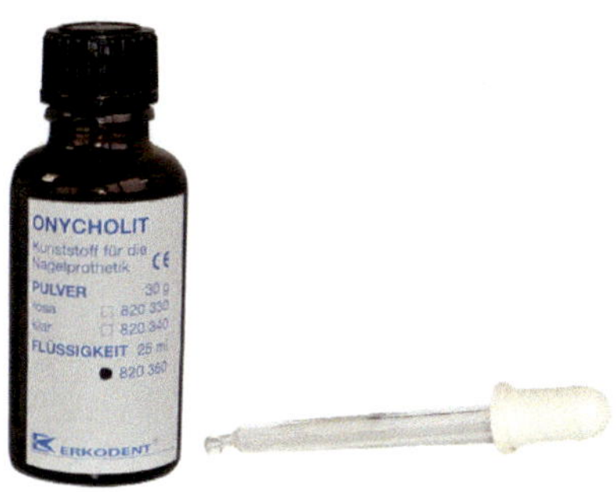

Onycholit-Härter mit Applikationspipette.

Onyclip

Die Onyclip von ERKODENT ist eine kunststoffbeschichtete Metallblattfeder (Polyester-Epoxid-Beschichtung).

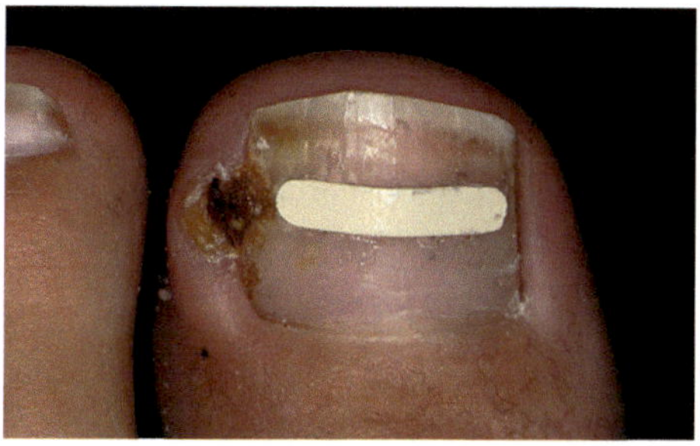

Onyclip-Spange an der linken Großzehe bei Unguis incarnatus mit geringer Hypergranulation am lateralen Nagelwall.

Onyclip wird in einem Set mit 10 cm langen und 3 mm breiten Streifen, einem Messstreifen, den nicht konfektionierten Metallstreifen in 0,1 und 0,15 mm angeboten. Zusätzlich gibt es eine Tube Sekundenkleber (Acrylat) und einen Kunststoffapplikator.

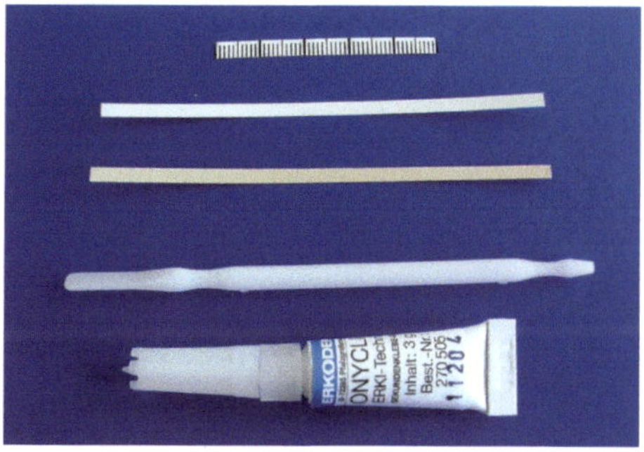

Von oben nach unten das Maßband, je ein Metallstreifen in einer Stärke von 0,1 und 0,15 mm, ein Kunststoffapplikator und eine Tube Kleber.

Onyfix

Das 2018 auf den Markt gebrachte Onyfix von Neubourg SkinCare wird als Soft-Version in einer Spritze mit einer Kanüle und einer Hard-Version angeboten. Die Soft-Version lässt sich mit einer ähnlichen Kanüle applizieren wie die vorbeschriebene Kanüle der Firma Greppmayr. Es muss allerdings mehr Druck angewendet werden, das Material ist weißlich. Vor der Applikation ist die übliche Vorbereitung notwendig und zusätzlich muss ein Primer (Adhäsivsystem) zur besseren Haftung auf der Nagelplatte mit einem Wattestäbchen oder Tupfer verteilt werden. Dieser Primer wird anschließend mit einer Blaulichtlampe (410-420 nm Wellenlänge, > 1 W/cm^2) für ca. 30 Sekunden bestrahlt.

Die Hard-Version befindet sich in einer Spritze mit einem wesentlich härteren Kompositmaterial. Die Spritze hat einen Stempel, der in einem Gewinde Stück für Stück in den Spritzenkörper eingedreht wird, bis aus der ca. 7 mm großen Öffnung (lichte Weite) der Spritze eine etwa 1 mm dicke Scheibe Material austritt. Diese Materialscheibe wird mit einem Spatel abgetrennt und quer zur Wachstumsrichtung auf die Nagelplatte im Bereich der Nagelwurzel anmodelliert. Das Anhaften des Materials am Instrument kann man verhindern, indem das Instrument mit etwas Silikonspray abgewischt wird. Danach erfolgt eine Aushärtung (Polymerisation) mit der Blaulichtlampe für 30 Sekunden.

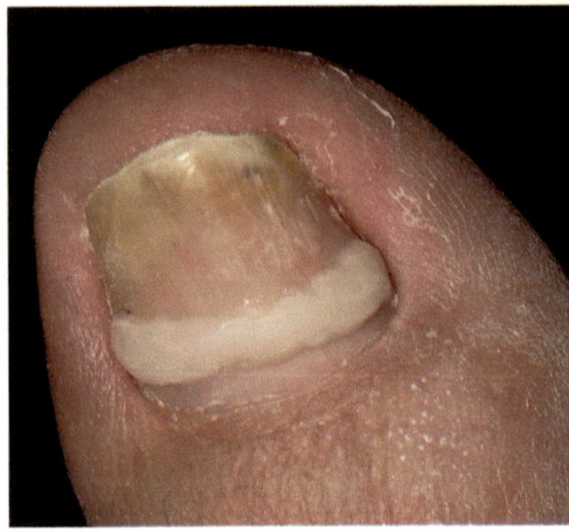

Applikation einer Onyfix hard an der linken Großzehe eines Patienten.

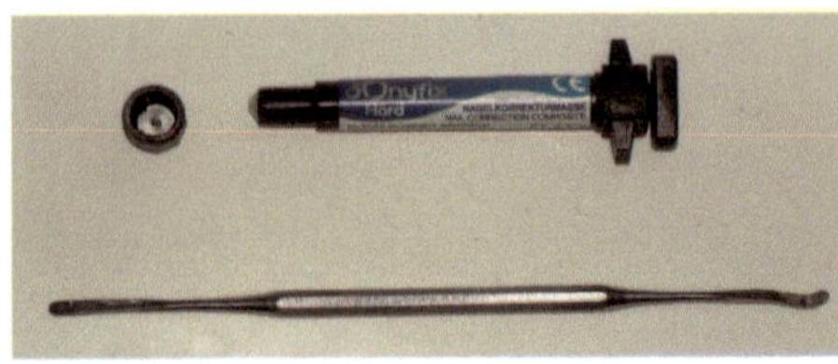

Applikationsspritze mit Spatel für das Modellieren der Masse.

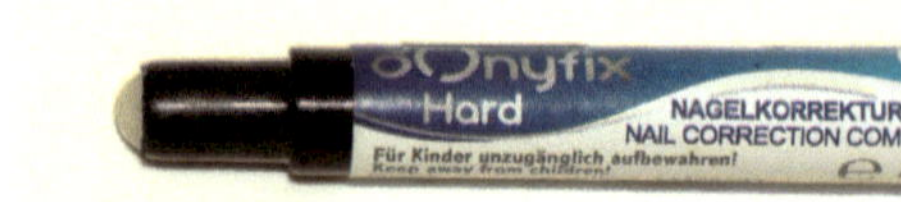

Onyfix hard mit ca. 1-2 mm Material an der Öffnung der Spritze.

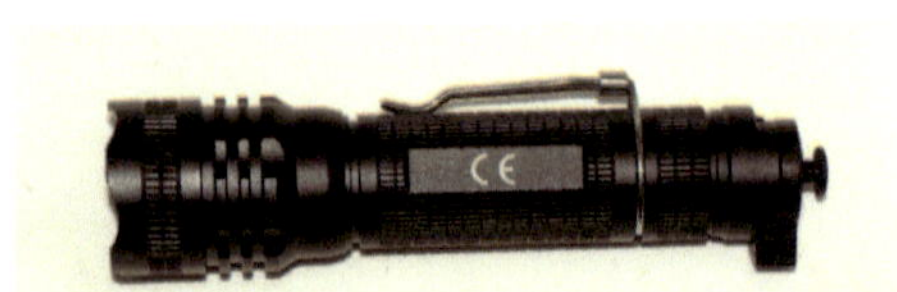

Aufladbare UV-Lampe (Blaulichtlampe, 410-420 nm Wellenlänge, > 1 W/cm^2) für das Onyfix Kompositmaterial.

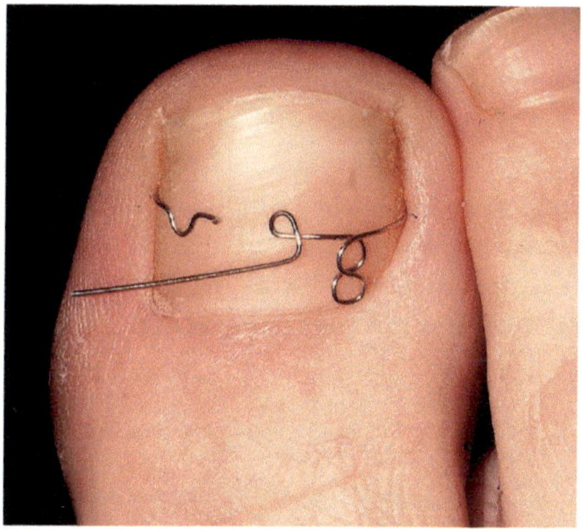

Medialer Spangenschenkel mit einem mittigen Häkchen, in das die Schlaufe des lateralen Schenkels eingehängt wird.

ORa-Spange

Brigitte Rathenow bringt im Jahr 2006 die ORa-Spange, (**O**rthonyxie-Spange nach **Ra**thenow) heraus, als Weiterentwicklung der bilateralen *Fraser-Spange*. Die Spange verbindet die Vorteile der *Fraser-Spange* (Korrektur hauptsächlich durch Rückstellkraft) mit den Vorteilen der dreiteiligen Spange (seitliches Einhängen des Spangenschenkels ohne Aufschieben von vorne).

Es gibt unterschiedlich geformte Spangenschenkel für die linke und rechte Seite der Zehennägel.

Siehe auch *Nora-Spange* (als Nachfolger der ORa-Spange).

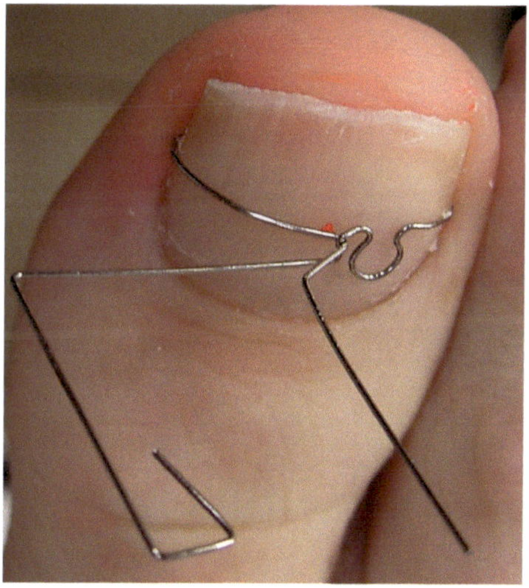

Applizierte ORa-Spange mit noch nicht entfernten Haltegriffen.

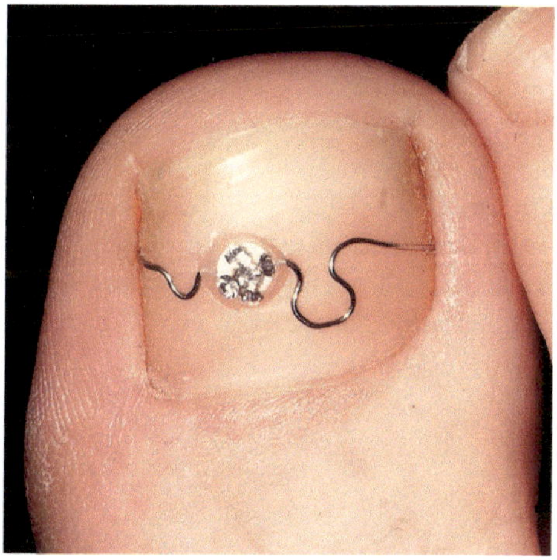

Fertig applizierte ORa-Spange.

ORTOGRIP-Professional-Spange

Die ORTOGRIP professional (von Ruck) wird als ein teilkonfektioniertes Spangensystem in Anlehnung an die *VHO-Osthold-Spange* in unterschiedlichen Spangengrößen und Drahtstärken angeboten. Im Gegensatz zur *VHO-Osthold-Spange Perfect* ist nur eine Schlaufengröße verfügbar.

Die Wirkprinzipien der *3TO-Spange*, der *VHO-Osthold-Spange-Perfect*, der *GTO-Spange*, *SSO4U-Spange* und der ORTOGRIP-Spange sind identisch.

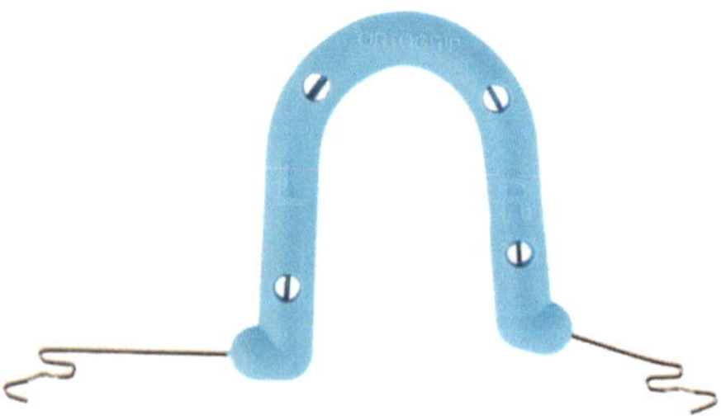

Die ORTOGRIP hat einen asymetrischen Griff, der die Applikation der Spange vereinfachen soll. Sie ist in unterschiedlichen Größen und Drahtstärken erhältlich.

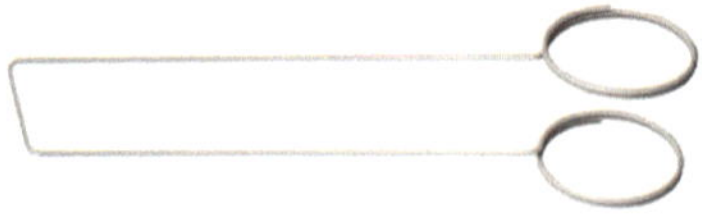

Die Schlaufe der ORTOGRIP gibt es nur in einer Größe mit den Drahtstärken 0,25 mm, 0,3 mm und 0,4 mm.

Plouchart-Spange

Plouchart (aus Frankreich) bringt 1980 eine Spange auf den Markt, die in nicht aktivierter Form ein Dreieck bildet. Aktiviert ist das Mittelteil m-förmig. Es handelt sich um eine einteilige Nagelkorrekturspange. Sie wird in Deutschland meines Wissens nicht eingesetzt.

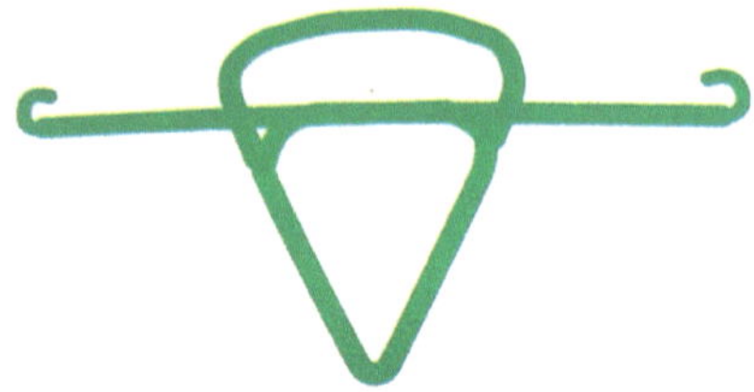

Plouchart-Spange in passiver Form

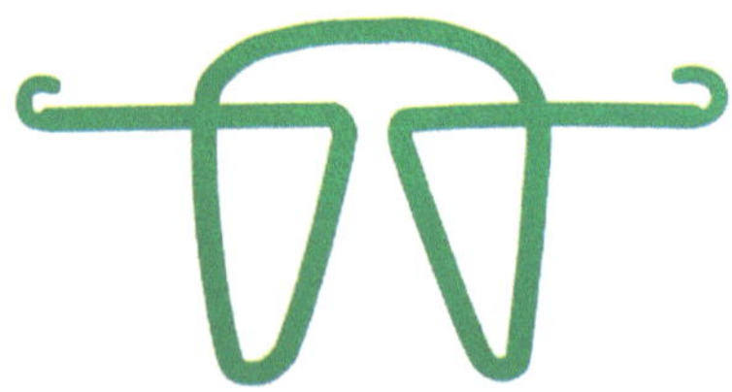

Plouchart-Spange in aktivierter Form

Abbildungen: Klaus Grünewald, „Theorie der medizinischen Fußbehandlung", Band 2, 3. Auflage 2016, Verlag Neuer Merkur, Planegg

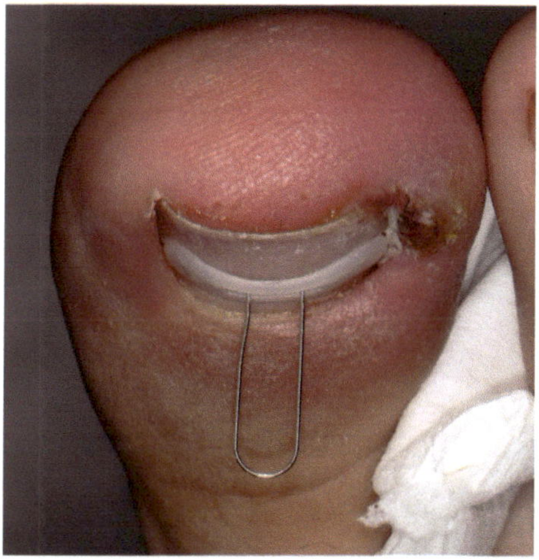

Podofix mit noch nicht abgetrennter Drahtschlaufe.

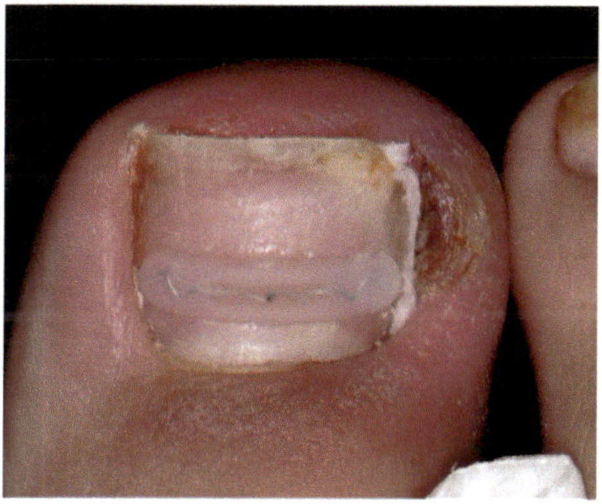

Podofix nach dem Abtrennen der Drahtschlaufe.

Podofix-Spange

Die Podofix (von 3TO, seit 2007 auf dem Markt) ist eine Kunststoffklebespange mit Metalldrahtkern. Mit einem speziellen Spannwerkzeug wird die in dem Kunststoffkörper eingebettete Drahtschlaufe auf Spannung gebracht.

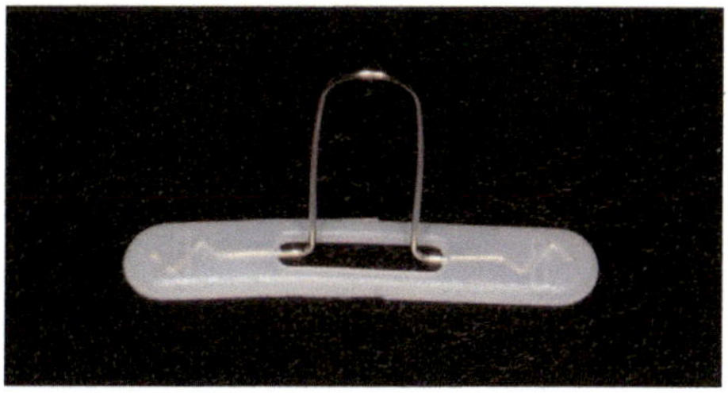

Podofix Rohling.

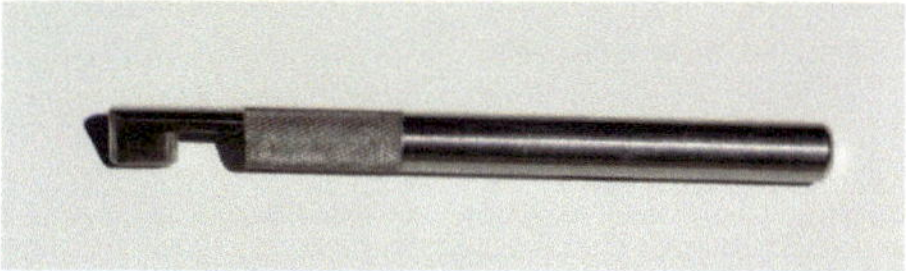

Podofix Spannwerkzeug.

Podostripe-Spange

Podostripe (2017 von 3TO auf den Markt gebracht) ist ein dehnbarer Spangenkörper, der ähnlich einem Gummizug wirkt, mit beidseitig verbreitertem Klebepad. Ein Pad wird verklebt und nach Aushärten des Klebers unter Zug mit dem zweiten Pad auf der Gegenseite fixiert.

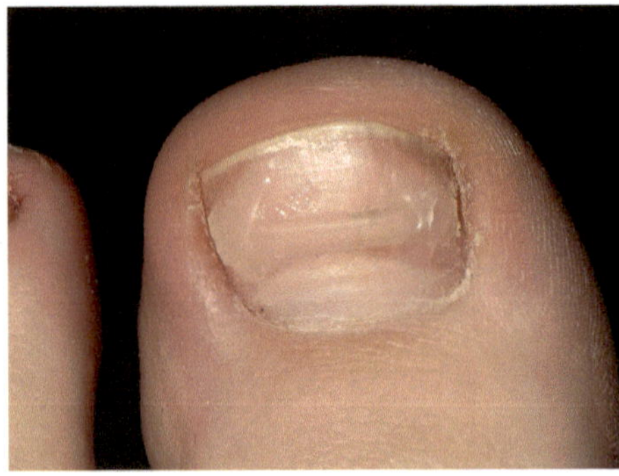

Podostripe an der linken Großzehe appliziert. Sie ist kaum zu sehen.

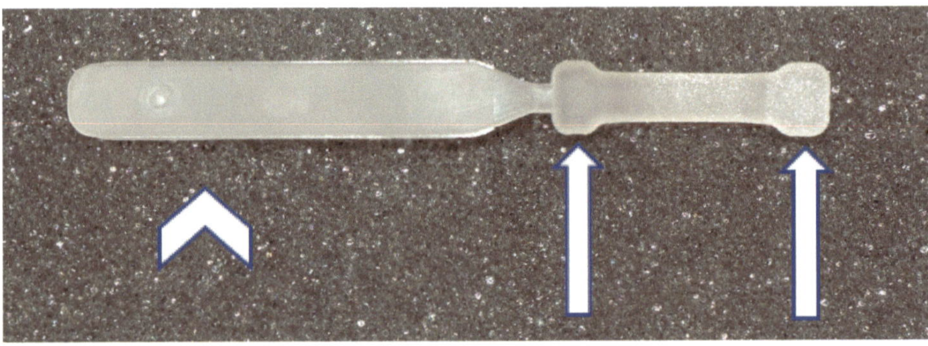

Halteelement　　Klebefläche 2　　Klebefläche 1

Die untere Fläche der Podostripe ist konkav gebogen.

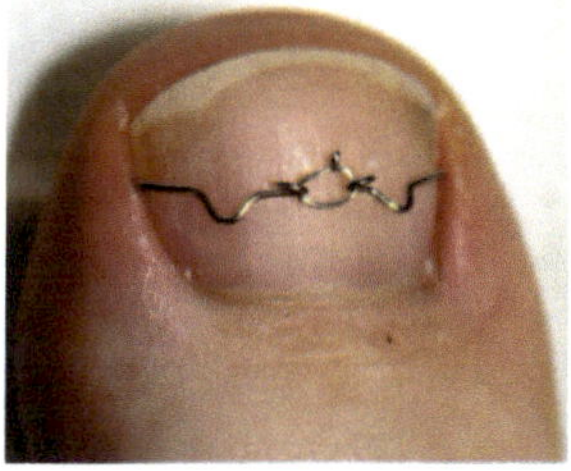

Abbildung aus: Anke Niederau, „Das große Buch der Nagelerkrankungen“, 5. Auflage 2022, Verlag Neuer Merkur, Planegg

SS04U-Spange

Diese Spange ist identisch mit der *GTO-*, der *3TO-* und der *VHO-Spange*. Die Behandlung mit dieser Spange soll einen unter Umständen sehr schmerzhaften operativen Eingriff am Nagel/Nagelbett vermeiden.

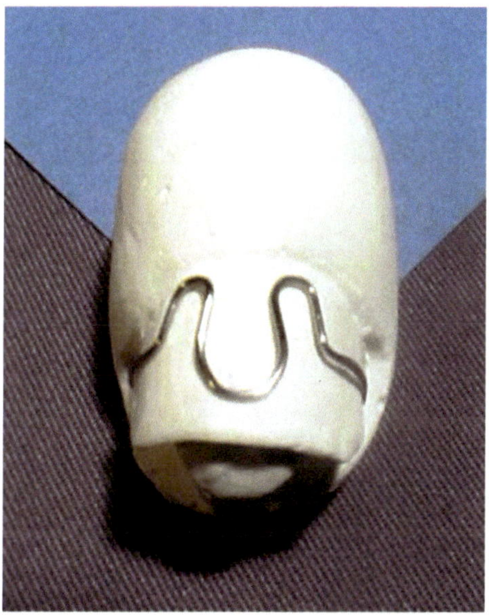

Stedman-Spange

Bereits im Jahr 1873 meldete Edward E. Stedman in Ohio seine einteilige Metalldrahtspange zum Patent an. Die Spange hat eine M- bzw. Omegaform.

Stedman-Spange auf einem Gipsmodell.

Rechts: Zeichnung zur Patentanmeldung von Stedman aus dem Jahr 1873.

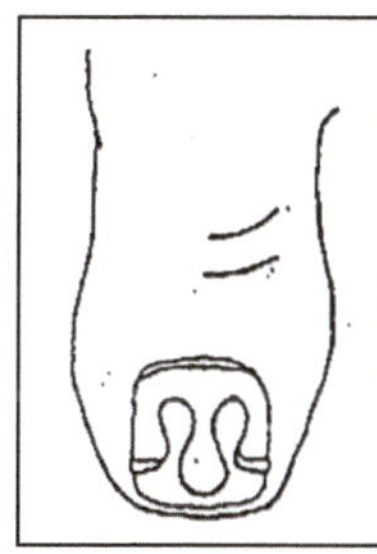

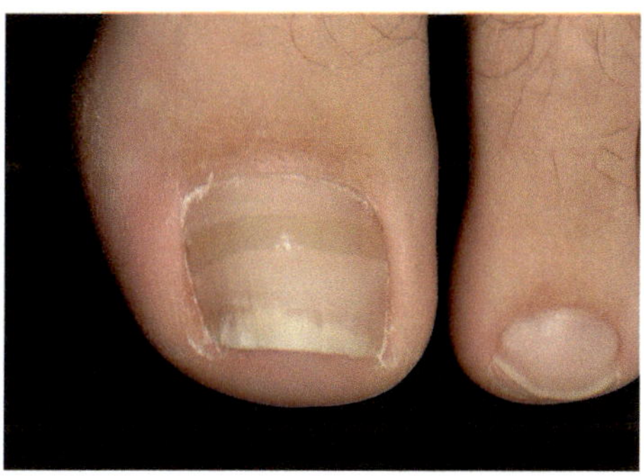

Unguisan Blue Light

Wird eingesetzt wie *Onyfix* zur Fixierung von Spangenenden sowie als Gelspange. Bei einer passiven Nagelkorrekturspange wird der geringere Wölbungsgrad der Nagelplatte während des Nagelwachstums nach vorne konserviert und dadurch im Laufe der Zeit eine insgesamt flachere Form der Nagelplatte erreicht.

VHO-Osthold-Spange (seit 2002 *3TO-Spange*)

Elvira Osthold entwickelt in den Jahren 1980 bis 1988 die VHO-Osthold-Spange, eine dreiteilige Drahtspange aus federhartem Stahl mit individuell einstellbarer Zugkraft über eine Mittelschlaufe (VHO = **V**irtuose-**H**uman-**O**rthonyxie). Das dreiteilige Spangensystem besteht aus einem Spangenrohling, aus dem zwei Spangenschenkel angefertigt werden. Die dreidimensionalen Biegungen an der linken und rechten Seite des Rohlings dienen dazu, die beiden Spangenschenkel mit der Schlaufe auf Spannung zu bringen.

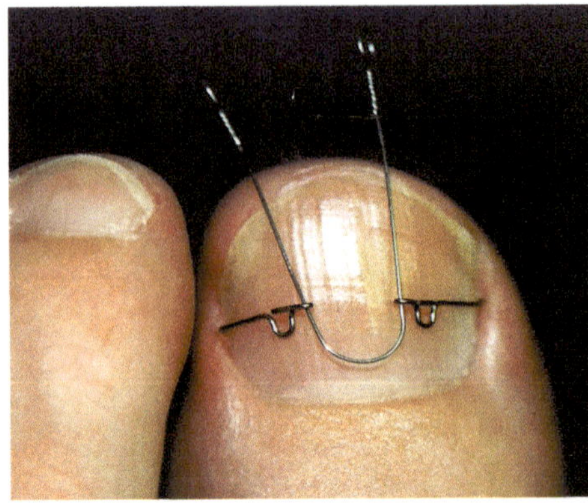

VHO-Osthold an der linken Zehe mit Schlaufe vor dem Verdrillen zum Spannungsaufbau.

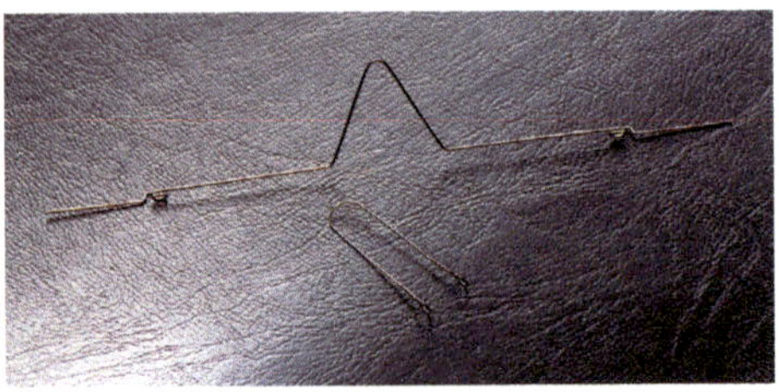

VHO-Osthold-Spangenrohling

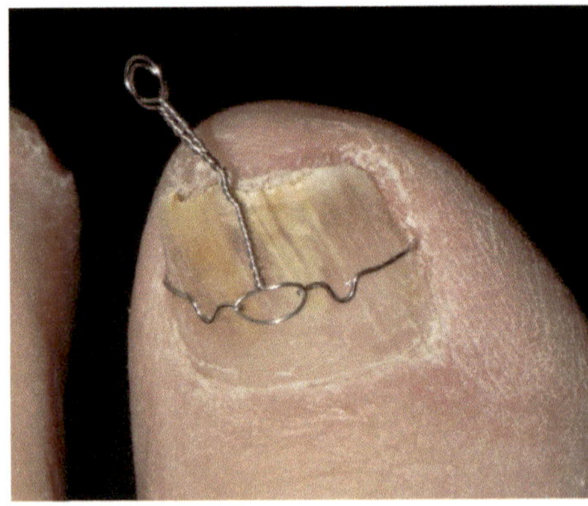

VHO-Osthold-Spange nach Verdrillen der beiden Spangenschenkel.

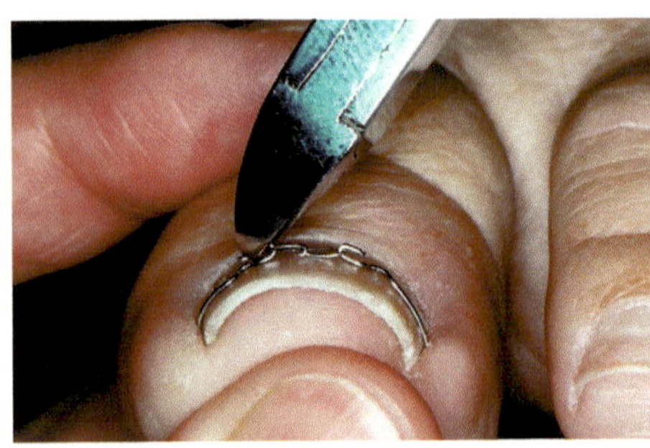

Rechts: Die dreiteilige VHO-Osthold-Spange nach Abtrennen des überstehenden Schlaufenendes an einer linken Großzehe und vor Entfernung der s-förmigen Biegungen.

Die dreidimensionalen Biegungen bestehen aus einer u-förmigen Biegung, die flach auf der Nagelplatte aufliegt und mit dem „U“ zur Nagelmatrix gerichtet sein soll. Eine s-förmige Biegung ist senkrecht zu der u-förmigen ausgerichtet und dient zum Einhängen der Schlaufe an beiden Spangenschenkeln.

Die VHO-Spangenrohlinge bzw. die *3TO-Spange* stehen in folgenden Maßen und Drahtstärken zur Verfügung:

- Spangengrößen — zwei
- Schlaufengrößen — zwei (normal und Loop)
- Drahtstärken Spange — drei
- Drahtstärken Schlaufen — zwei

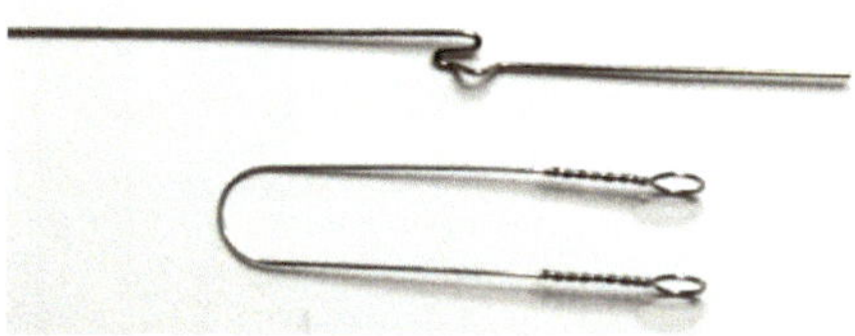

Eine Hälfte des Spangenrohlings mit der dazugehörigen Schlaufe.

Die VHO-Osthold-Spange wurde 2002 umbenannt in *3TO-Spange* und wird seitdem von der 3TO-GmbH vertrieben.

VHO-Osthold-Spange PERFECT

Elvira Osthold hat 2002 versucht, mit der VHO-Osthold-Spange PERFECT die Anwendung des dreiteiligen Spangensystems für Fußpfleger und Podologen zu vereinfachen. Das weitgehend konfektionierte System wurde von der Firma Mecotrade vertrieben und wird jetzt von der Firma Gerlach unter der Bezeichnung VHO-Osthold-Spange PERFECT angeboten. Die Spange wird in unterschiedlichen Spangen- und Schlaufengrößen sowie Drahtstärken angeboten.

Die Bezeichnungen der einzelnen Teile in der Abbildung:

❶ Haltegriff, bei der VHO-Osthold-Spange PERFECT in Trapezform

❷ s-förmige Biegung für die Aufnahme der Schlaufe zum Spannungsaufbau

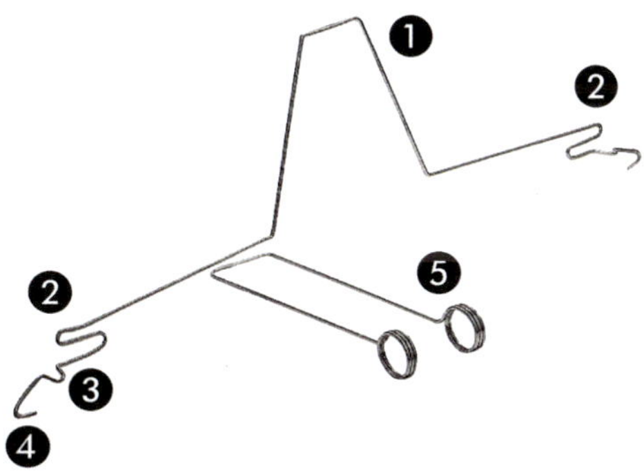

❸ v-/u-/omegaförmige Biegung, die plan (flach) auf dem Nagel aufliegt und zum Patienten zeigen soll. Dieses Element wird auch „Dach“ genannt.

❹ s-förmige Biegung als Endhäkchen, das unter dem Nagelrand eingehängt wird

❺ Rechteckige Schlaufe

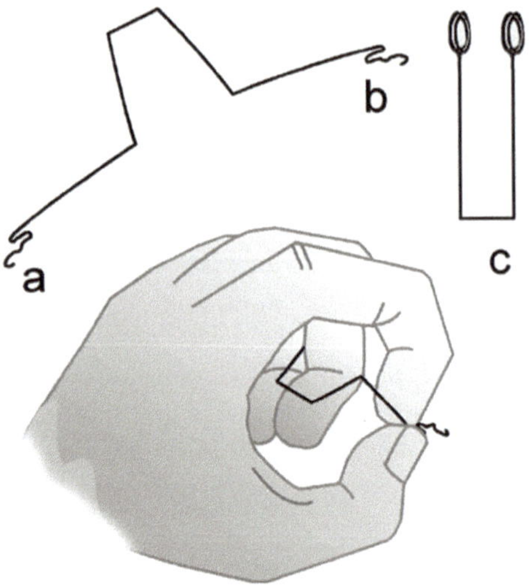

Das trapezförmige Mittelteil dient als Haltegriff.

a und b = s-förmige Biegung mit Endhäkchen
c = rechteckige Schlaufe

Für die Verdrillung der Schlaufen wird ein anders konstruierter Windehaken benötigt als bei der *3TO-Spange*.

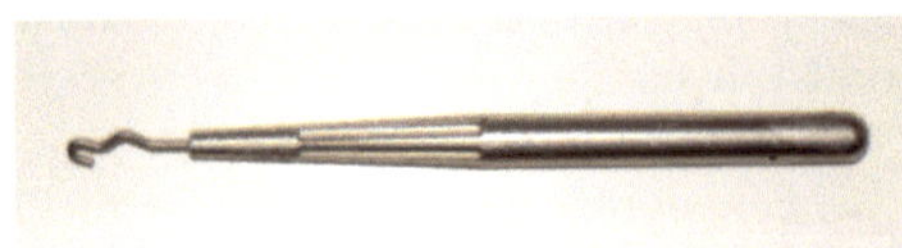

Bei der VHO-Osthold-Spange PERFECT stehen folgende Spangen, Schlaufen, Drahtstärken und Schlaufenstärken zur Verfügung:

- Spangengrößen vier
- Schlaufengrößen neun
- Drahtstärken Spange drei
- Drahtstärken Schlaufen zwei

Herauswachsen und Lockerung von Nagelkorrekturspangen

siehe Spange, gelockert und herausgewachsen

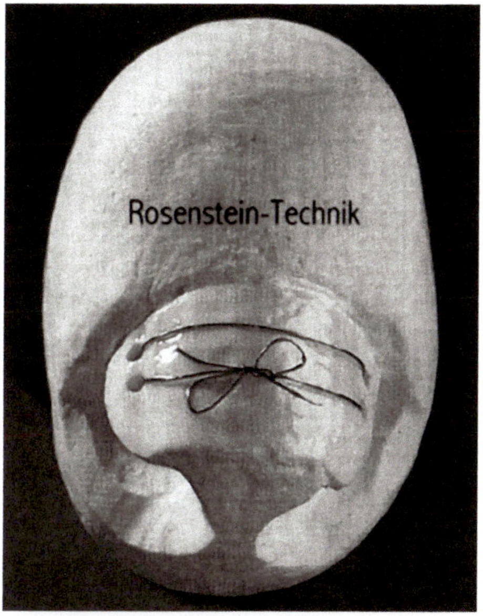

Nagelkorrekturtechnik: Methode nach Rosenstein

In Einzelfällen werden immer wieder chirurgische Maßnahmen ergriffen, die schon in den Dreißigerjahren wegen ihrer Nebenwirkungen oder ihrer Erfolglosigkeit verworfen wurden. Dazu zählt die Methode nach Rosenstein, die 1936 veröffentlicht wurde. Dabei werden je zwei Nageltrepanationen (Bohrungen durch die Nagelplatte) durch jede Seite der Nagelplatte mit einem chirurgischen Faden in Form einer Zuggurtung verbunden (hier auf einem Gipsmodell).

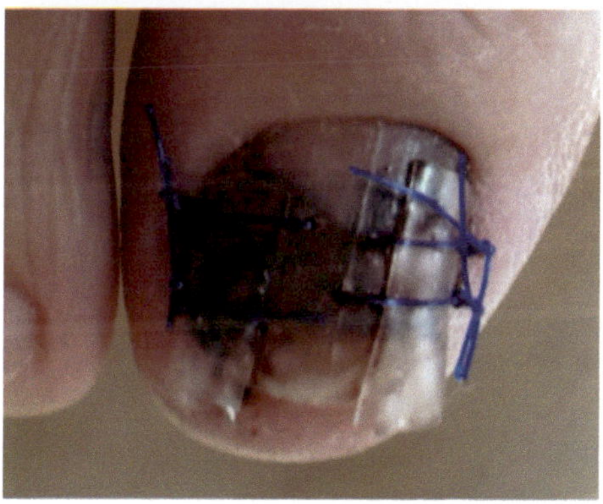

Das Foto links zeigt den Großzeh einer Patientin direkt nach dem Eingriff. Hier wurde die Methode nach Rosenstein kombiniert mit der seitlichen Fixation von Kunststoffschienen.
Siehe auch *Trepanation*

Nagelteilprothese

Bei pilzbefallenen oder brüchigen Nägeln können die betroffenen Anteile entfernt und durch Nagelmasse ersetzt werden (Nagelteilprothese).

Die rechte Abbildung zeigt den Zustand nach Entfernen pilzbefallener Nagelteile.

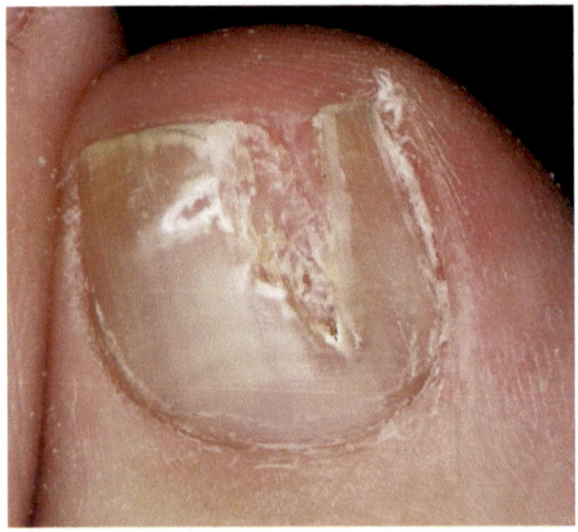

Gleiche Nagelplatte nach Ersatz der entfernten Teile durch lufttrocknenden Kunstharz.

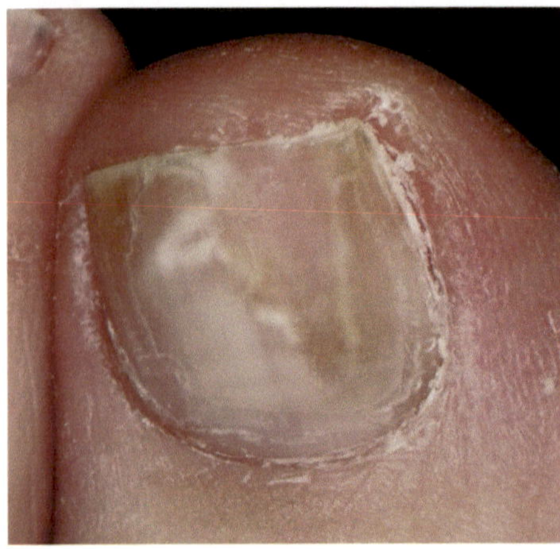

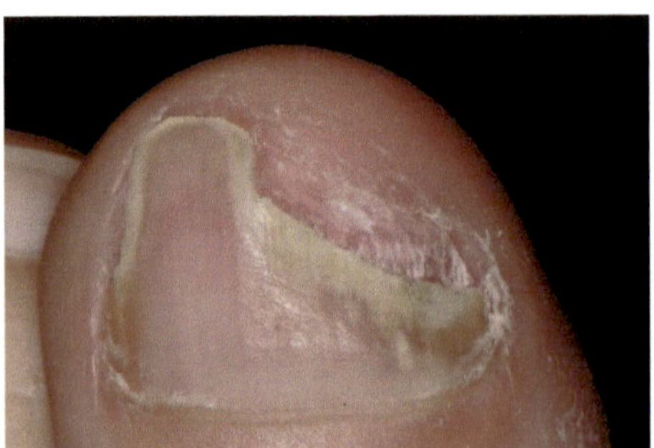

Nagelplatte mit ausgebrochenen Nagelteilen vor Ersatz der fehlenden Nagelplatte.

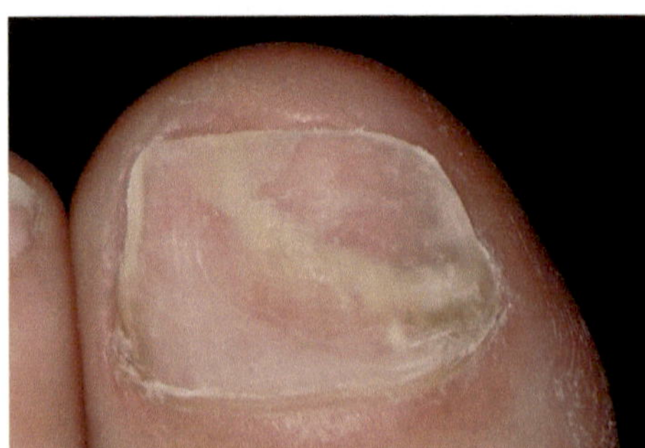

Gleiche Nagelplatte nach Ersatz des ausgebrochenen Nagelteils.

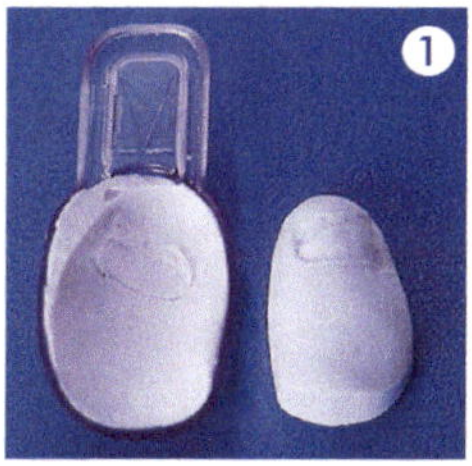

Nach Aushärtung des Superhartgipses wird das Gipsmodell entformt.

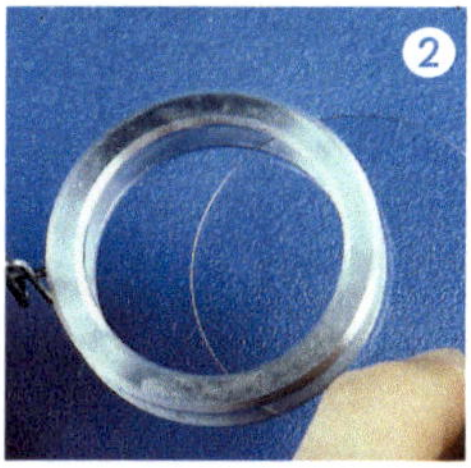

ERKODUR-Folie in gewünschter Stärke in den Folienhalter einspannen und über einer Spirituslampe von beiden Seiten erwärmen.

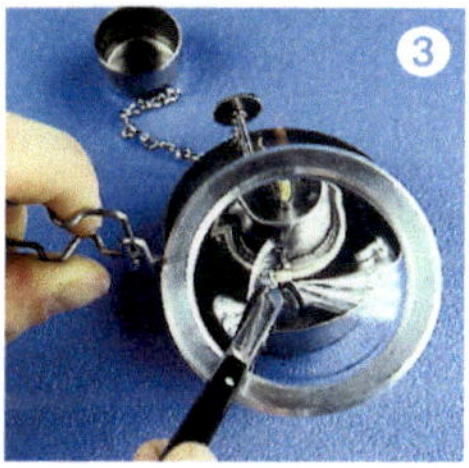

Weichheitsgrad der Folie mit stumpfem Instrument abtasten. Bleiben Eindrücke zurück, tiefziehen.

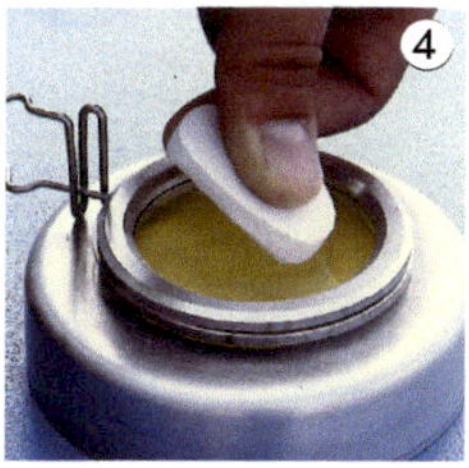

Den Folienhalter auf den Formtopf legen und das vorbereitete Gipsmodell schräg nach unten, durch die erwärmte Folie hindurch, in den Formtopf drücken.

Fotos und Text: ERKODENT

Tiefziehprothese nach Eckle (Eckle-Tiefziehprothese)

Im Jahr 1983 stellt Erkodent die Nagelvollprothese nach Eckle vor: der in einem Silikonabdruck in Gips gegossene *Positivabdruck* des Nagels dient zur Anfertigung einer Kunststoffnagelplatte in Tiefziehtechnik. Diese Methode ist eine Weiterentwicklung der Greppmayr-Plattenprothese.

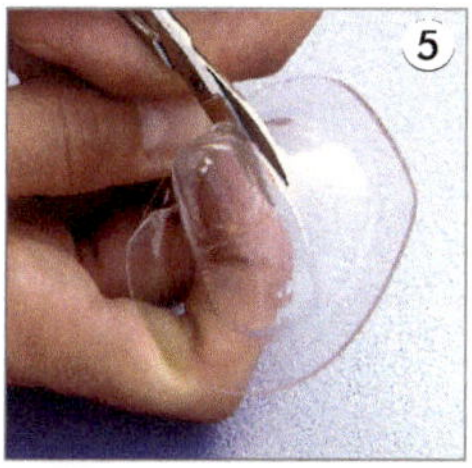

Die Nagelplatte wird grob mit einer Schere ausgeschnitten. Die Anpassung geschieht am Patienten.

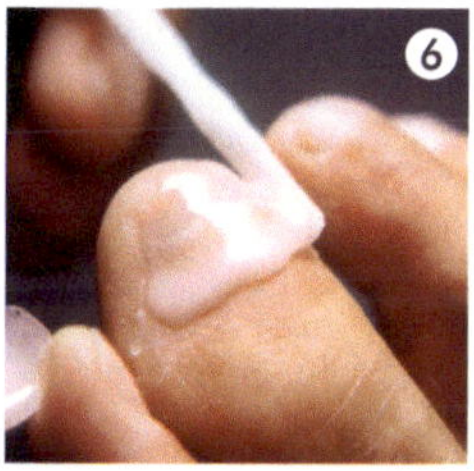

Onycholit wird in die künstliche Nagelplatte und auf den Restnagel bzw. das Nagelbett aufgebracht.

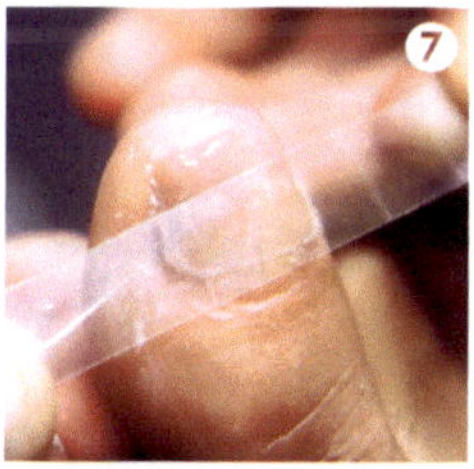

Künstliche Nagelplatte mit einem Klebeband fixieren und mit einem Fräser auf die endgültige Form bringen.

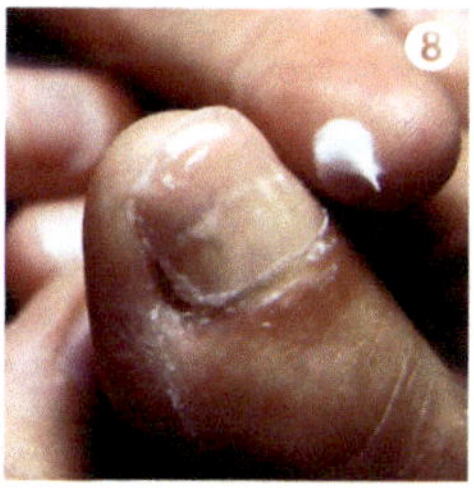

Zum Schluss wird die Nagelplatte eingecremt. Je nach Nagelwachstum muss die Nagelplatte alle vier bis sechs Wochen gekürzt werden, um ein Abheben der Platte zu vermeiden. Die künstliche Nagelplatte nicht mit der Nagelzange, sondern mit einem Fräser kürzen!

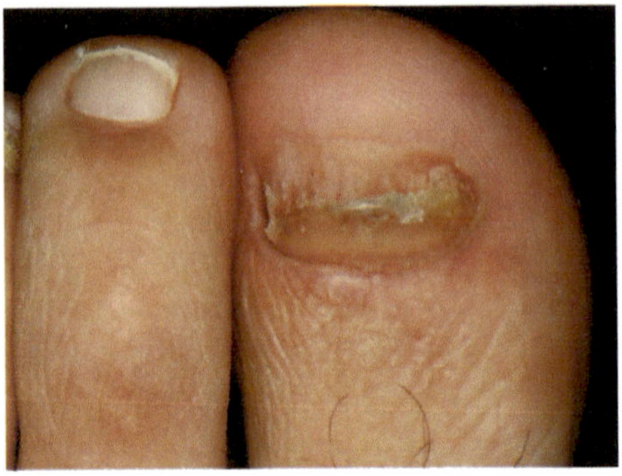

Großer Zeh links mit Verlust der Nagelplatte von ca. zwei Drittel.

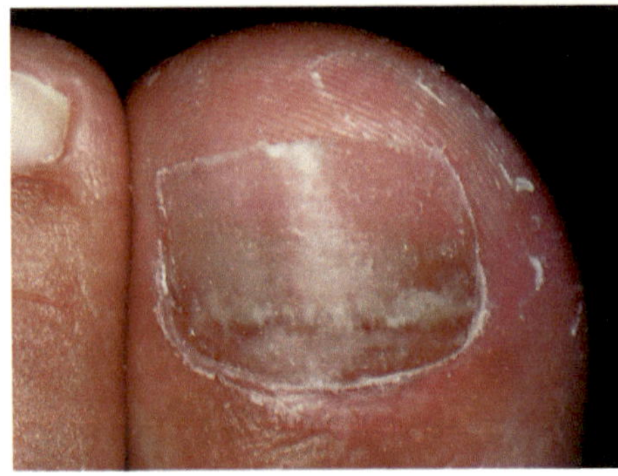

Gleicher Patient nach Applikation einer Eckle-Tiefziehprothese.

Nagelvollprothese

Wenn mehr als zwei Drittel der Nagelplatte ersetzt werden müssen, sprechen wir von einer Nagelvollprothese. In diesem Fall wurden mehr als zwei Drittel der pilzbefallenen Nagelteile entfernt.

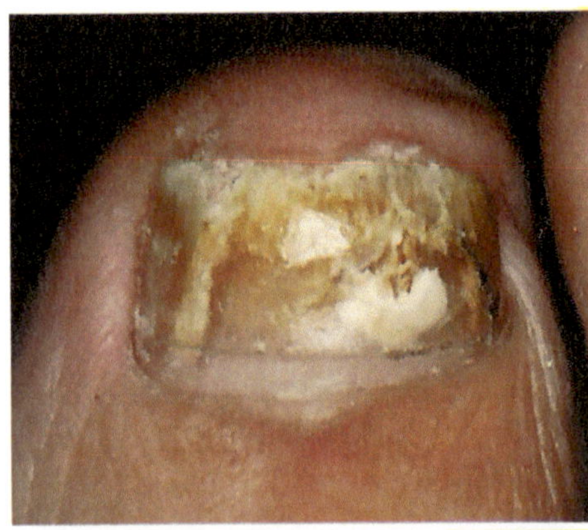

Der gleiche Nagel nach Ersatz der pilzbefallenen Nagelteile durch Nagelmasse.

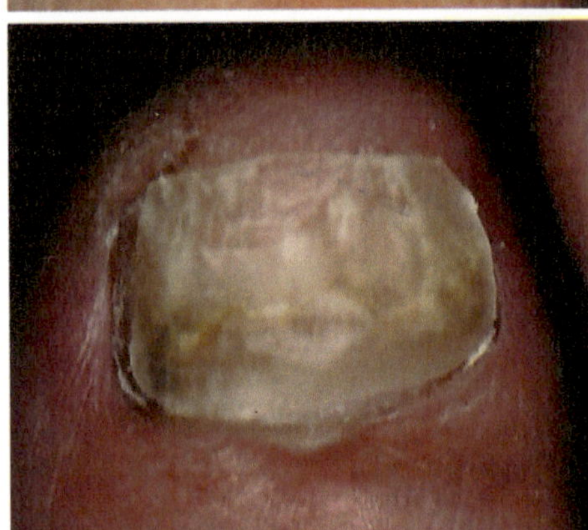

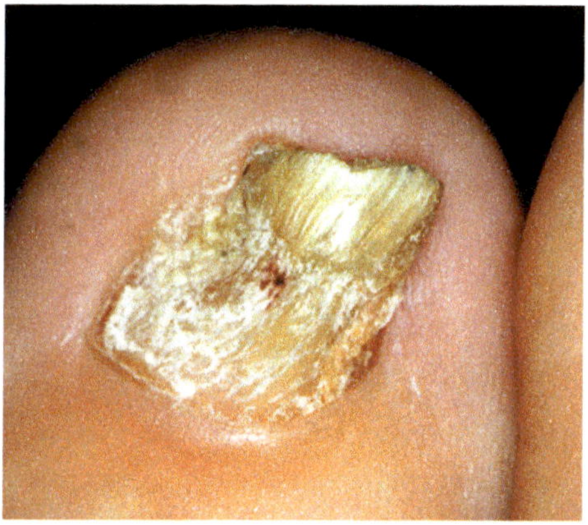

Nagelpsoriasis

Psoriatisch veränderte Nägel.

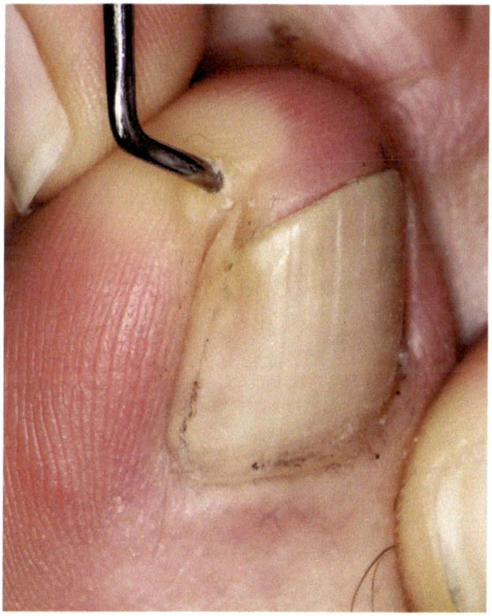

Nagelsporn

Bei falscher Pflege und fehlendem Instrumentarium können Nagelspitzen entstehen, die wie eine Lanze in die Weichteile eindringen.

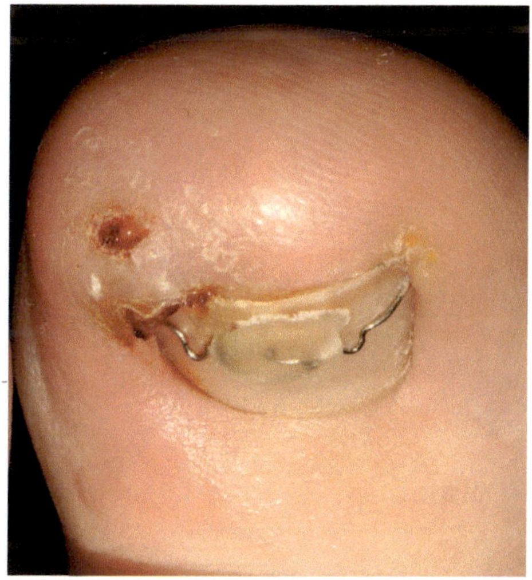

In Extremfällen wächst der Nagelsporn mit erheblichen Schmerzen durch die Zehenkuppe. Meist bildet sich subkutan ein Abszess. Das Bild zeigt den Durchtritt des Sporns durch die Zehenkuppe.

Entfernter Nagelsporn.

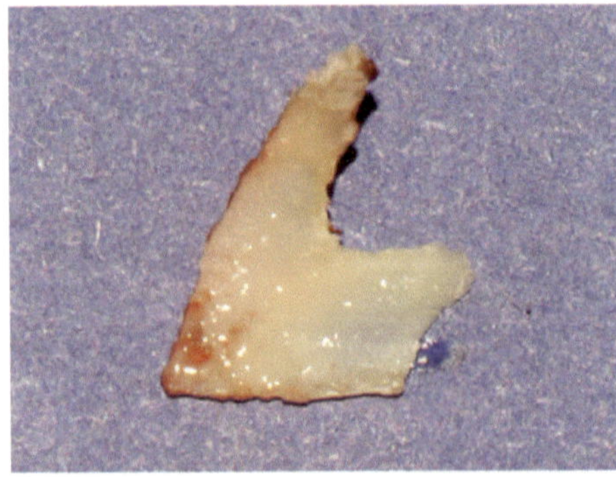

Kleiner Restsporn, der beim Schneiden des Nagels stehengeblieben ist. Solche lanzenförmigen Nagelteile rufen meist Entzündungen hervor und verursachen ein Einwachsen des Nagels mit Bildung von wildem Fleisch.

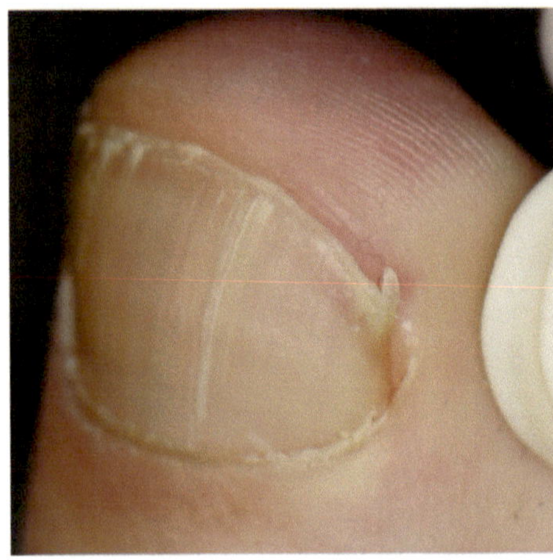

Falsch geschnittener Nagelsporn an der zweiten Zehe des linken Fußes.

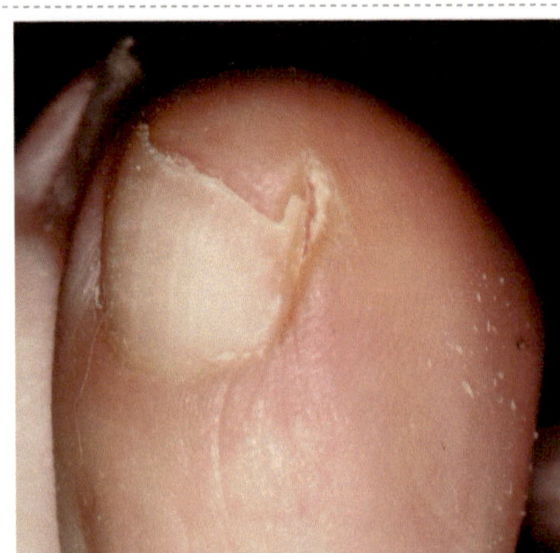

Nagelspan	**siehe perforierender Nagelspan**

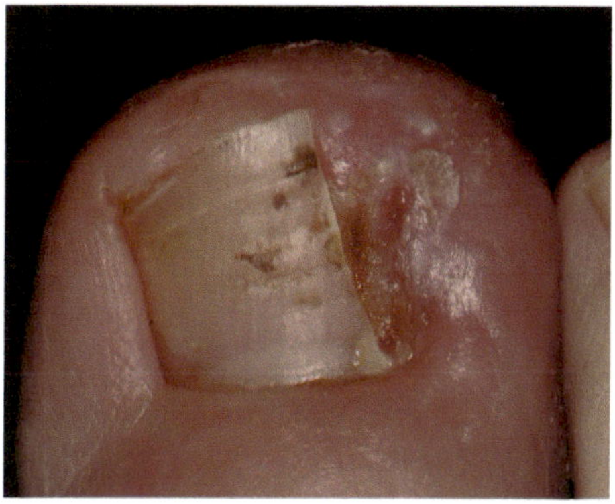

Nagelteilresektion

Bei eingewachsenen Fußnägeln führen Chirurgen häufig Teilresektionen durch. Das Bild zeigt einen solchen Befund kurz nach dem Eingriff.

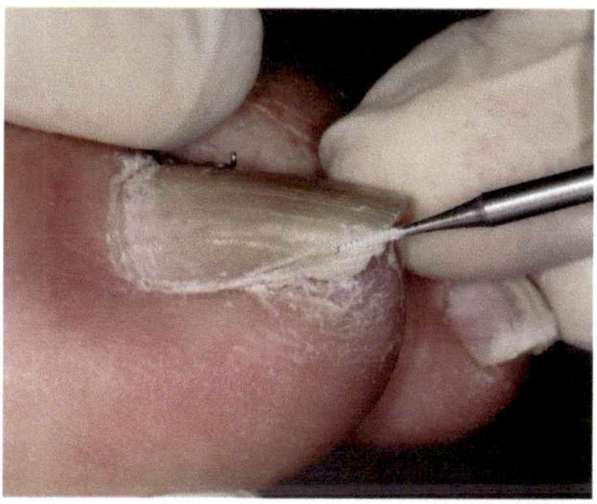

Nageltrennen

Bei sehr dicken, brüchigen, verpilzten oder sehr langen Nägeln ist das Schneiden häufig ein Problem, weil die Nägel reißen oder splittern. In diesen Fällen ist es hilfreich, mit einem Fissurenfräser, einem Kegelschleifer oder einer Trennscheibe eine Sollbruchstelle zu fräsen. Das Bild links zeigt diese Arbeitstechnik mit einem Fissurenfräser.

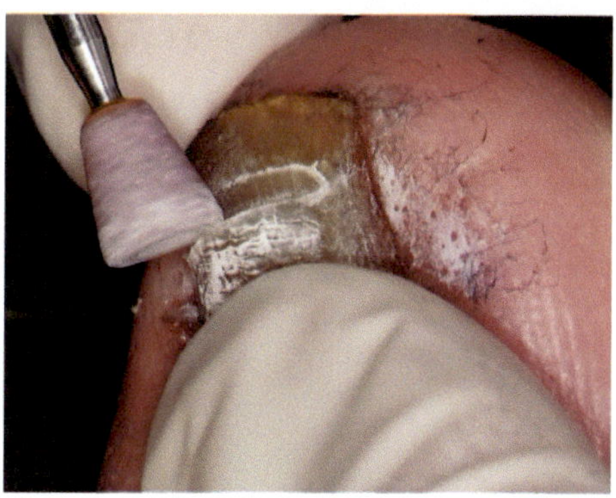

Gleiche Arbeitsmethode, hier mit einem keramischen Kegelschleifer.

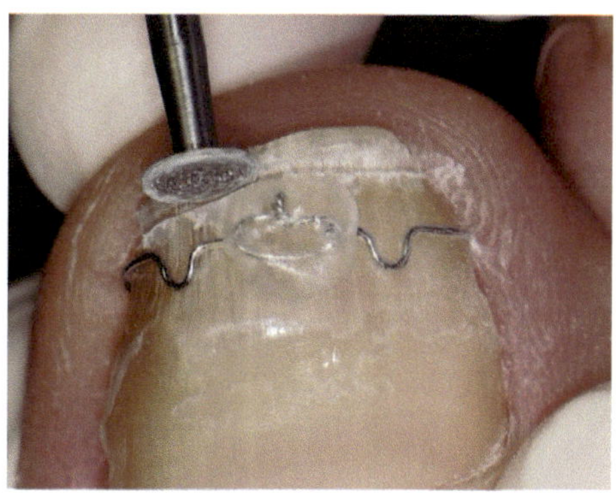

Gleiche Arbeitsmethode, hier mit einer diamantierten Trennscheibe.

Narbe

am Unterschenkel nach Entnahme von Venen als Bypass (Umleitung) einer verstopften Herzkranzarterie.

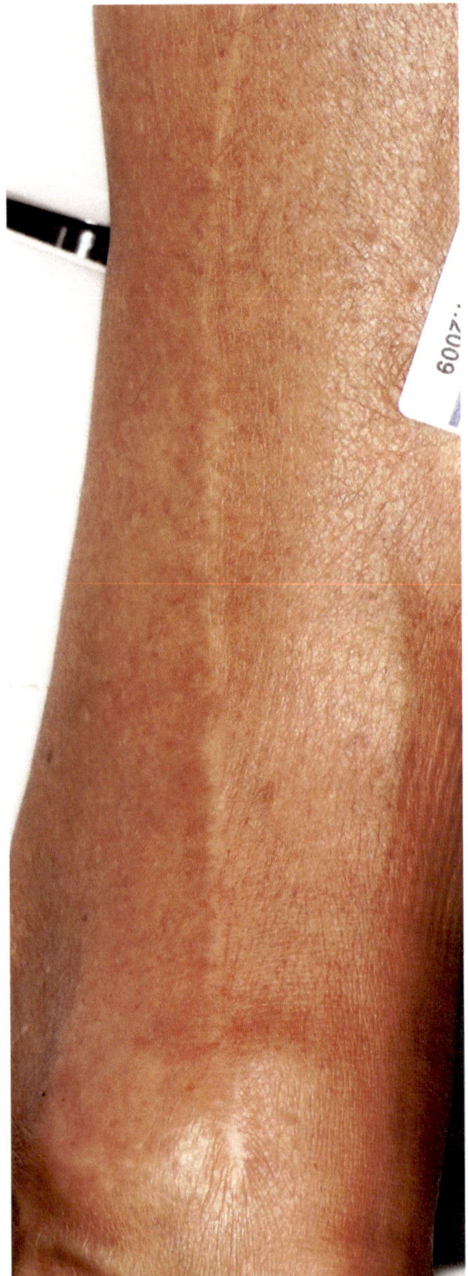

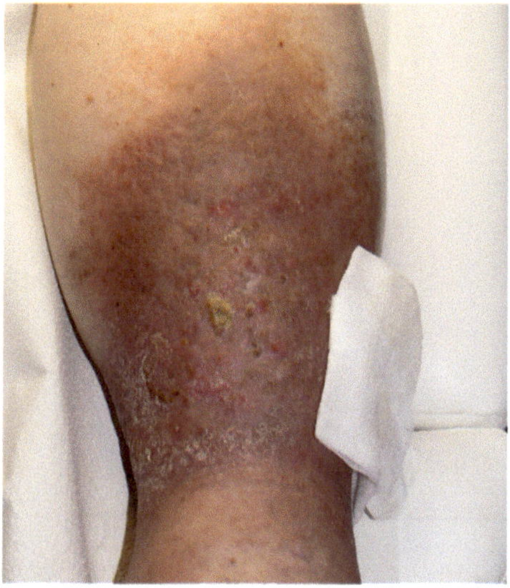

Necrobiosis lipoidica diabeticorum

Typische Hautveränderungen bei Diabetikern, meist an den Unterschenkeln.

Negativabdruck

siehe Abformlöffel, Fraser-Spange

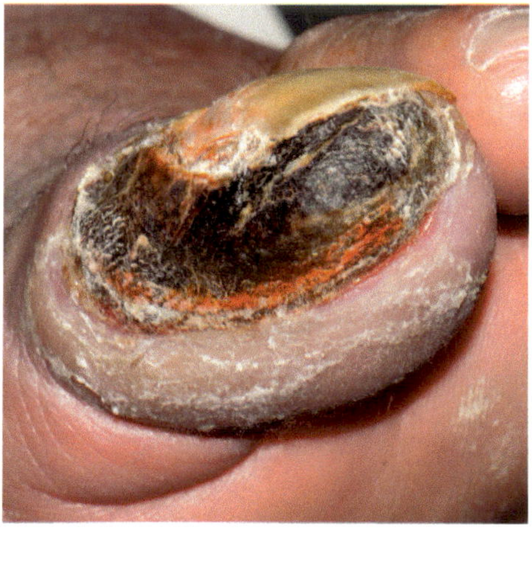

Nekrose, akrale

Nekrose eines Endglieds (hier der linken Großzehe).

Ödem

Ein Ödem ist eine Wassereinlagerung im Körpergewebe. Ein Ödem kann durch Eiweißmangel auftreten, der durch Nierenschäden, Unterernährung oder Darmerkrankungen (z. B. membranöse Colitis) entstehen kann. Oft durch eine Herzschwäche, mangelnde Bewegung und andere Ursachen ausgelöst, die aber in der Podologie eine geringe Rolle spielen. Um zu erkennen, ob es sich um ein Lymphödem oder eine Wassereinlagerung handelt, drückt man beispielsweise mit dem Daumen auf die Weichteile des Unterschenkels. Wenn es sich um Wassereinlagerungen handelt, bleibt eine Delle in der Haut zurück. Es ist vergleichbar mit einem Kuchenteig, in dem eine Vertiefung durch Druck zurückbleibt.
Siehe auch *Lymphödem*

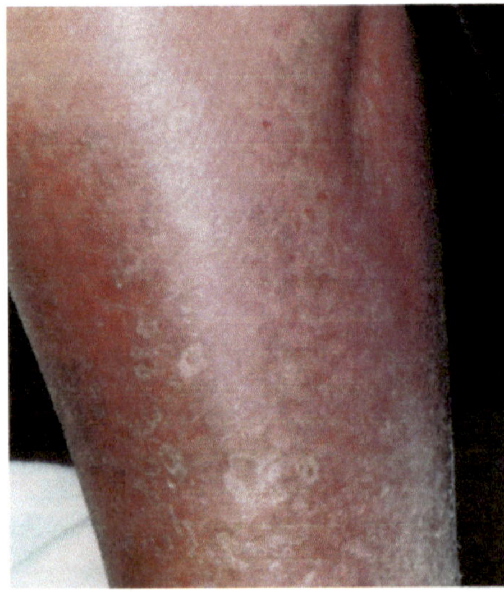

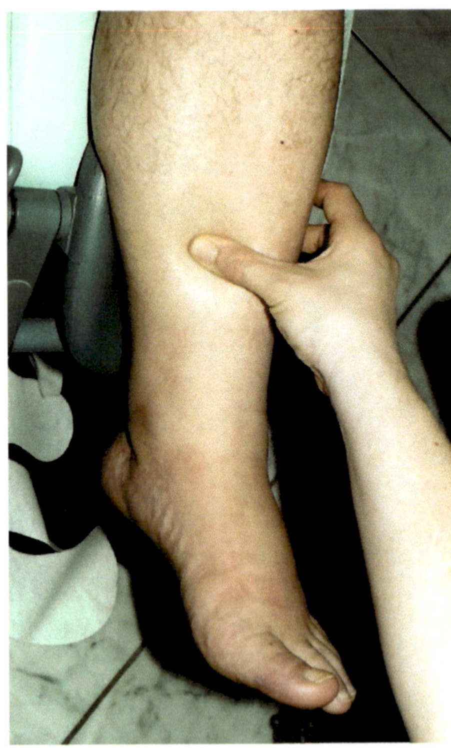

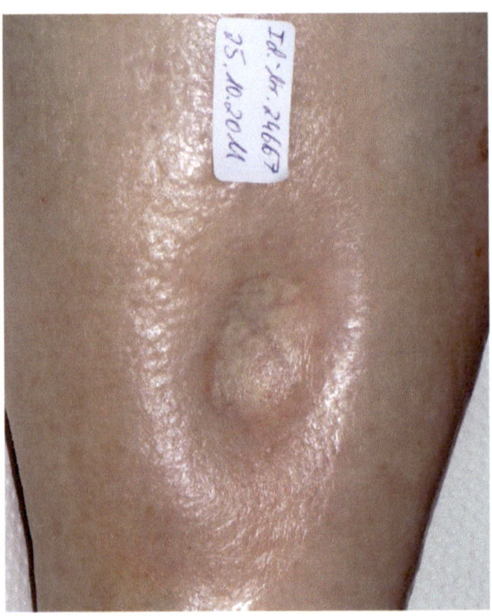

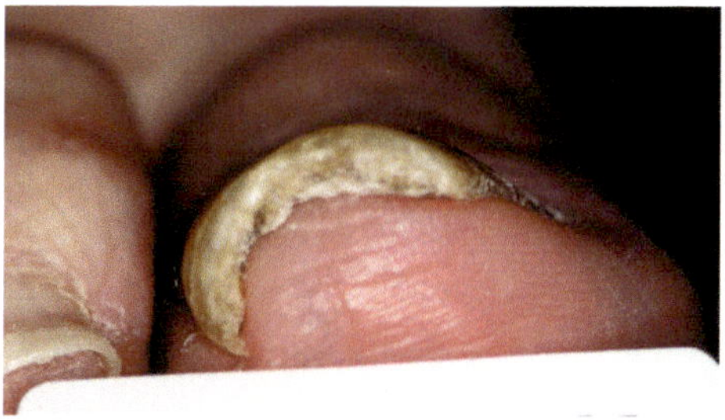

Onychauxis

Verdickung der Nagelplatte, oft nach Nagelverletzungen, bei Durchblutungsstörungen und als Alterungsprozess. Der Nagel ist in seiner Form und Wachstumsrichtung kaum verändert.

Rechte Großzehe (siehe auch *Pachyonychie*).

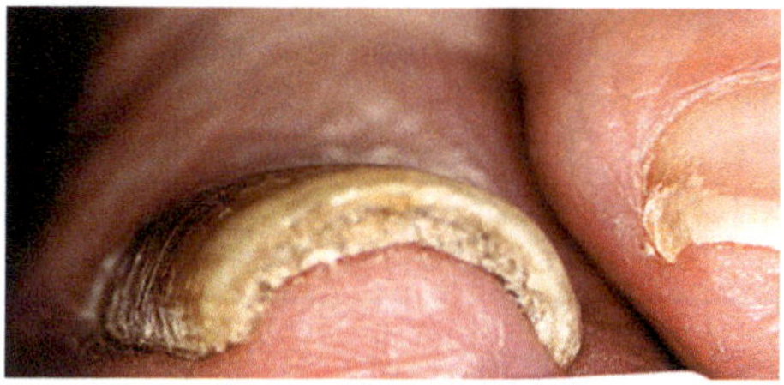

Linke Großzehe des gleichen Patienten.

Onychoatrophie

(Nagelverkümmerung) der Großzehe nach Verletzung und *Papageienschnabelnägel* bei *Hammerzehen*.

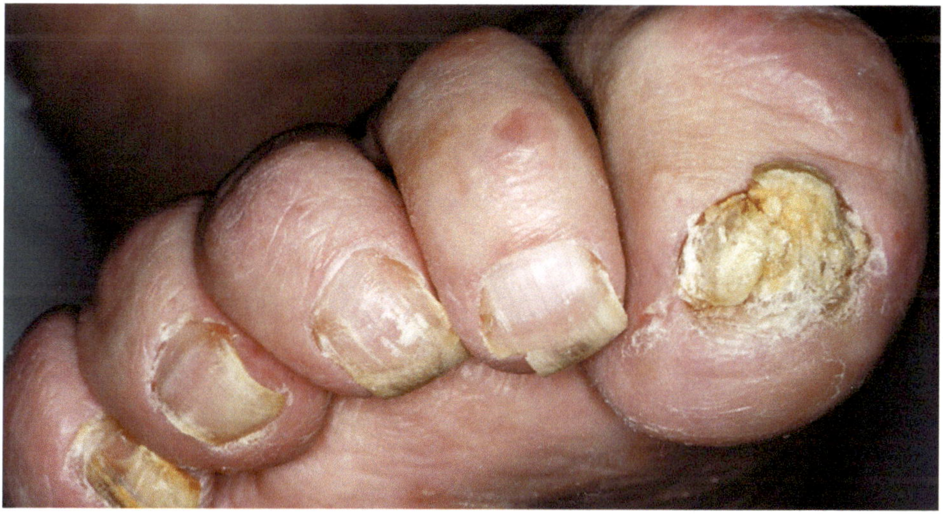

Onychodystrophia canaliformis

Das Krankheitsbild wurde 1928 von dem Dermatologen Julius Heller beschrieben. Die Entstehung ist nicht geklärt.

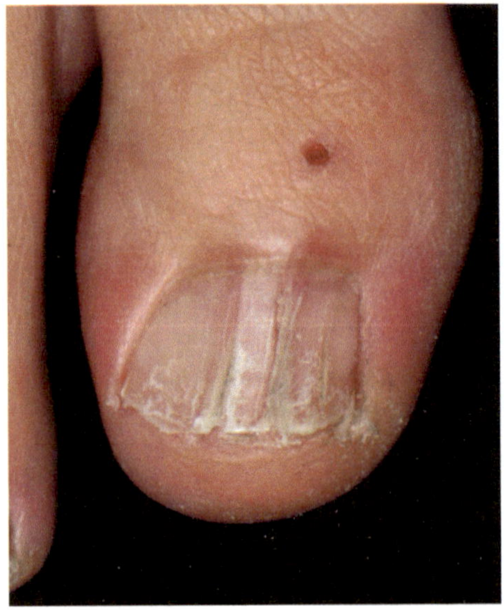

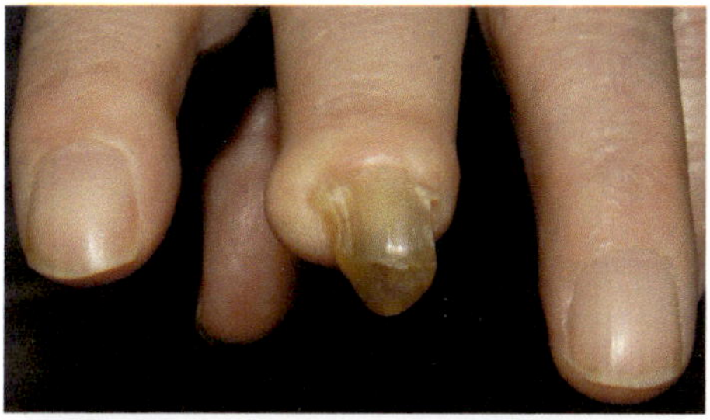

Onychogrypose

Nagelwachstumsstörungen im Sinne einer Onychogrypose können auch an Fingernägeln auftreten. Hier (Bild links) am Mittelfinger der linken Hand.

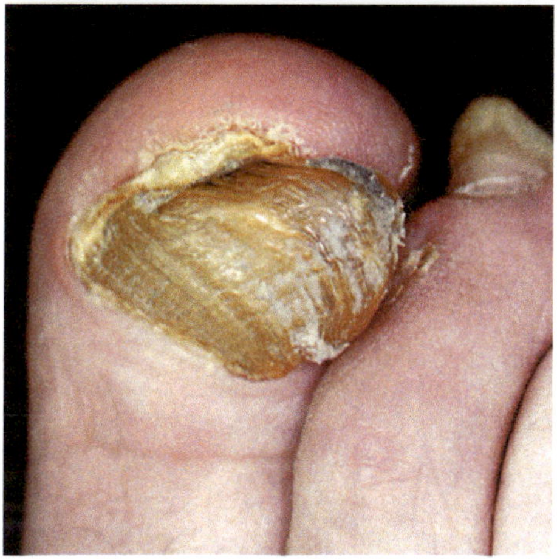

Meist Folge von Verletzungen oder Durchblutungsstörungen. Es kommt zu einer abnormen Verdickung der Nagelplatte mit Änderung der Wachstumsrichtung.

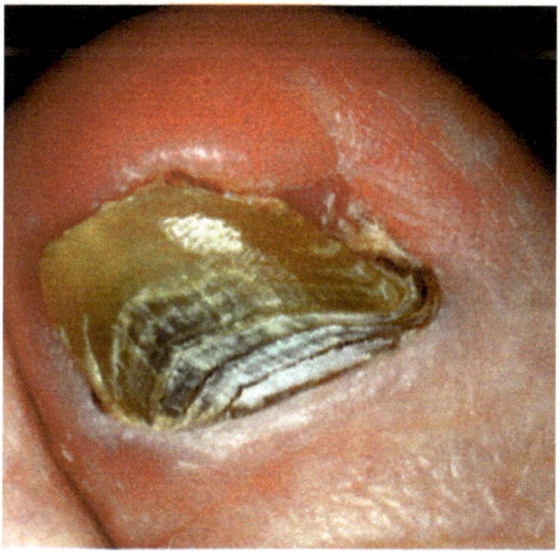

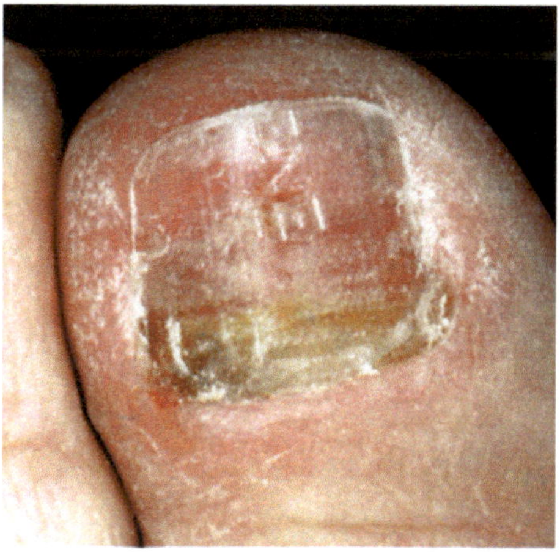

Plattenprothese bei traumatisch bedingter Onychogrypose. Links vor und sofort nach Anfertigung der Prothese (rechts).

Onycholyse

Distale Onycholyse (Teilablösung des Nagels). Häufig durch Verletzungen, Erkrankungen und entzündliche Veränderungen im Bereich der Zehen oder Finger bedingt.

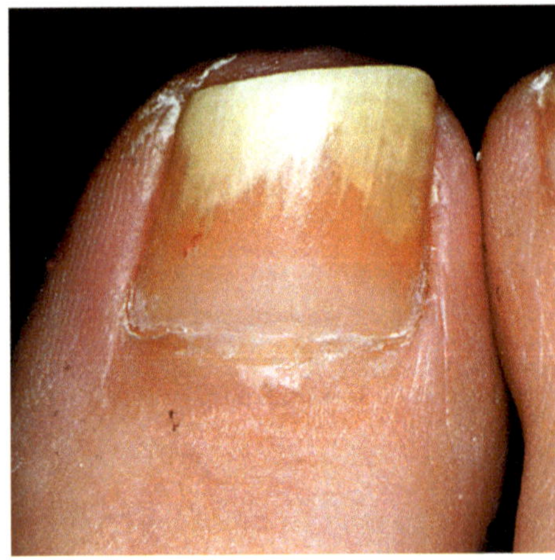

Onychomadese

(komplette Nagelplattenablösung) nach Verletzung. Manchmal auch durch Medikamente, Krankheiten oder Vergiftungen verursacht.

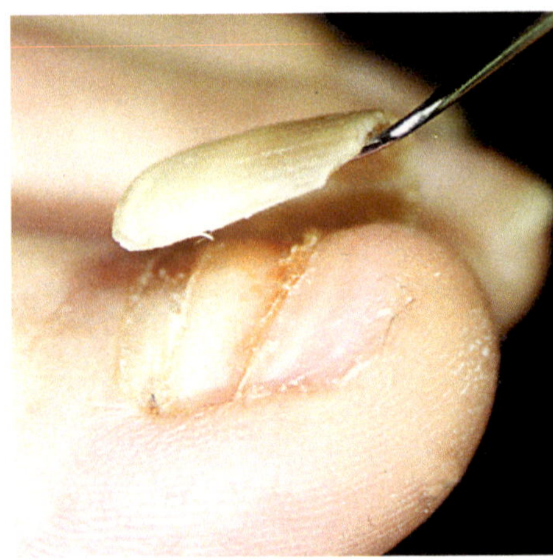

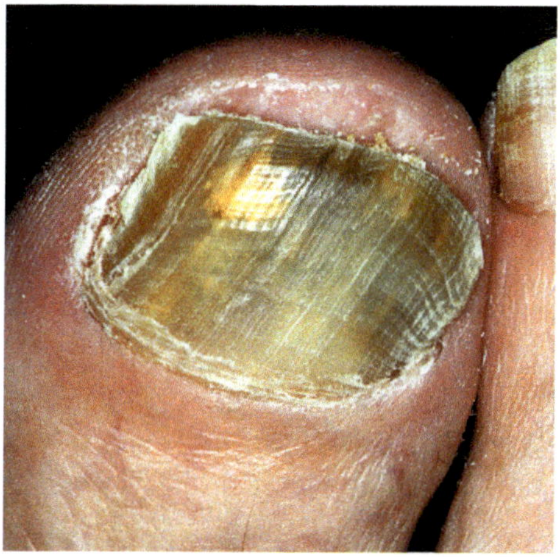

Onychomykose

Durch Trichophytum rubrum (Nagelpilz). Siehe auch *Mykose/Nagelpilz*

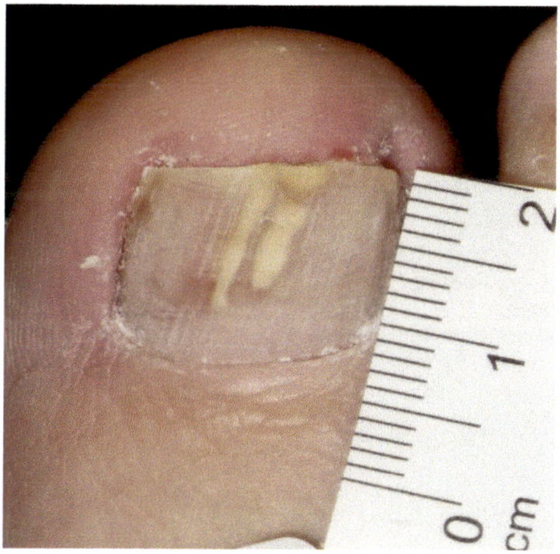

Onychomykose-Straße

Der Pilzbefall eines Nagels kann sich wie eine Straße vom distalen (körperfernen) Nagelrand bis zur Nagelwurzel ausbreiten. In solchen Fällen ist es erfolgversprechend, den befallen Nagelteil auszufräsen und mit Nagelmasse aufzufüllen.

Onychophosis

(krankhafte Verhornung des Nagelwalls oder Nagelfalzes). Nebenbefund: Rollnagel (*Unguis convolutus*) hier mit einer *3TO-Spange* versorgt.

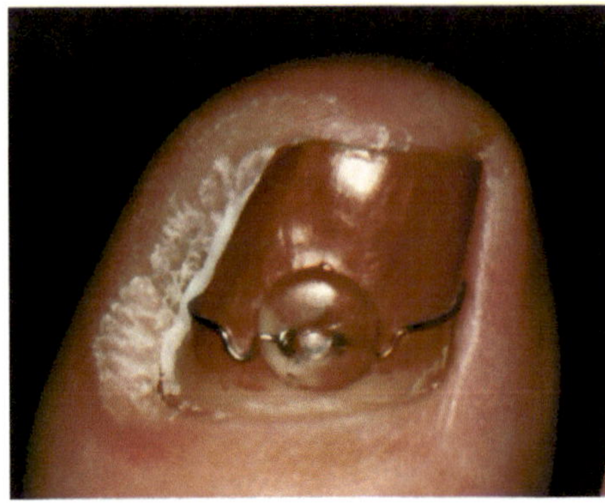

Onychorrhexis

Nagelbrüchigkeit in Wachstumsrichtung.

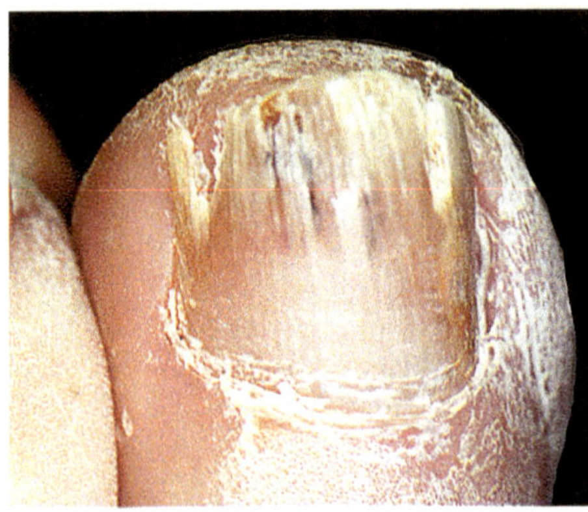

Onychoschisis

Schichtweises Absplittern der Nägel bei erkennbar dünnen Nagelplatten. Meist durch Mangelsituationen oder Erkrankungen bedingt.

Foto: H. Zaun, D. Dill-Müller: „Krankhafte Veränderungen des Nagels", Spitta Verlag, 2013, Balingen

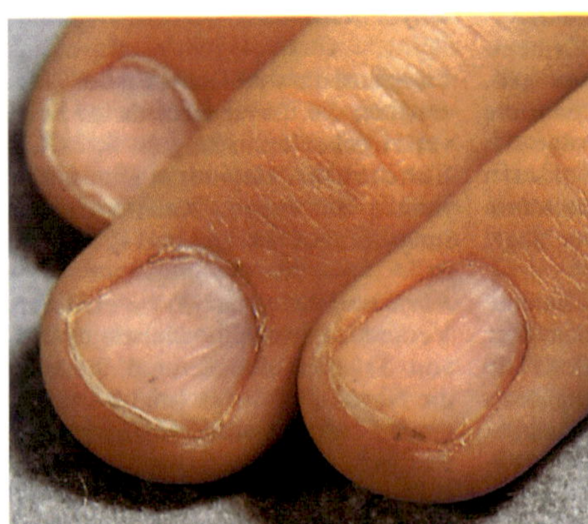

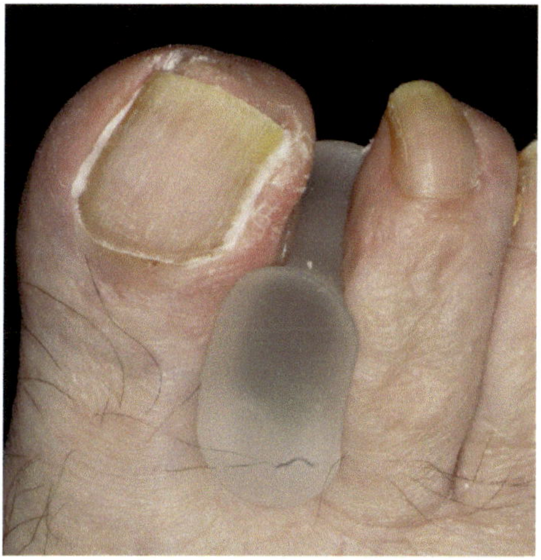

Orthese/Orthose

Eine Orthese ist ein konfektioniertes oder durch Orthopädietechniker hergestelltes medizinisches Hilfsmittel, das in der Podologie zur Stabilisierung, Druckentlastung, Führung oder Korrektur von Zehen dient. Oft wird auch der Begriff Orthose verwendet. Das Bild links zeigt eine konfektionierte Silikonorthese zwischen dem großen und zweiten Zeh rechts zur Stellungskorrektur eines Hallux valgus rechts und zur Druckentlastung der zweiten Zehe.

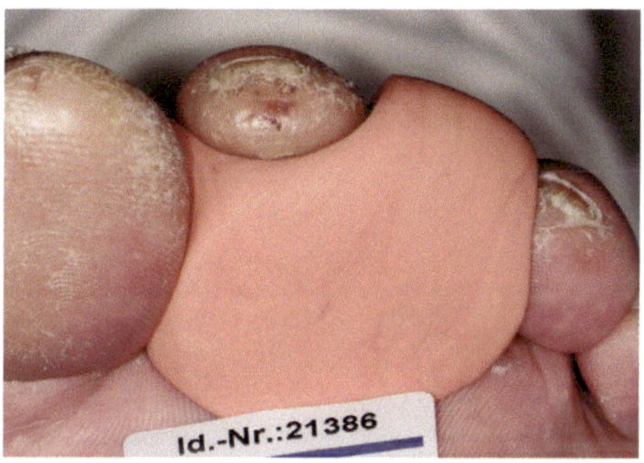

Maßgefertigte Orthese zur Druckentlastung einer *Hammerzehe*.

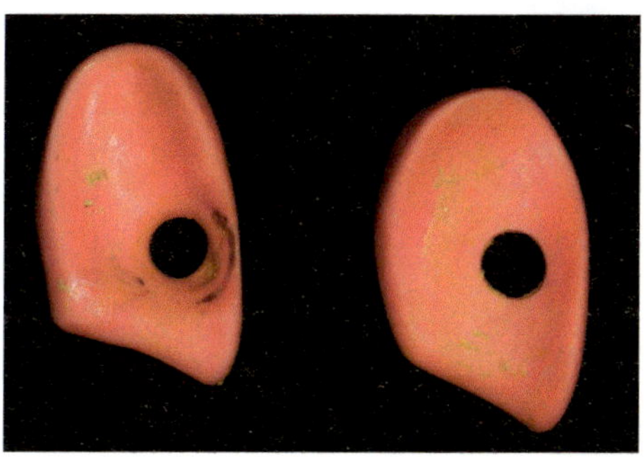

Zwischenzehenorthesen mit Aussparung im Bereich der *interdigitalen Clavi*, Anwendung in den Bildern rechts.

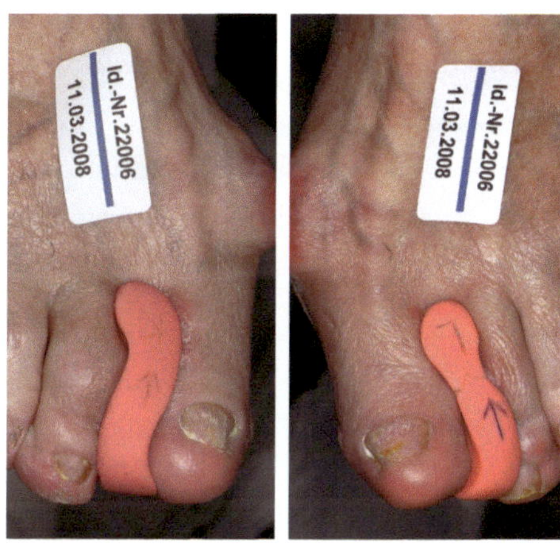

Pachyonychie

Entwicklungsbedingte Verdickung der Finger- oder Zehennägel durch eine Hypertrophie des Nagelbetts mit kompakten Hornmassen unter der Nagelplatte.
Häufig bei *Psoriasis*, bei Durchblutungsstörungen, Erfrierungen und anderen Erkrankungen. Beim Schneiden der Nägel ist Vorsicht geboten, da gelegentlich Blutgefäße in die Hornmassen eingewachsen sind.

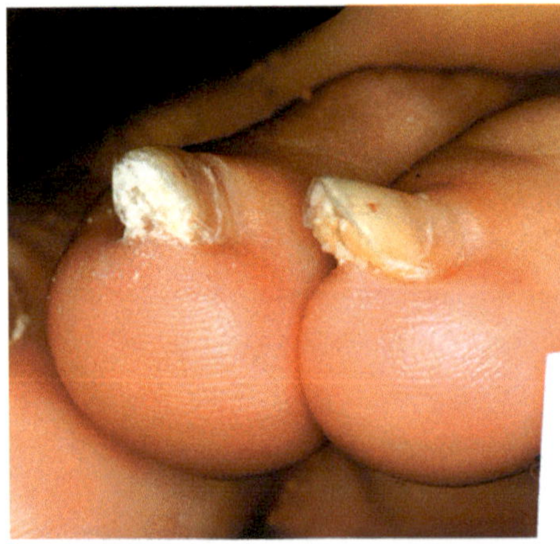

Eine Pachyonychie kann angeboren sein (Pachyonychia congenita) oder durch Traumen (Verletzungen), Infektionen, Mykosen, Stoffwechsel- und Durchblutungsstörungen oder hormonelle Veränderungen verursacht werden.

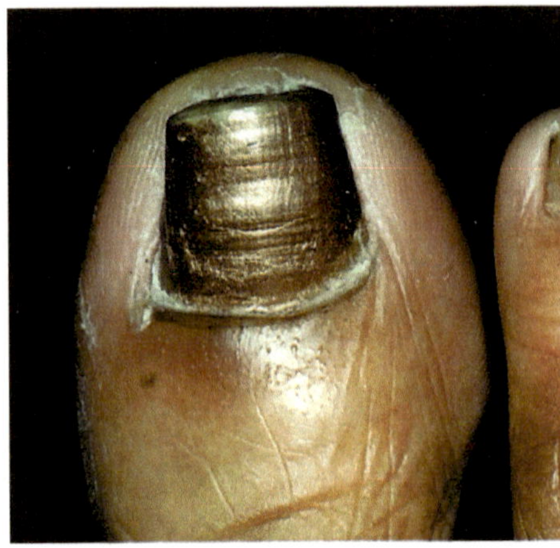

Papageienschnabelnagel

siehe Unguis inflexus

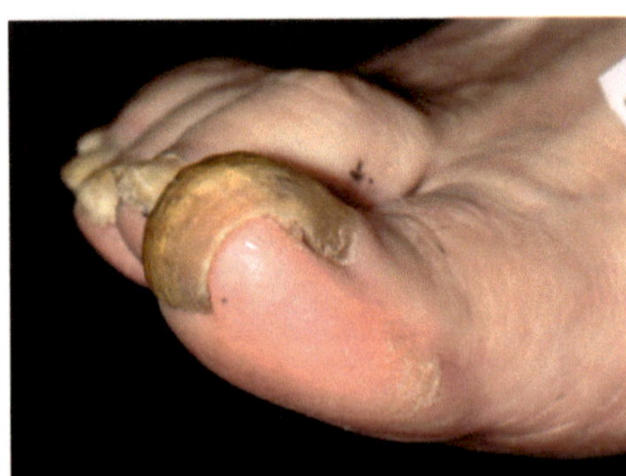

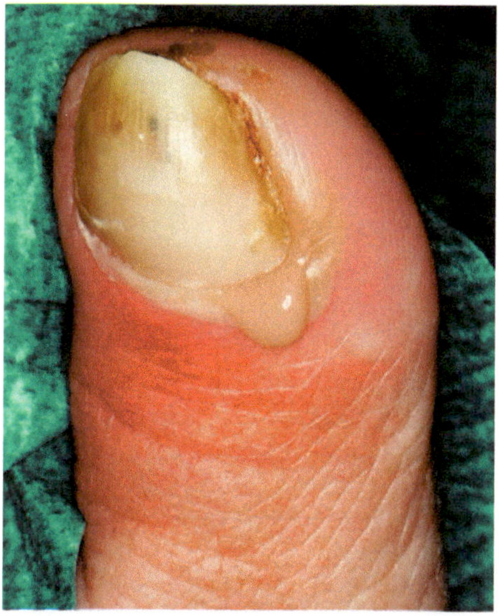

Paronychie

Eitrige Paronychie (Nagelwallentzündung) der linken Großzehe nach Inzision (Einschneiden) des eitrigen Randsaums. Es tritt Eiter aus der Abszesshöhle.

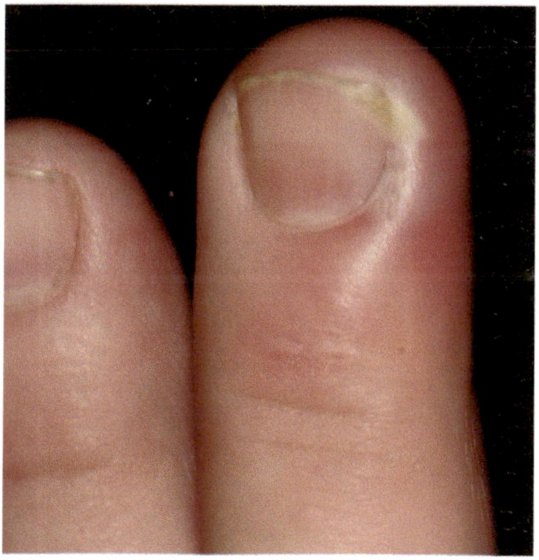

Eitrige Paronychie am Finger. Im Volksmund auch „Umlauf“ genannt.

PAVK

Periphere arterielle Verschlusskrankheit, die an den Beinen häufig zu Amputationen führt, weil Teile von Gliedmaßen oder die gesamten Gliedmaßen absterben. Das Bild zeigt eine PAVK im Stadium IV (bereits Schmerzen in Ruhe, ohne jegliche Belastung).

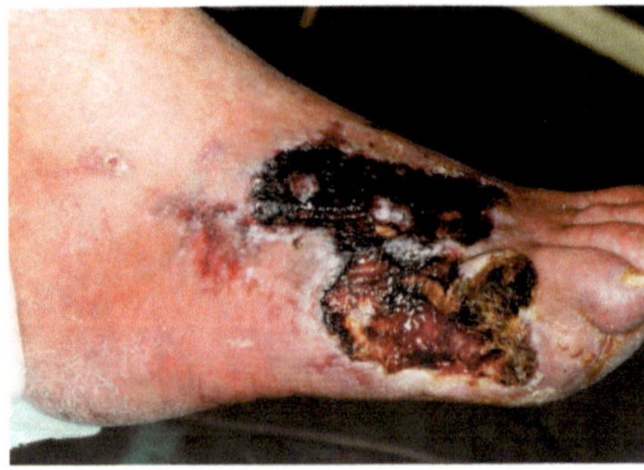

Perforierender Nagelspan (siehe *Nagelsporn, perforierend)*

Unguis incarnatus seit Jahren. Jetzt eine Perforation der Zehenkuppe nach einer chirurgischen Intervention. Der Nagelspan wurde intraoperativ übersehen.

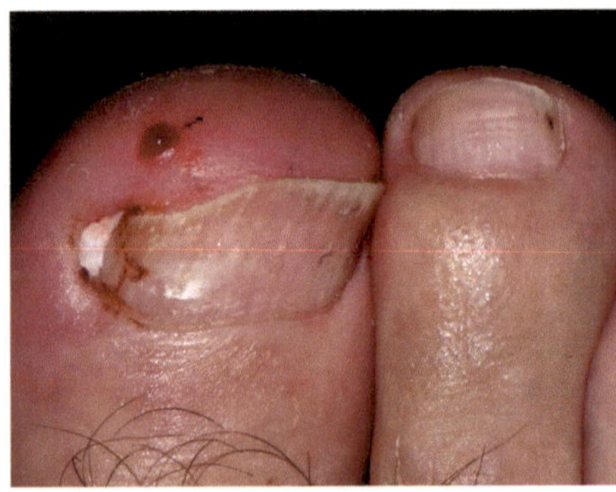

Perforierender Nagelspan (gleicher Patient). Der Span wurde proximal durchtrennt und durch den Wundkanal nach distal entfernt.

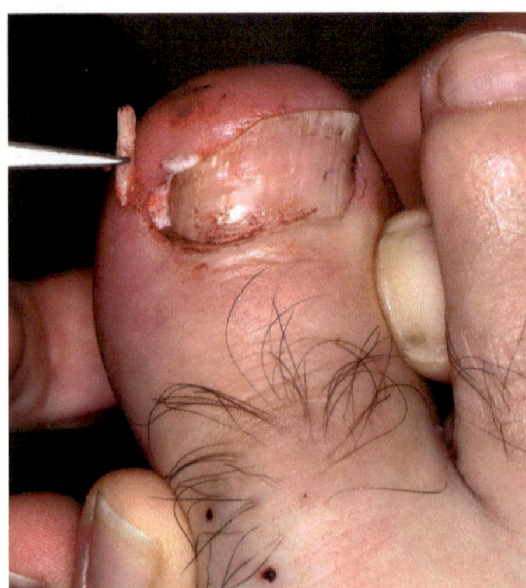

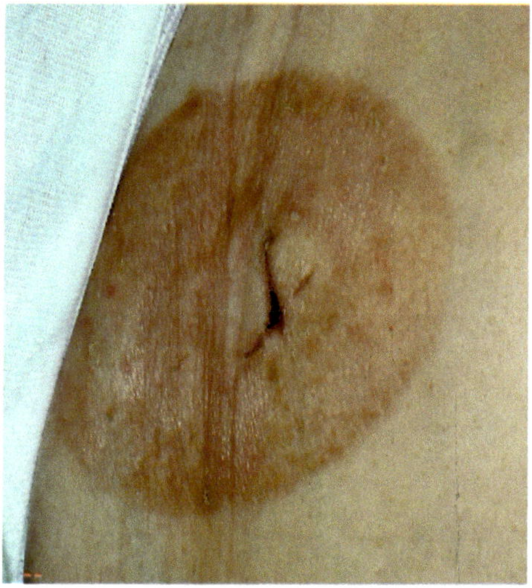

Pflasterallergie

Nach der Operation wurde ein kreisrundes Pflaster auf die Wunde im Nabel geklebt. Die Hautreaktion ist scharf begrenzt und nur im Bereich des ursprünglichen Pflasters aufgetreten. Eine typische *Kontaktallergie*. Es handelt sich um eine durch T-Zellen vermittelte verspätete Immunreaktion des Typs IV.

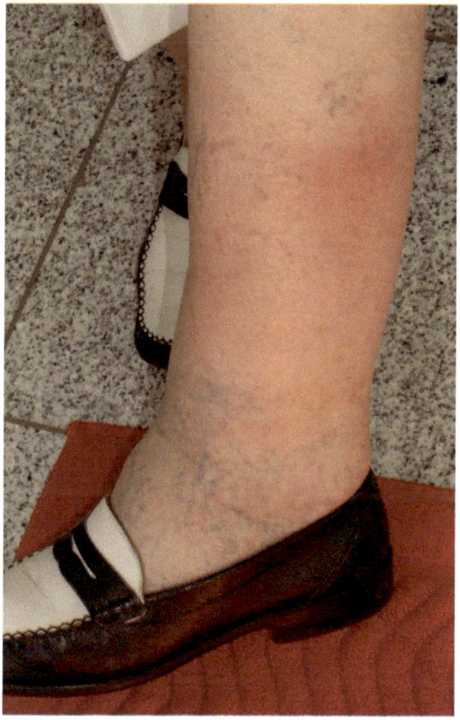

Phlebitis

Oberflächliche Venenentzündung, hier am linken Unterschenkel mit Schwellung der Wade.

Plantarwarzen

Warzen auf der Fußsohle, verursacht durch Hautviren des Typs HPV1 (Humane Papillomaviren des Typs 1) unter MTK II und IV.

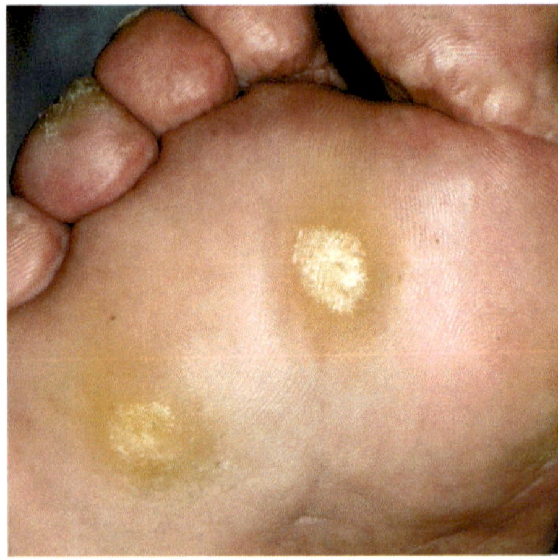

Plattenepithelkarzinom

Hier im Bereich des Nagelbetts der linken Großzehe. Kann mit einer banalen Nagelbettentzündung verwechselt werden. Deshalb bei nicht heilenden Entzündungen am Fuß einen Arzt einschalten!

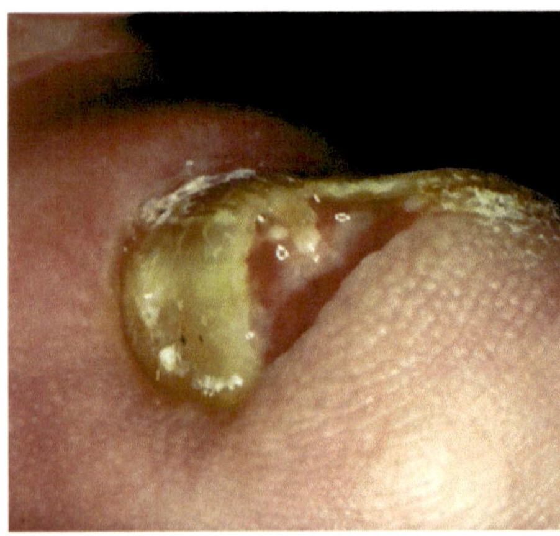

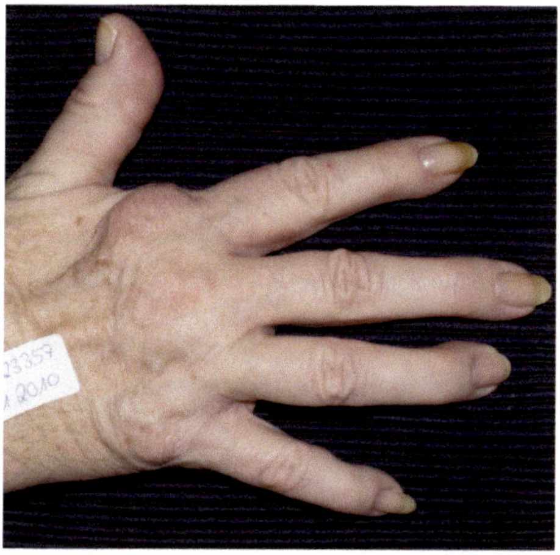

Polyarthritis, chronische

(Auch rheumatoide Arthritis) Entzündliche Erkrankung der Gelenke. Das Bild zeigt Veränderungen an den kleinen Gelenken der rechten Hand.

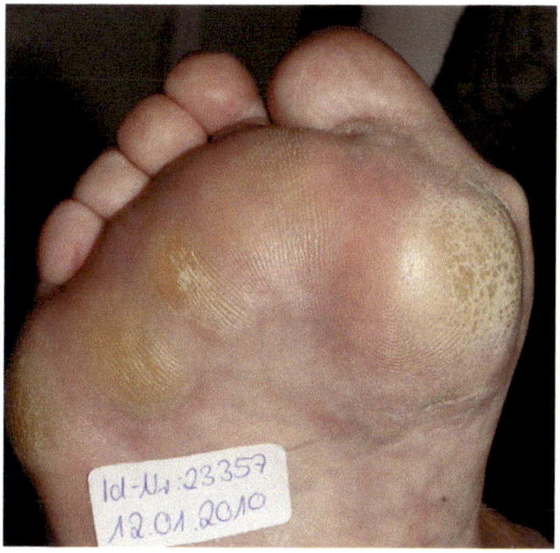

Gleiche Patientin mit rheumatischen Veränderungen am rechten Fuß.

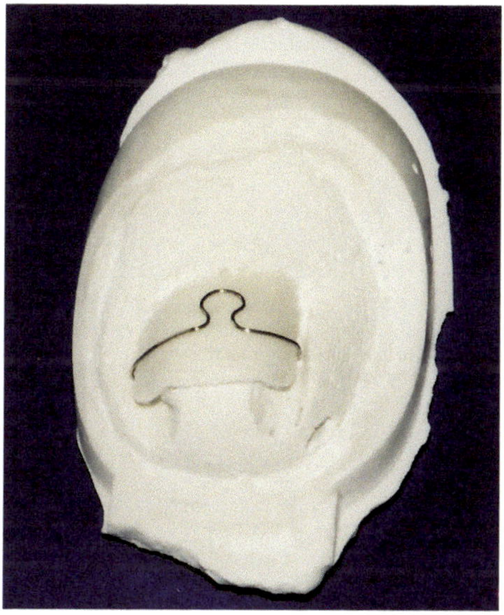

Positivabdruck

Positivabdruck einer Großzehe (hier mit angefertigter Spange). Der Abdruck entspricht eins zu eins der Zehe des Patienten. Siehe auch *Abformlöffel*, *Negativabdruck*, *Fraser-Spange*

Psoriasis

(Schuppenflechte) Am rechten Außenknöchel.

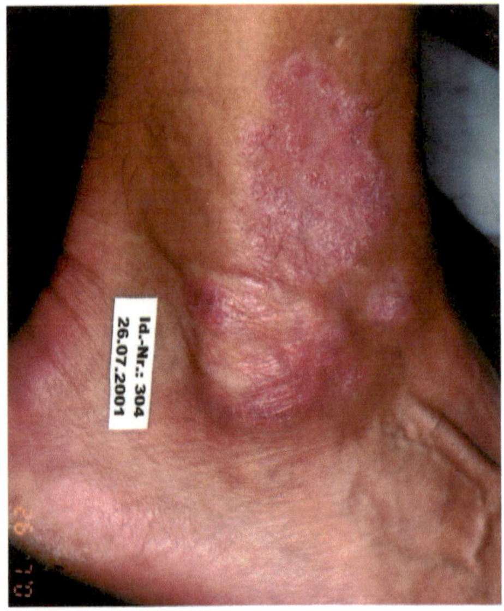

Pterygium

Überwachsen der Nagelplatte durch das Nagelhäutchen (Cuticula).

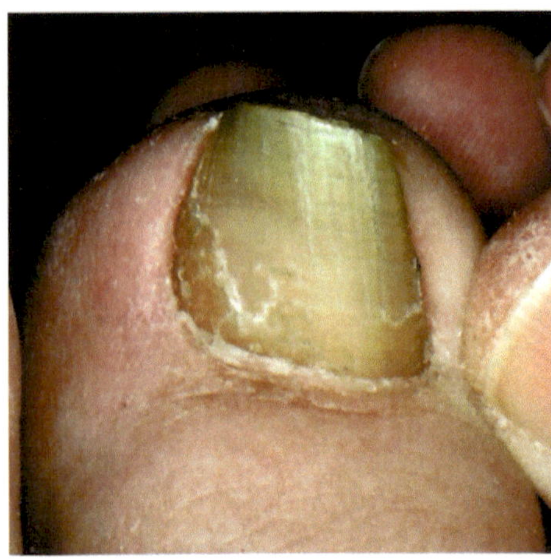

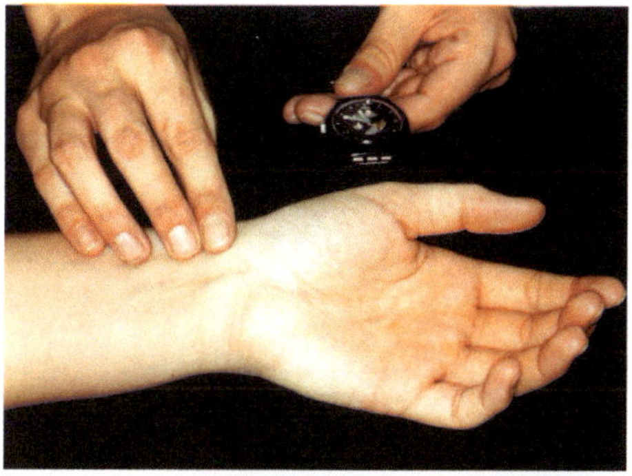

Pulstastung

Die Pulstastung ist an verschiedenen Taststellen des Körpers möglich:

Pulstastung an der Arteria radialis der linken Hand.

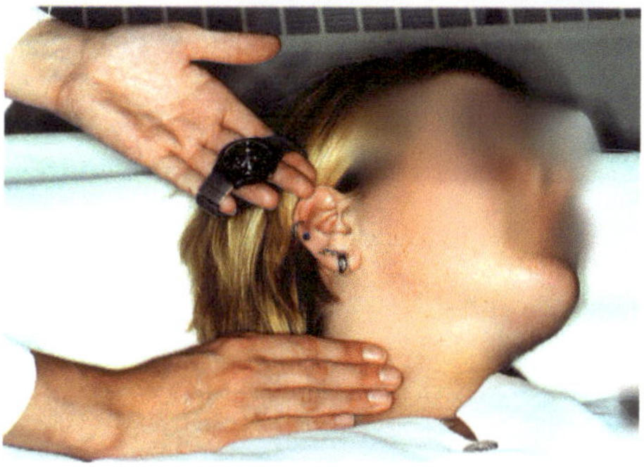

Pulstastung an der Arteria carotis rechts.

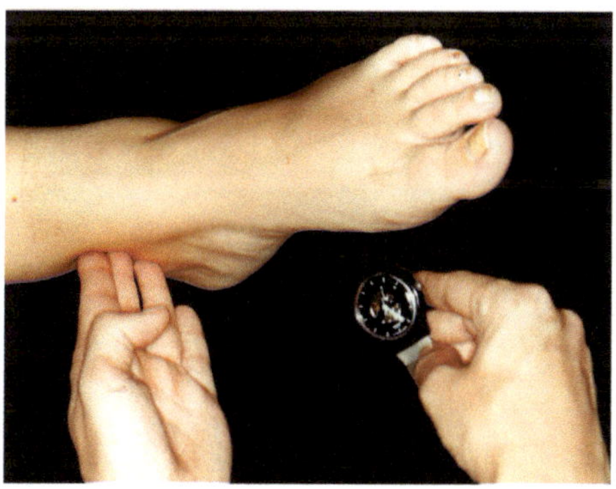

Pulstastung an der Arteria tibialis posterior linker Fuß.

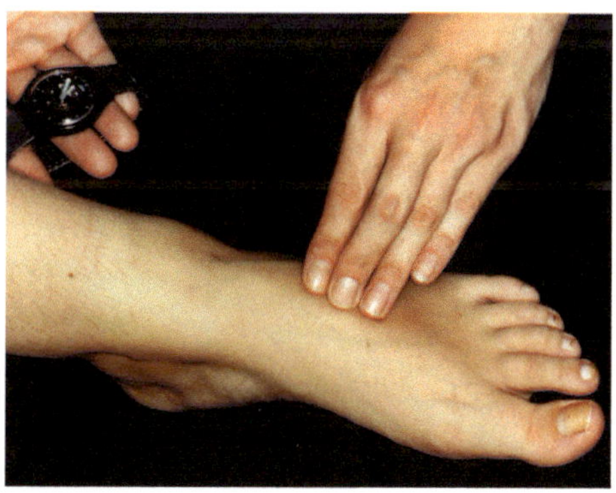

Pulstastung an der Arteria dorsalis pedis linker Fuß.

Mehr dazu im Kapitel 19, Erste Hilfe, „Lehrbuch und Bildatlas für die Podologie“, 5. Auflage 2023, Verlag Neuer Merkur, Planegg

Quadratfuß

oder Breitfuß. Alle Zehen sind in etwa gleich lang.

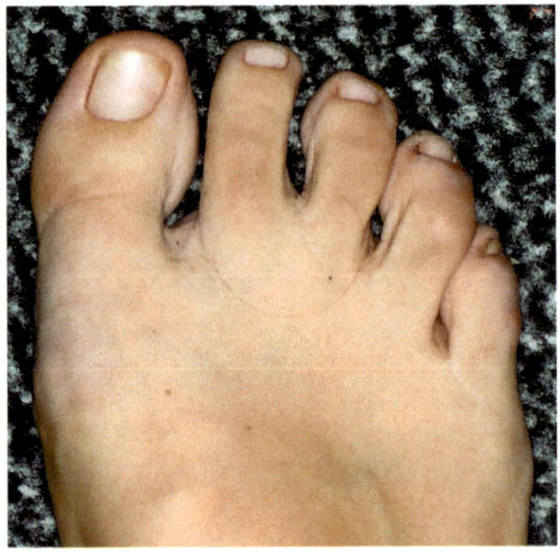

Quetschung

Hier des rechten Mittelfingers unmittelbar nach der Verletzung. In diesem Fall war der Verlust der Nagelplatte nicht zu vermeiden.

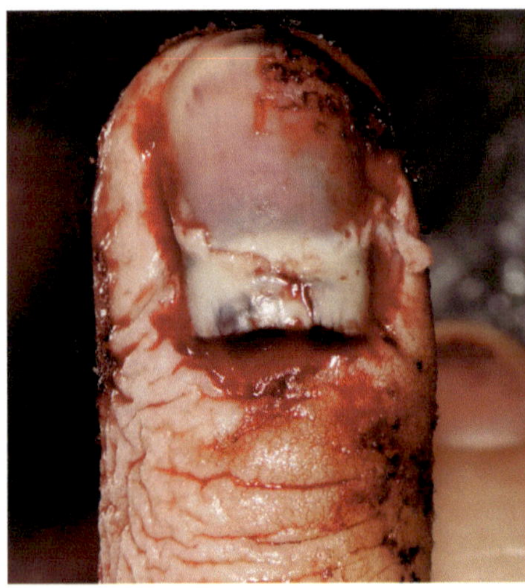

Rading (Rading-Stufenzange)

Rading bringt 1968 eine universale Stufenzange auf den Markt, mit der die Mittelschlaufen einer einteiligen Spange angefertigt werden können. Damit kann die *Fraser-Spange* direkt am Patienten angefertigt werden. Die mit der Stufenzange gebogenen Mittelschlaufen sind u-förmig.

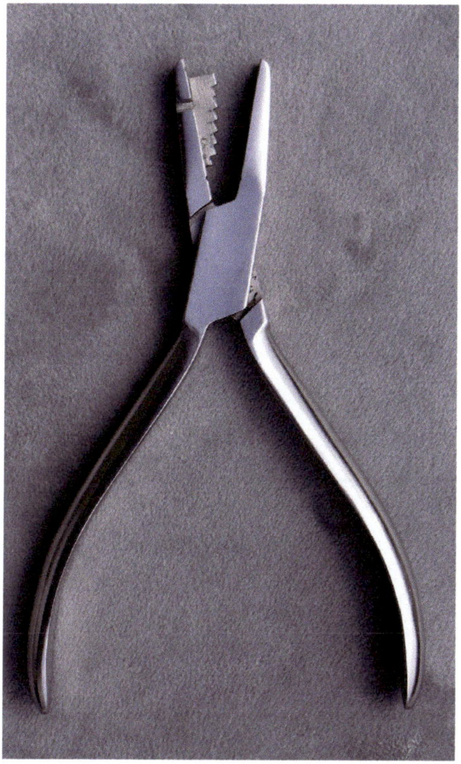

Stufenzange zur Anfertigung einer u-förmigen Schlaufe an einer *Fraser-Spange.*

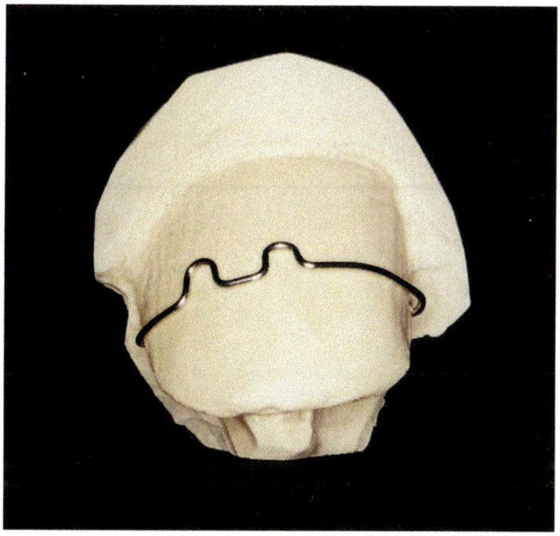

Mit Stufenzange gebogene Mittelschlaufen an einer *Fraser-Spange.*

Reiterzehe

(*Digitus superductus*) Die dritte Zehe wird von der zweiten und vierten Zehe nach oben verdrängt.

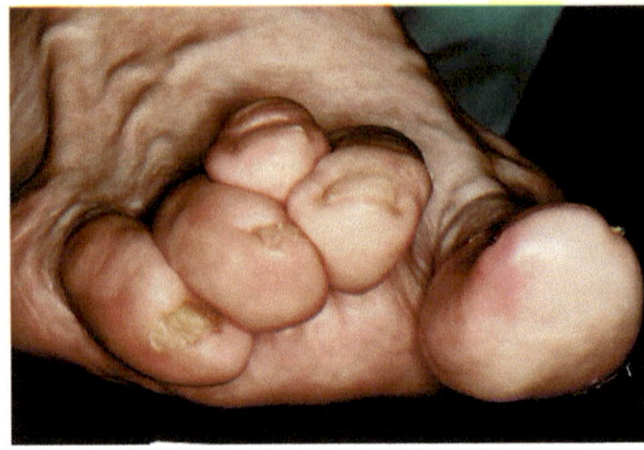

Restfaden

Nach *chirugrischem Eingriff/Emmert-Plastik*. Manche Operateure nähen den Nagelwall mit einem Faden am Nagel fest. Hier war ein Restfaden zurückgeblieben.

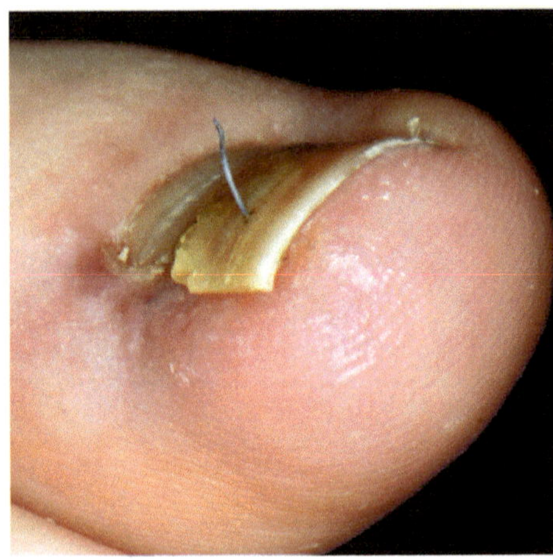

Restsporn

Wenn bei dem operativen Eingriff zur Behandlung eines eingewachsenen Fußnagels die betroffene Nagelwurzel nicht entfernt wird, wachsen häufig Nagelteile isoliert von der eigentlichen Nagelplatte nach. Siehe auch *Nagelsporn; Nagel, gespaltener*.

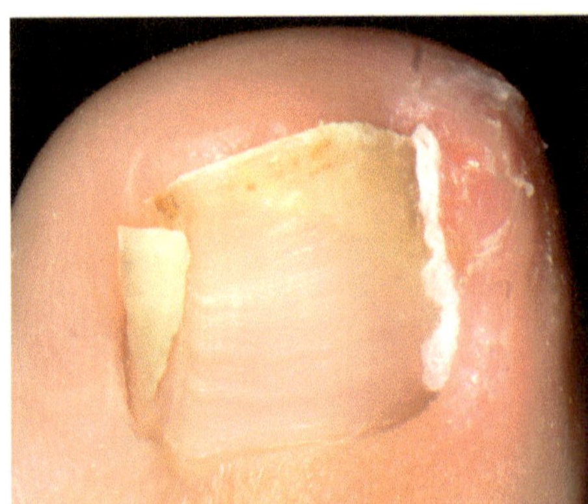

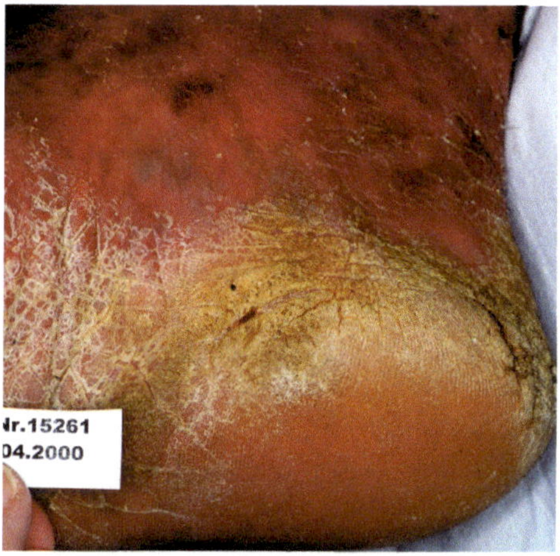

Rhagade

Ausgeprägte Rhagadenbildung im Bereich der Ferse. Es bestand zusätzlich ein Unterschenkelgeschwür wegen chronischer Venenfunktionsstörung bei Diabetes mellitus und Übergewicht.

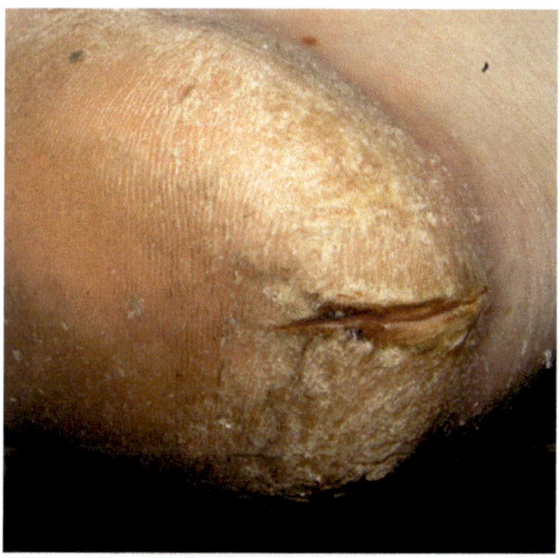

Bei ausgeprägter Verhornung verliert die Haut an Elastizität und reißt unter Belastung ein. So entsteht eine Rhagade, die sich entzünden oder bluten kann.

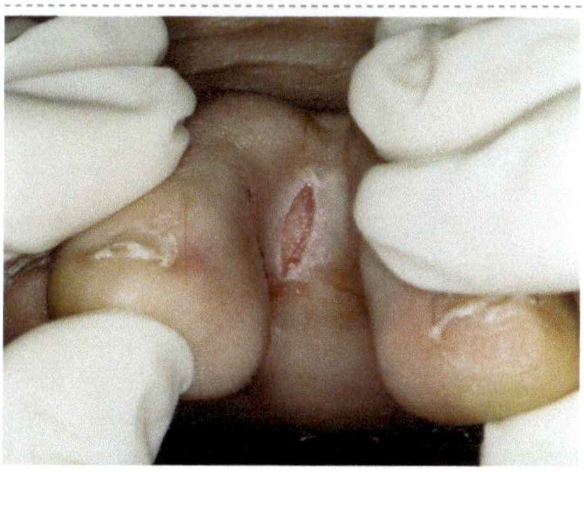

Eingerissene Rhagade interdigital zwischen zweiter und dritter Zehe auf Basis einer mazerierten interdigitalen Mykose.

In diesem Fall ist die Hornhaut in der Gelenkfalte der zweiten Zehe rechts plantar eingerissen.

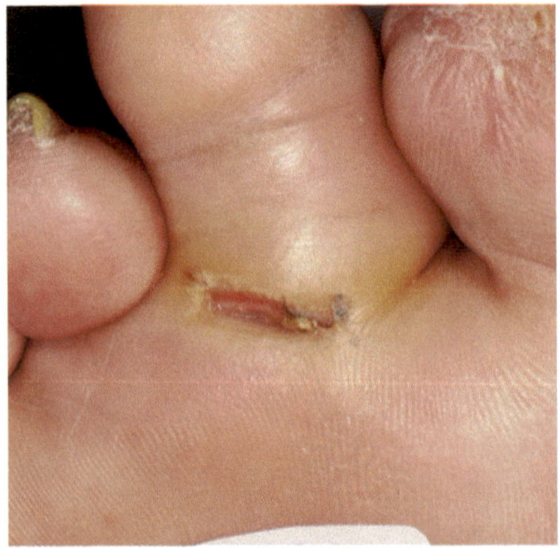

Ringtrennung

Bei Verletzungen an der Hand können die Finger in wenigen Minuten stark anschwellen. Ringe an den betroffenen Fingern müssen dann umgehend entfernt werden; wenn dies nicht mit Hausmitteln (Seife, Salben, Fett) gelingt, werden sie mechanisch durchtrennt (mit einem Diamantschleifer oder einer Ringsäge). Wenn ein Ring verbleibt, kann es aufgrund akuter Durchblutungsstörungen zum Verlust der Gliedmaßen kommen.

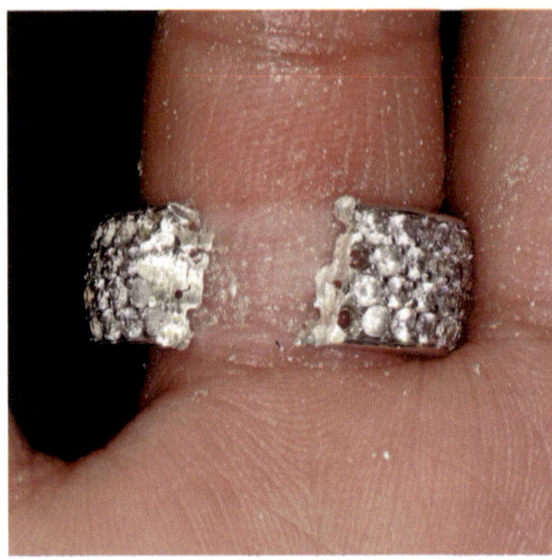

Rivanol

siehe Gelbfärbung der Nägel

Rotlauf

siehe Erysipel

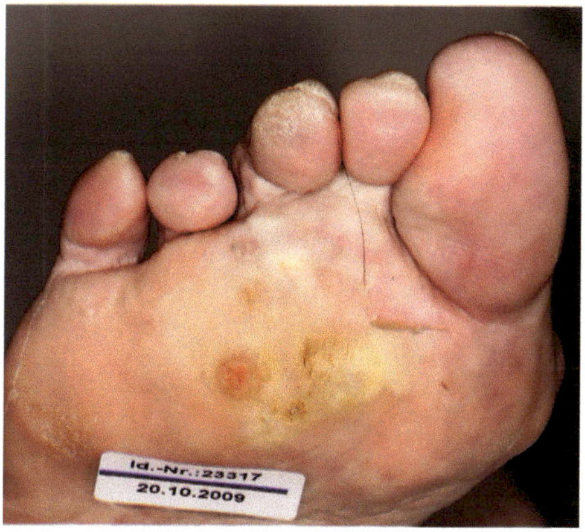

Salicylsäurepflaster

Manche Patienten wenden frei verkäufliche Salicylsäurepflaster zur Entfernung von Hornhaut an. Das Bild links zeigt den Befund nach Entfernung des Pflasters von der Fußsohle und dem Abtragen der Blase. Die Salicylsäure hat hier zu einer Blasenbildung geführt.
Siehe auch *Acetylsalicylsäure.*

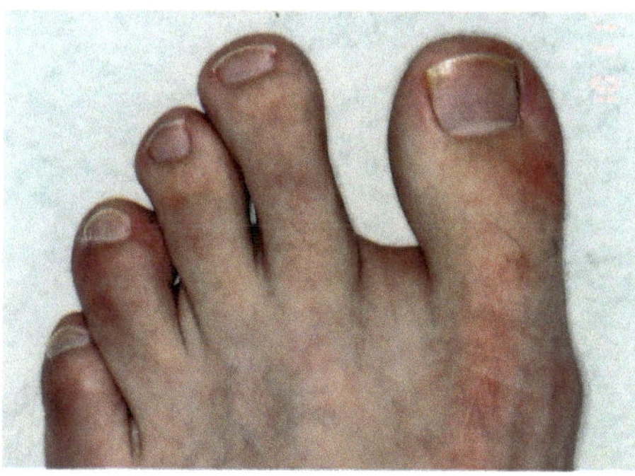

Sandalenlücke

bei einem sonst gesunden Patienten. Diese Anomalie ist häufig mit einer Trisomie 21 verbunden.

Sandfloh

siehe Tunga penetrans

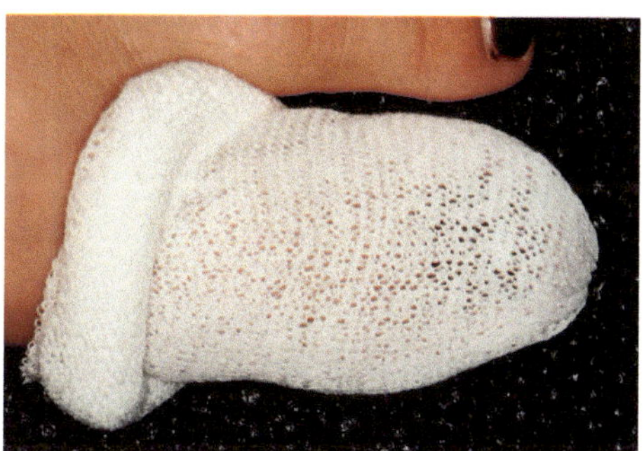

Schlauchverband

Schlauchverbände werden in der Podologie häufig bei Zehenverletzungen oder Entzündungen eingesetzt. **Stülpa** ist eine Produktbezeichnung für Textilschlauchverbände unterschiedlicher Größe. Der Begriff **Stülpa** hat sich aber generell für diese Verbände durchgesetzt.

Schleimbeutelentzündung

siehe Bursitis

Schnittverletzung

Hier am Zeigefinger. Solche Verletzungen sollten unmittelbar danach chirurgisch versorgt werden. Der Impfstatus (Tetanus) ist seitens des Arztes ebenfalls zu überprüfen.

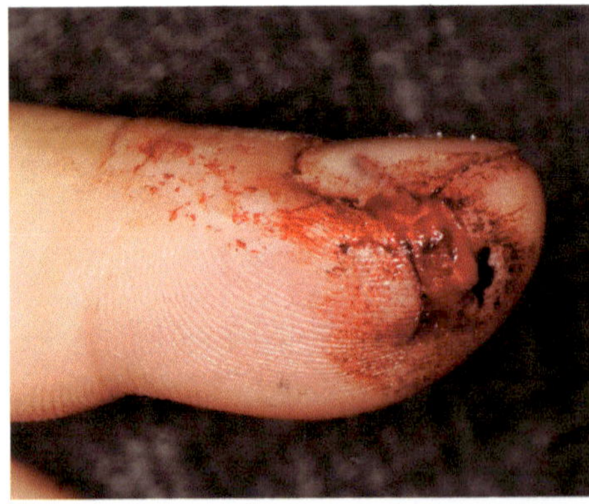

Tiefe Schnittwunde am linken Daumen, schon einige Stunden alt. Bei diesem Befund ist eine Wundnaht sinnvoll, da der Daumen diversen Belastungen ausgesetzt ist. Je nach Art der Verletzung (unsauberes Messer oder sonstige Verunreinigung) sollte eine antibiotische Behandlung eingeleitet werden und eine Tetanusimpfung erfolgen.

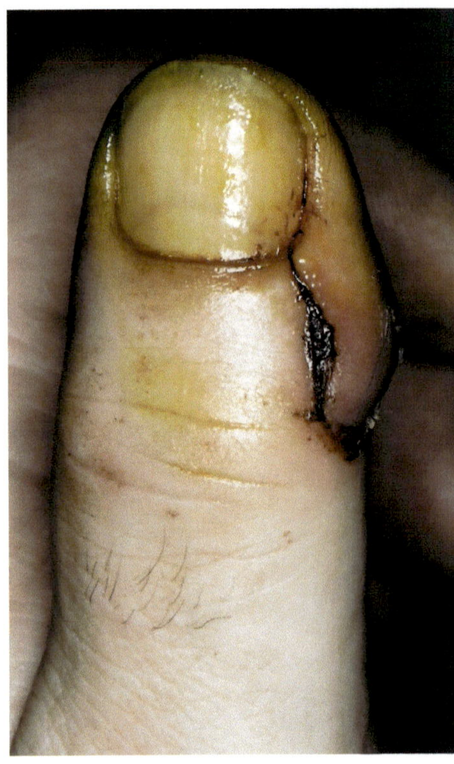

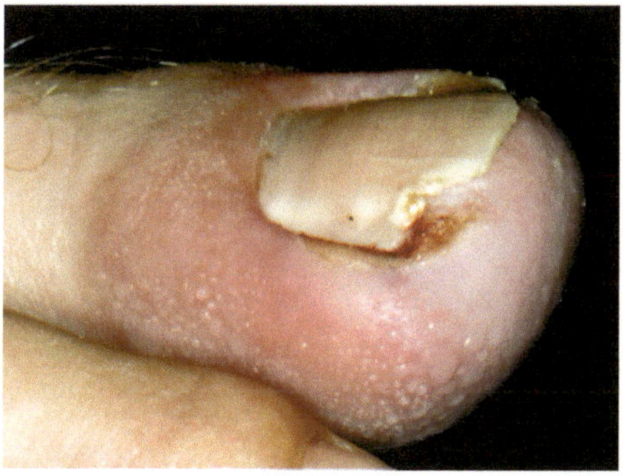

Schweißfuß

(*Hyperhidrosis pedis*) In diesem Fall eine vegetative Reaktion vor der Behandlung (Angstschweiß am Fuß).

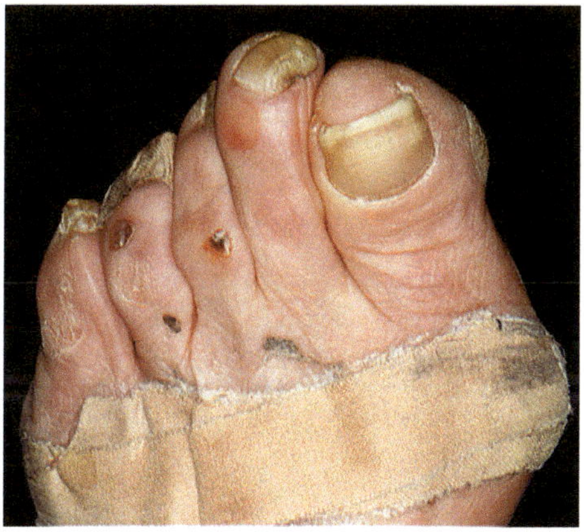

Selbsthilfe

einer 75-jährigen Patientin mit beginnender Onychogrypose der zweiten Zehe, Hallux valgus und vielen Druckstellen. Einige der Druckstellen wurden mit handelsüblichem Heftpflaster überklebt, was jedoch zu Hautreizungen und Mazerationen (Hautaufweichungen) unter dem Pflaster führte.

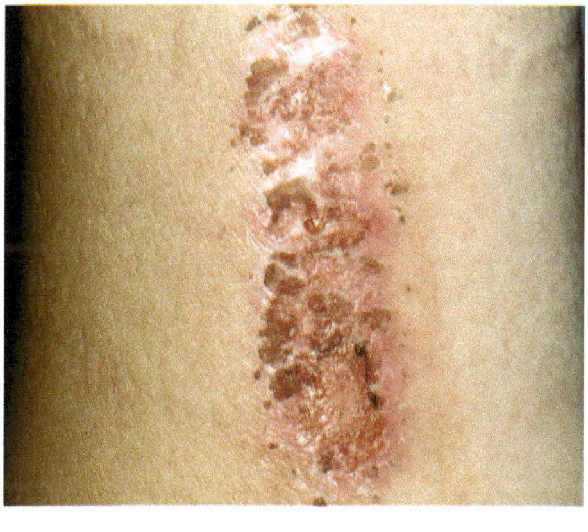

Selbstverletzung

Oft durch psychische Gründe selbst beigebrachte Verletzungen (Schnitt- oder Ritzverletzungen), meist an den Unterarmen, aber auch am Schienbein.
Hier war es eine Mutprobe eines jugendlichen Mädchens, das unter Beobachtung seiner Freundinnen mit einer Münze so lange die Haut abschabte, bis es blutete. Die Eltern der Jugendlichen hatten eine ansteckende Erkrankung befürchtet.

Silbernitrat

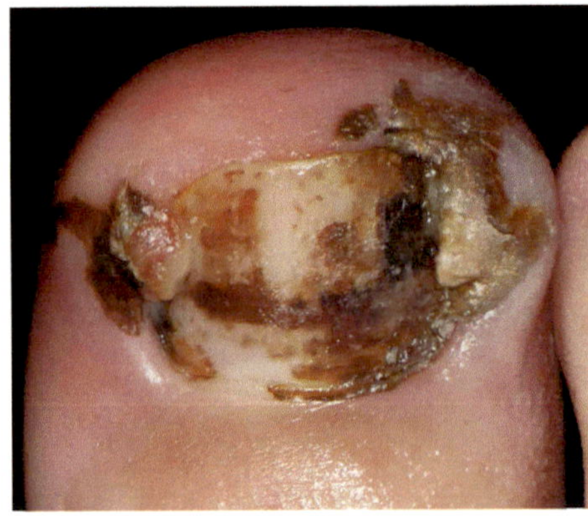

Volkstümlich: Höllenstein, lateinisch: *Lapis infernalis*, ist ein Salz der Salpetersäure. In der Medizin wird Silbernitrat als *Antiseptikum* und Adstringens (0,5-%ige Lösungen zur lokalen Behandlung) sowie als Ätzmittel (*Höllenstein-Ätzstift*) gegen Hypergranulationen (wildes Fleisch), Geschwüre und Warzen benutzt. Es verfärbt bei der Anwendung am Nagel sowohl die Nagelplatte als auch die bestrichene Haut.

Spalthauttransplantat

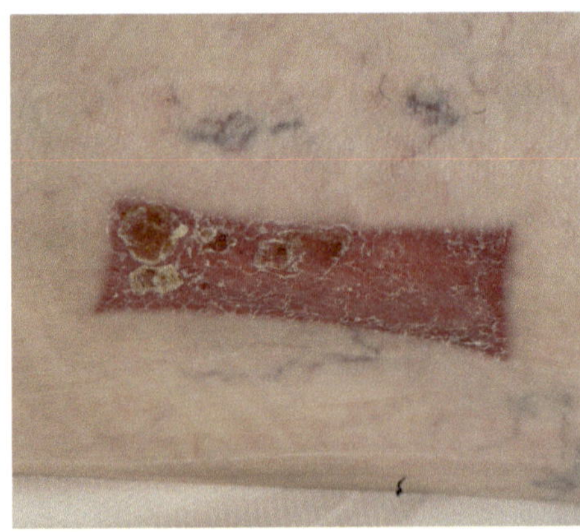

Wird zur Abdeckung von Verbrennungswunden, chronischen Unterschenkelgeschwüren und anderen Hautdefekten verwendet.

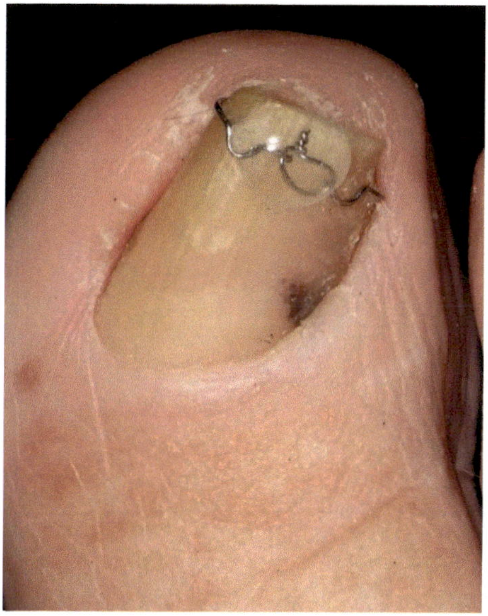

Spange, herausgewachsen

Nagelkorrekturspangen wachsen mit der Nagelplatte nach distal (körperfern). Sie müssen dann entfernt werden, um Verletzungen zu vermeiden. Gleiches gilt für Spangen, die sich gelockert haben.

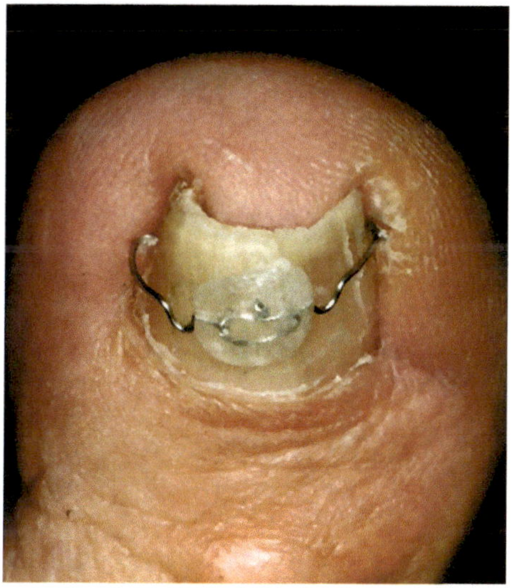

Spange, gelockert

Lockerung des lateralen Spangenschenkels einer dreiteiligen Nagelkorrekturspange. Die Spange wird mittig noch durch die Kunstharzmasse fixiert. Um Verletzungen zu vermeiden, muss die Spange komplett entfernt werden.

Spannungsblase

Hier am linken Unterschenkel eines Diabetikers mit Herzinsuffizienz (Herzschwäche), wodurch es zu erheblicher Ödembildung mit Entstehung einer Spannungsblase kam. Siehe auch *Blase*.

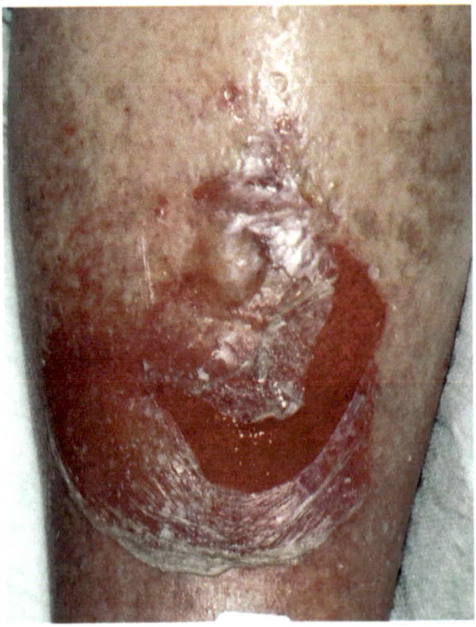

Spritzenabszess

Hier nach Heroininjektionen neben statt in die Vene mit anschließender Abszessbildung. Die Betroffenen suchen sich immer neue Stellen für ihre Injektionen, wenn sie keine Venen mehr finden. Beliebte Stellen sind Fußrücken, Unter- und Oberschenkel, Leiste, unter der Zunge und andere.

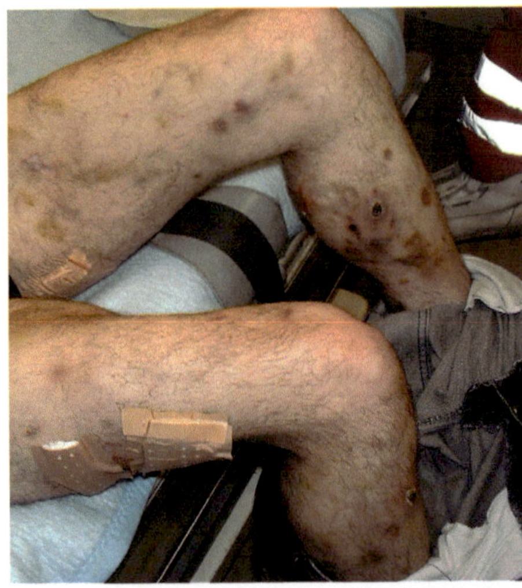

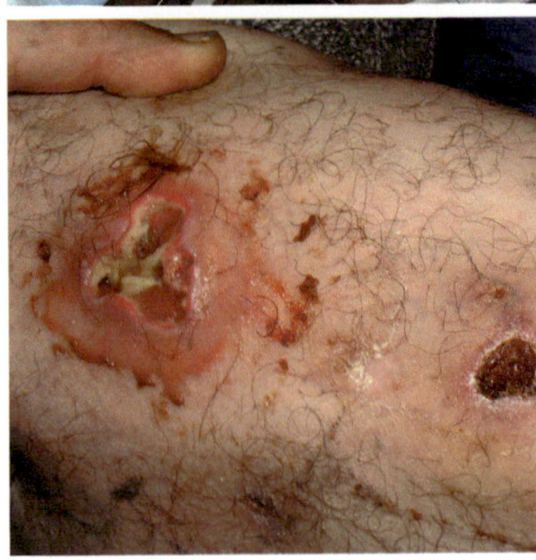

Spritzenabszess des gleichen Patienten in Großaufnahme. Der Patient hatte acht Spritzenabszesse. Siehe auch *Abszess*.

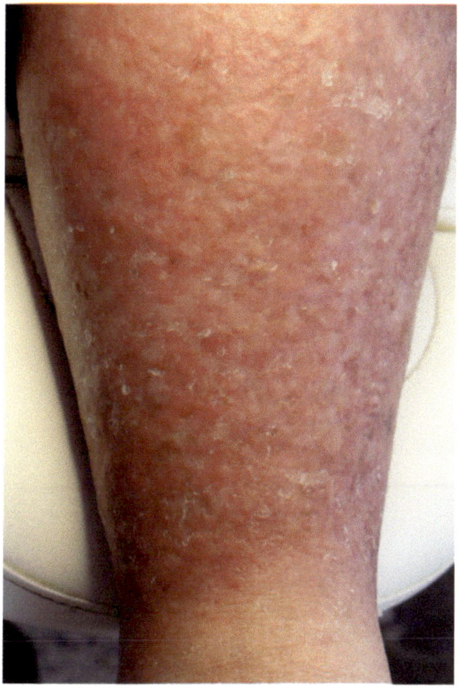

Stauungsdermatitis

Eine Dermatitis ist eine Entzündung der Lederhaut. Bei der Stauungsdermatitis ist eine der Ursachen eine chronisch-venöse Insuffizienz mit Rückflussstörung des Bluts zum Herzen. Eine Herzschwäche mit ausgeprägten *Ödemen* (Wasseransammlungen) begünstigt eine derartige Dermatitis.

Subungualer Abszess — **siehe Abszess**

Subunguale Exostose — **siehe Exostose**

Subunguales Hämatom — **siehe Hämatom**

Subunguale Keratose/Hyperkeratose — **siehe Keratose/Hyperkeratose**

Sulci Protektor

Es handelt sich um kleine, feine Gummischläuche, die längs aufgeschnitten sind und an einer Seite spitz zulaufen. Sie werden auf den Nagelrand aufgeschoben, um den Nagelfalz vor der scharfen Kante des Nagelrandes zu schützen. Die Protektoren gibt es in unterschiedlichen Größen.

Der Sulci Protektor wurde 1959 durch Ross Fraser eingeführt.

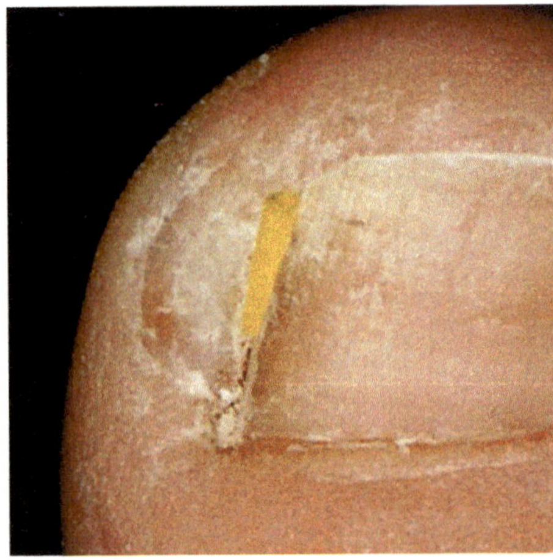

Rechtes Bild: im medialen Nagelfalz der rechten Großzehe.

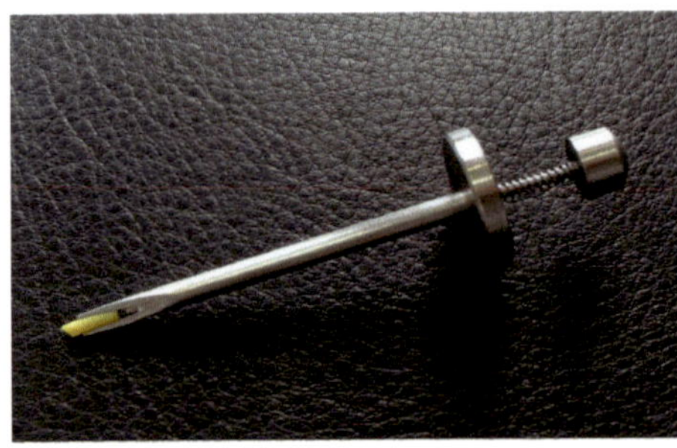

Oben: Applikator für die Sulci Protektoren.

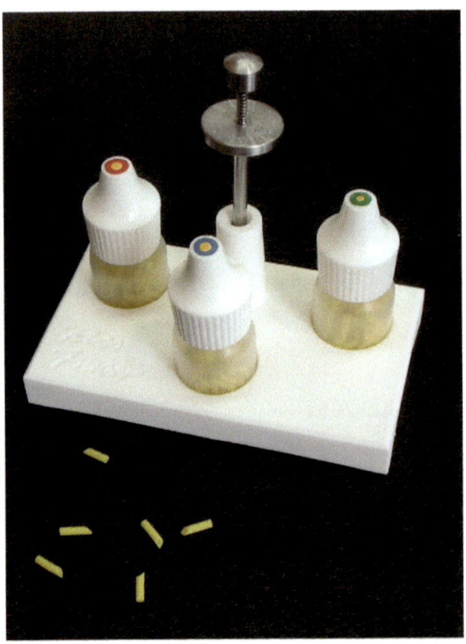

Links: Applikations-Set für die Sulci Protektoren.

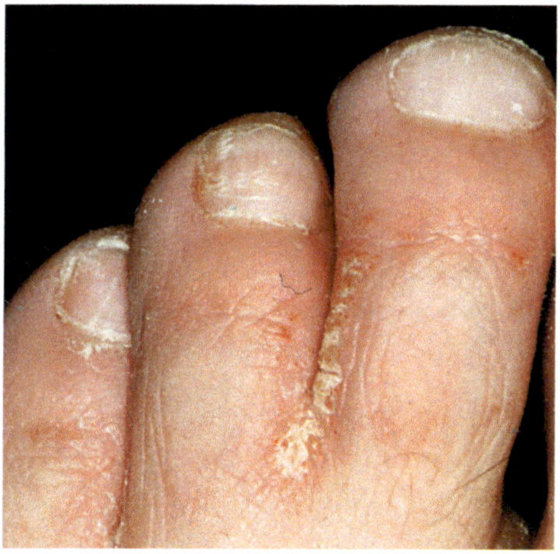

Syndaktylie

Angeborene Entwicklungsstörung mit Verwachsung bzw. Nichttrennung von Zehen- oder Fingeranlagen (kutane, ossäre oder totale Syndaktylie); hier im vorliegenden Fall Nichttrennung von zweiter und dritter Zehe.

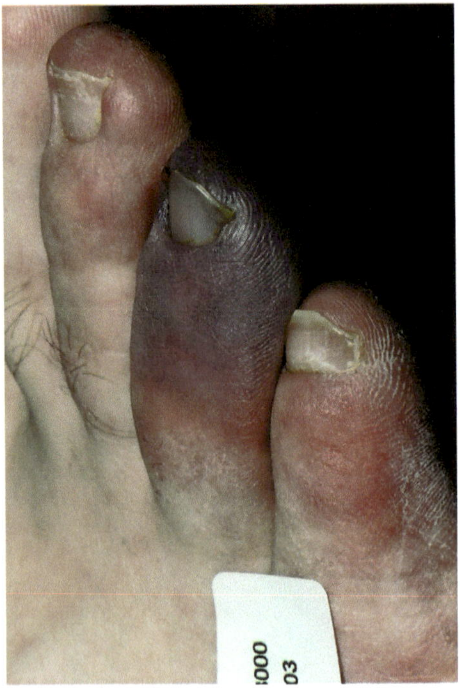

Thrombose

Hier der vierte Zeh des rechten Fußes bei einem Diabetiker von dorsal (oben) betrachtet. Eine chirurgische Intervention wurde seitens der Gefäßchirurgie abgelehnt.

Thrombosierte Zehe von ventral (vorne) betrachtet bei gleichem Patienten.

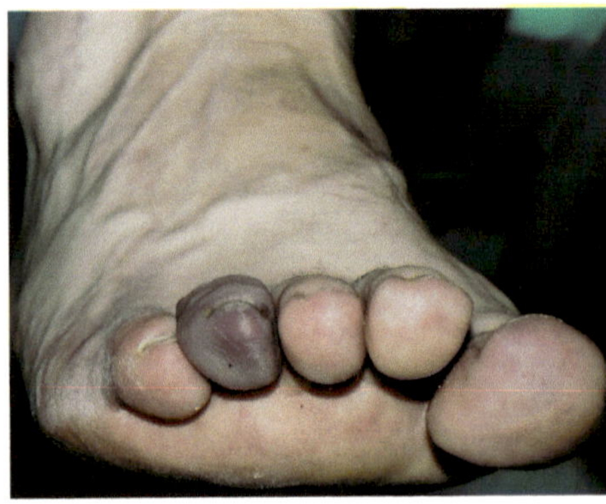

Therapie mit einem *Blutegel* (Hirudo medicinalis) beim gleichen Patienten.

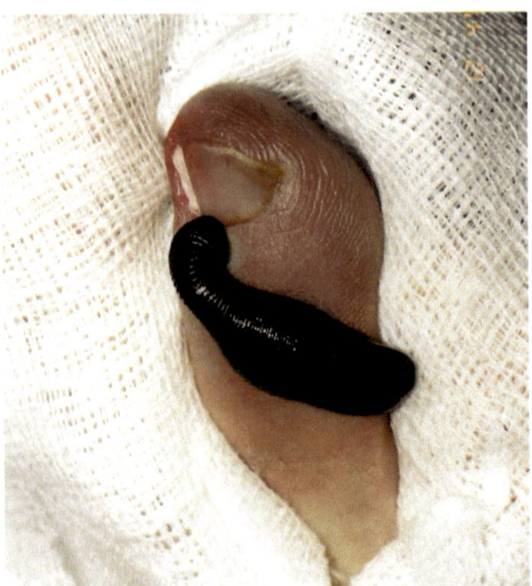

Nachblutung nach Entfernung des Blutegels.

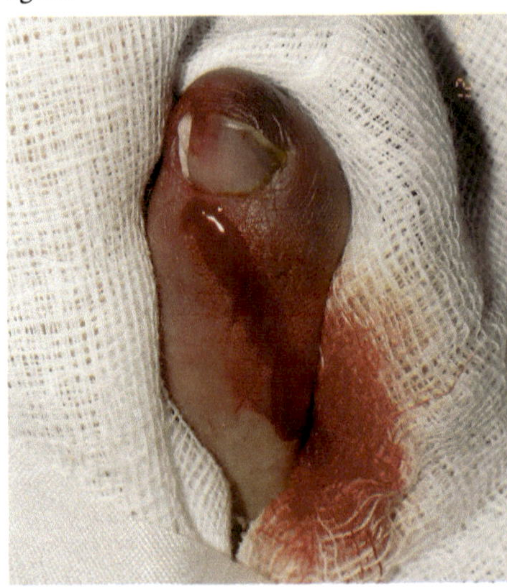

Tiefziehprothese nach Eckle

Eine Nagelwachstumsstörung vor Applikation der *Tiefziehprothese nach Eckle* (Foto unten).

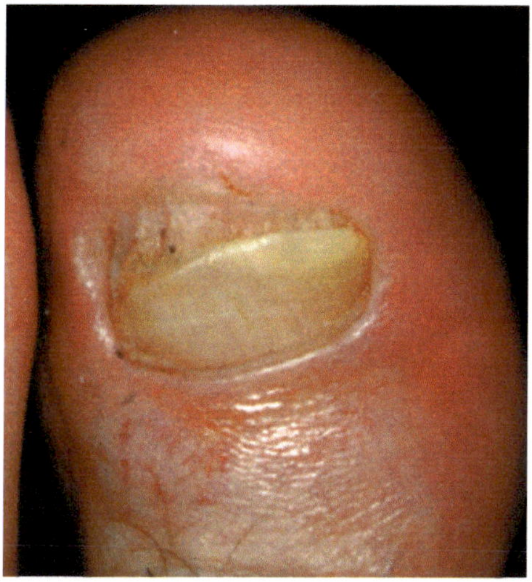

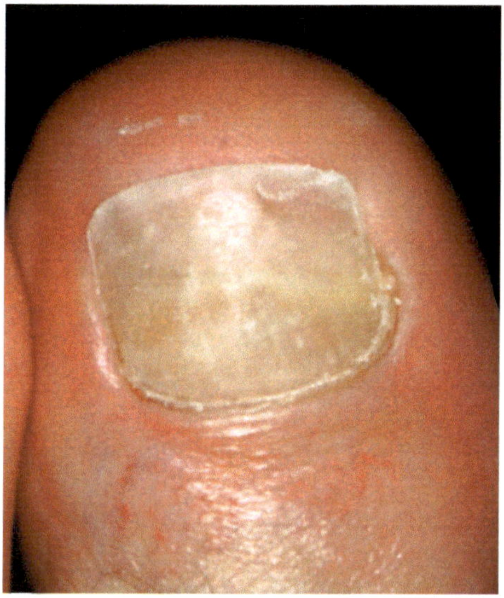

Nach Applikation der *Tiefziehprothese nach Eckle (Eckle-Tiefziehprothese, Nagelprothesen).*

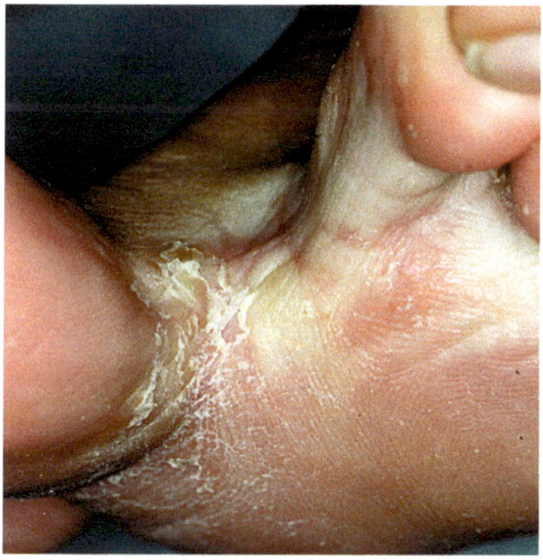

Tinea pedis

Mykose zwischen den Zehen, *interdigitale Mykose.*

Trepanation

Die Trepanation ist ein chirurgisches Verfahren, das in der Podologie nur sinnvoll bei einem *subungualen Hämatom* eingesetzt werden kann. Dies ist mit einem rotierenden Instrument (Rosenkopfbohrer) oder einer Injektionsnagel der Größe 1 *(0,9 x 40 mm)* möglich. Die Injektionsnadel wird von Hand gefühlvoll auf die Nagelplatte aufgesetzt und mit minimalem Druck vor- und zurückgedreht.

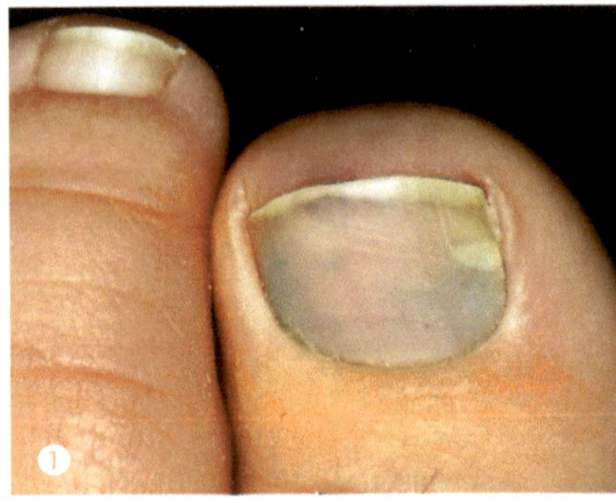

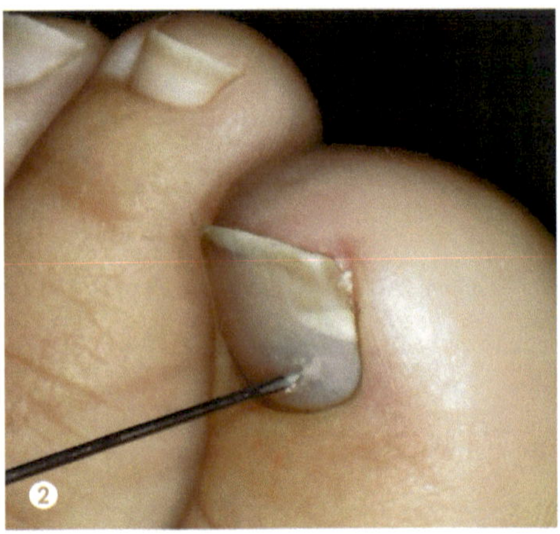

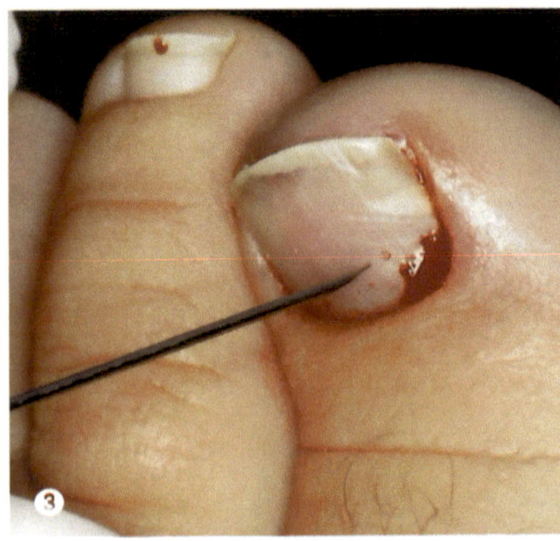

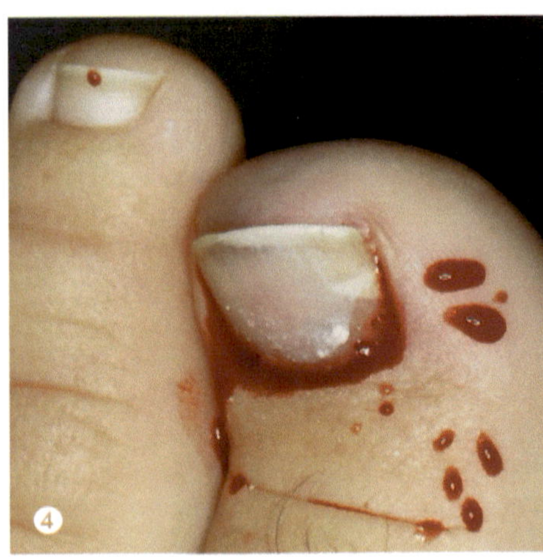

❶ Subunguales Hämatom unter dem Großzehennagel. Um die Schmerzen zu lindern und einen Verlust der Nagelplatte zu verhindern, ist eine Trepanation notwendig.
❷ Die Trepanation wird mit einer Injektionskanüle vorgenommen. Die Kanüle wird mit leichtem Druck vor und zurück gedreht, bis aus der entstandenen Öffnung das Blut entweichen kann. In Einzelfällen müssen mehrere Öffnungen geschaffen werden.
❸ Während der Trepanation tritt schon Blut aus.
❹ Nach Zurückziehen der Kanüle spritzt das Blut aufgrund des Drucks unter der Nagelplatte heraus.

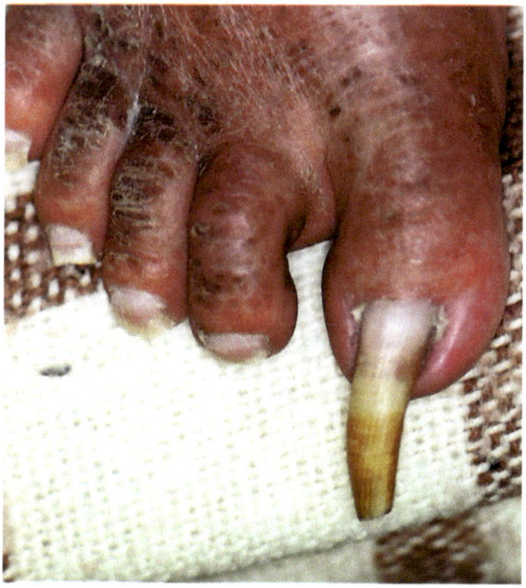

Tütennagel

Sonderform des *Unguis convolutus.*

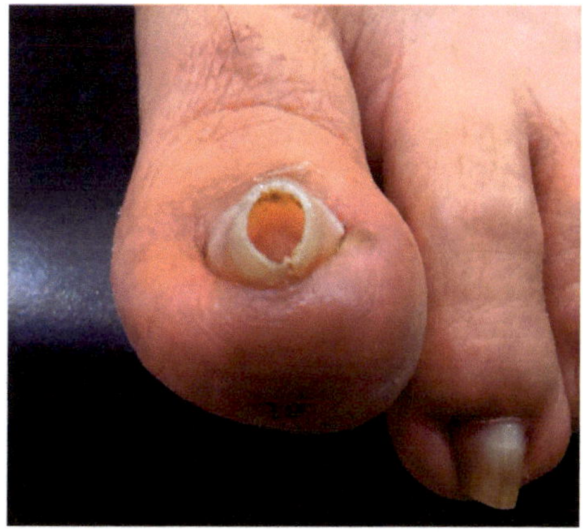

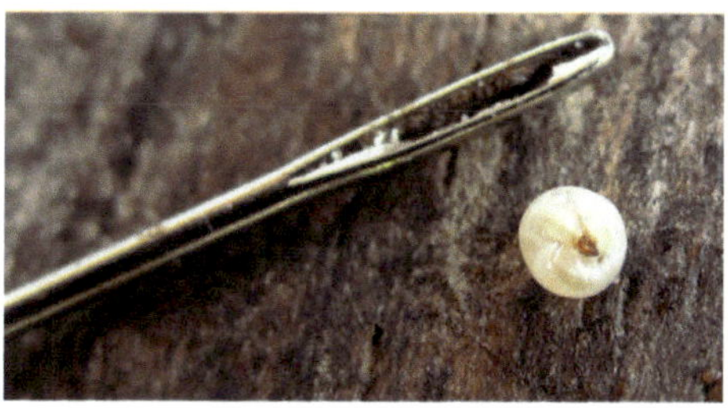

Weiblicher Floh nach chirurgischer Entfernung. Foto: © Wikipedia

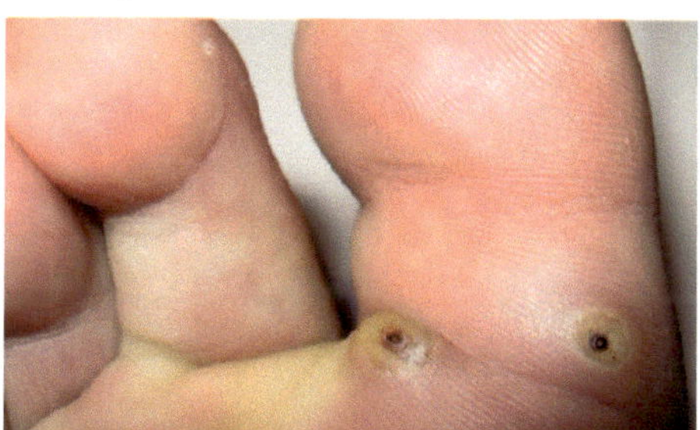

Befall unter dem großen Zeh bei einer Patientin, die Urlaub in Afrika gemacht hatte.

Tunga penetrans (Sandfloh)

Er ist in den tropischen Gebieten von Südamerika (ursprüngliche Heimat), Afrika und Asien zu finden. Wie andere Flöhe auch, ernährt er sich parasitisch vom Blut verschiedener Säugetiere, unter anderem auch des Menschen. Der Befall wird Tungiasis genannt und ist eine harmlose, wenn auch störende Erkrankung. Durch das Eindringen des Parasiten unter die Haut können jedoch andere Mikroorganismen das Gewebe infiltrieren, wobei es zu Sekundärinfektionen kommen kann. Tunga penetrans lebt auf sandigen Böden. Das Weibchen bohrt sich in die Haut des Wirtes (vorwiegend an den Füßen und unter den Zehennägeln) ein und wächst innerhalb von acht bis zehn Tagen zu einer Größe von vier bis zwölf Millimetern Durchmesser an, wobei eine Erbsengröße als durchschnittlich anzusehen ist.
Siehe auch *Hautmaulwurf, Larvenstadium.*

Tumor

Ein 26-jähriger Patient stellte sich mit einer schon seit Längerem bestehenden und langsam an Größe zunehmenden, aber schmerzlosen, Schwellung am rechten Großzeh vor.

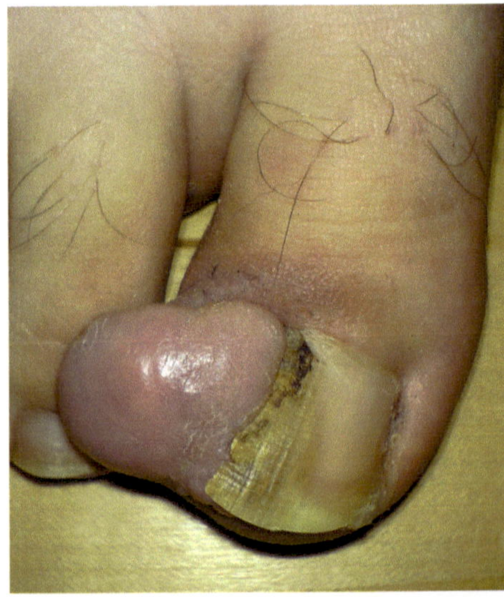

Der Patient musste bei der Arbeit Sicherheitsschuhwerk mit Stahlkappen tragen. Dabei hatte er rechts zunehmend Platzprobleme.

Anamnestisch berichtete er von zweimaliger *Emmert-Plastik* innerhalb von fünf Jahren. Bei dem Patienten waren keine systemischen Erkrankungen bekannt.

Inspektorisch imponierte ein zirka 30 x 20 x 10 mm großer, reizloser, annähernd elliptischer Tumor am rechten Großzeh medial, der palpatorisch knorpelähnlich und vollkommen schmerzfrei erschien. Der linke Großzeh war – ebenso wie alle übrigen Zehen – unauffällig.

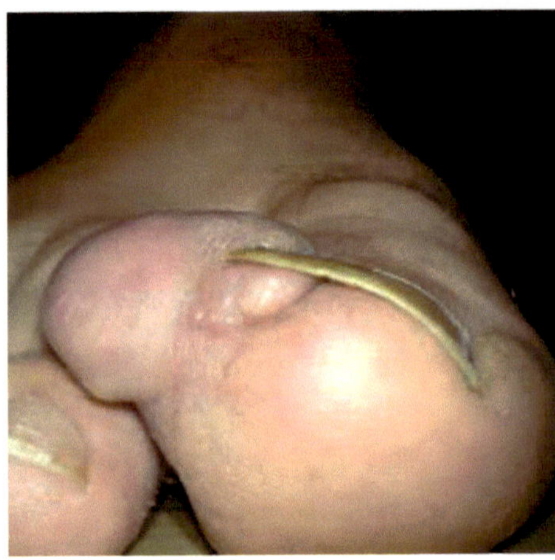

Nicht zuletzt aus ästhetischen Gründen erfolgte die chirurgische Entfernung mit anschließender Ruhigstellung bis zur gesicherten Wundheilung. Histologisch sprach man zunächst von „superfizieller Fibromatose", im Abschlussbericht war von „keloidartigem Narbengewebe" die Rede.

Text und Fotos: Dr. med. Kai Grigoleit

Überbein

siehe Exostose und Ganglion

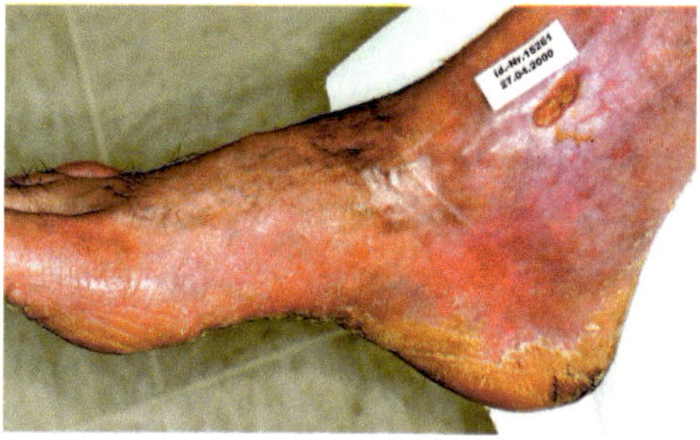

Ulcus cruris

Ulcus cruris venosum (Unterschenkelgeschwür) durch Venenfunktionsstörung bedingt.

Ungepflegter Fuß

siehe Fuß und Adipositas

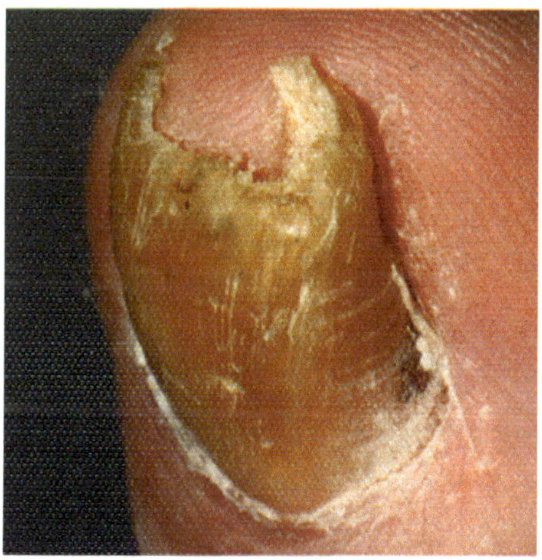

Unguis convolutus

Quer zur Wachstumsrichtung gekrümmter Nagel (Rollnagel). Kann durch enges Schuhwerk, Stoffwechselstörungen und Durchblutungsstörungen verursacht werden. Betrifft oft mehrere Nägel und kann zu schweren Entzündungen des Nagelbetts und des Nagelwalls führen.

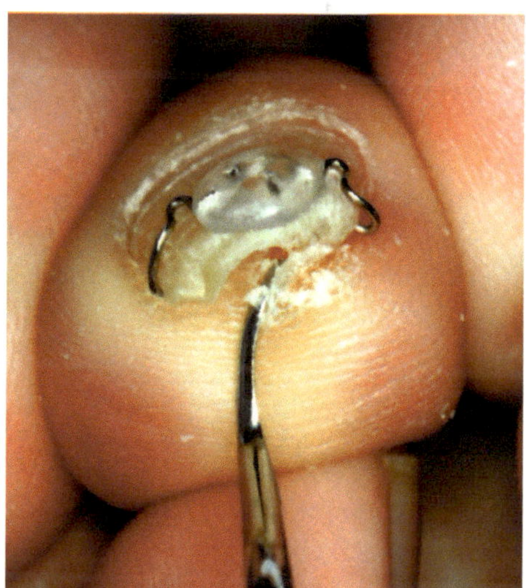

Rechts: Zweite Zehe (extrem). Der mediale Nagelrand ist regelrecht gefaltet.

rechts: Rollnagel der zweiten Zehe.

Unten: Rollnagel der rechten Großzehe.

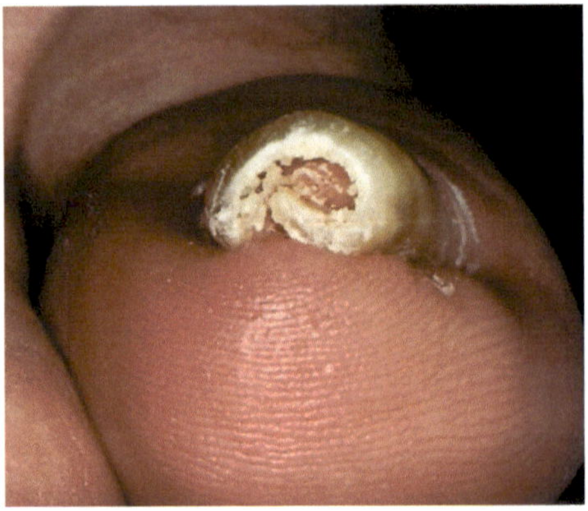

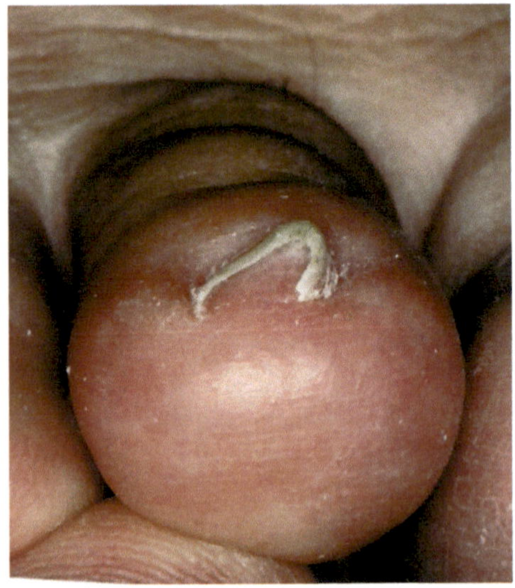

Unguis incarnatus

Eingewachsener Fußnagel bei ausgeprägtem Schweißfuß (Hyperhidrosis pedis). Die Ursache ist meist zu enges Schuhwerk, falsche Pflege, Verletzungen, Ausschneiden der Nagelecken oder auch anlagebedingt.

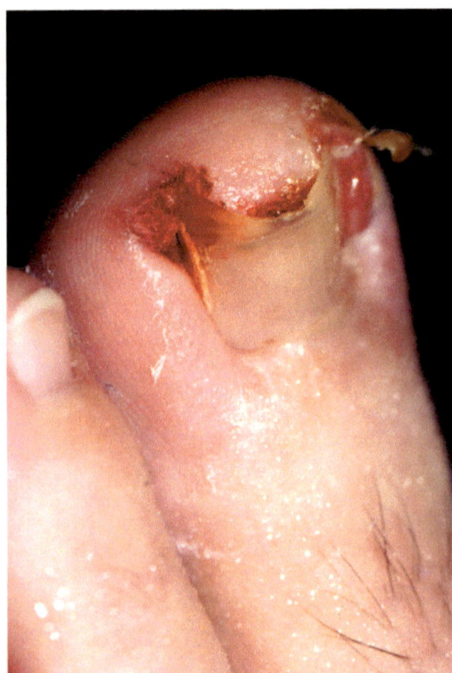

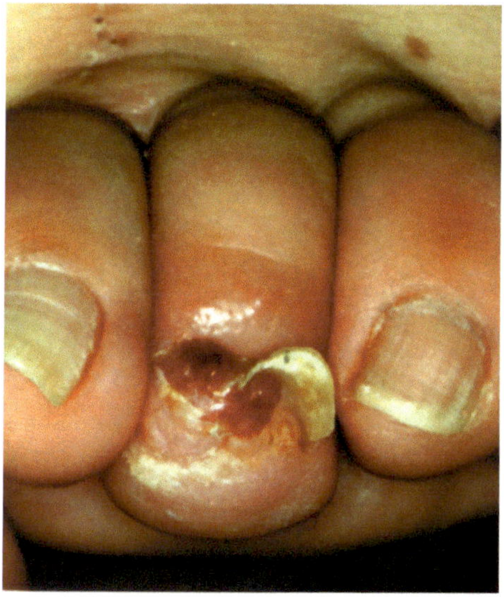

Unguis incarnatus an der dritten Zehe links.

Unten: Bei einem 65-jährigen Mann, der nach eigenen Angaben seit der Kindheit unter eingewachsenen Großzehennägeln beidseitig leidet.

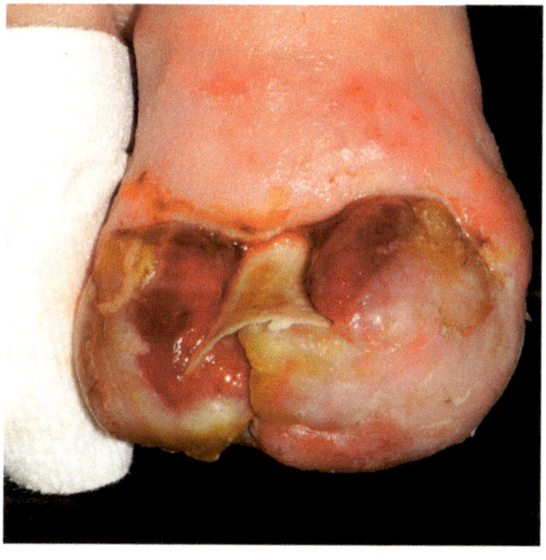

Unguis inflexus

in Wachstumsrichtung gekrümmter Nagel (auch *Papageienschnabelnagel* genannt). Wahrscheinlich eine Wachstumsstörung, begünstigt durch enges Schuhwerk, Pilzerkrankungen und Durchblutungsstörungen.

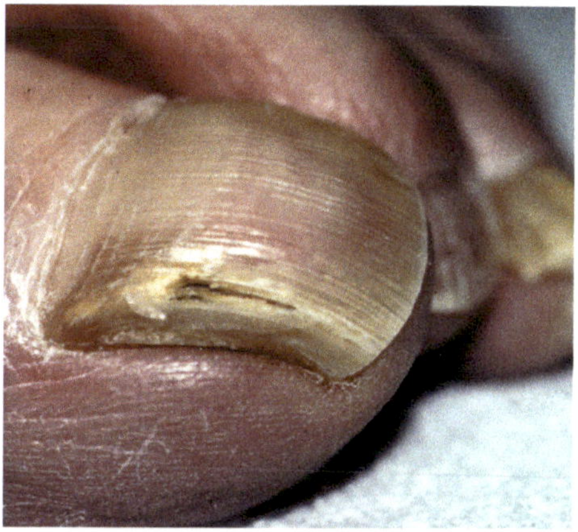

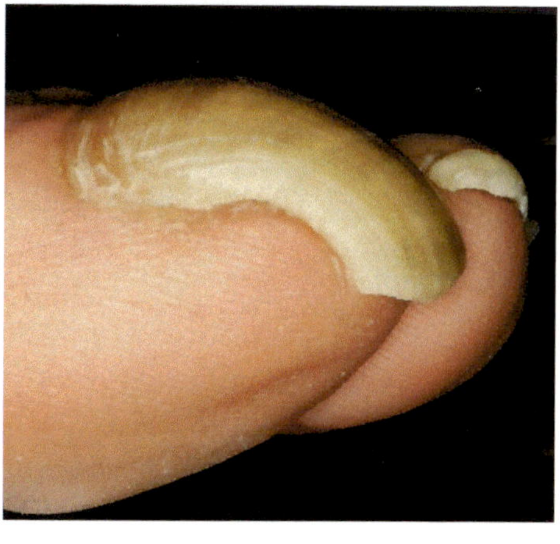

Unguis inflexus, der um die Zehenkuppe herumwächst.

Extremer Unguis inflexus an der Großzehe rechts.

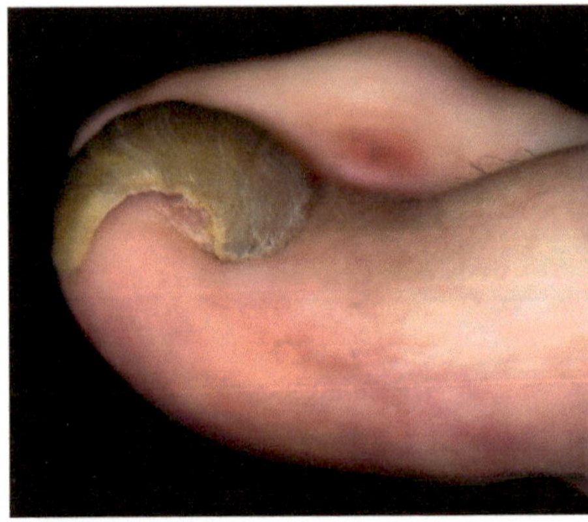

Der Nagel legte sich bündig um die Zehenkuppe herum, weil er im Schuh keine andere Wahl hatte.

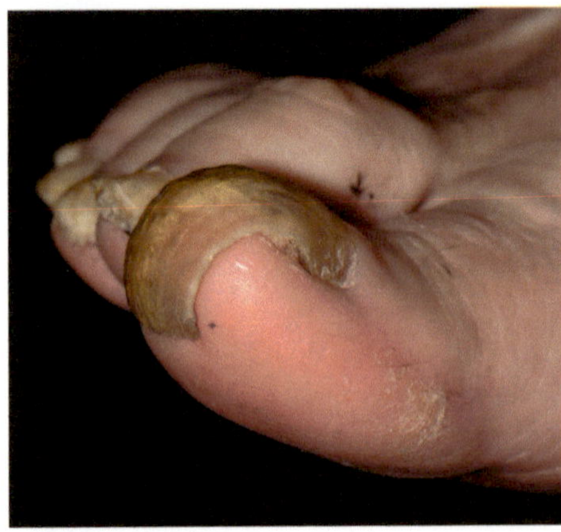

In diesem Fall ist jeder Nagel als Unguis inflexus ausgebildet.

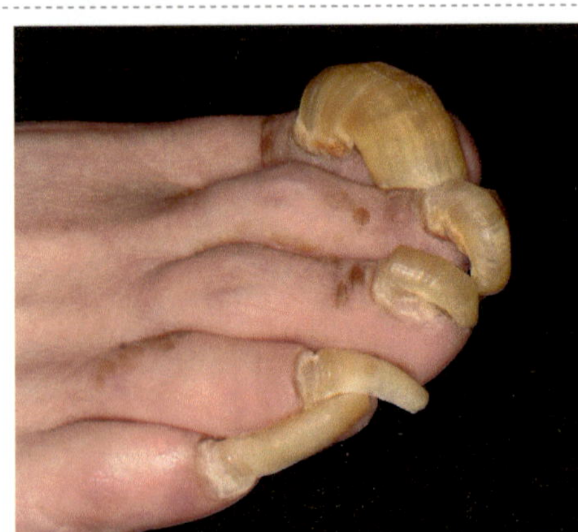

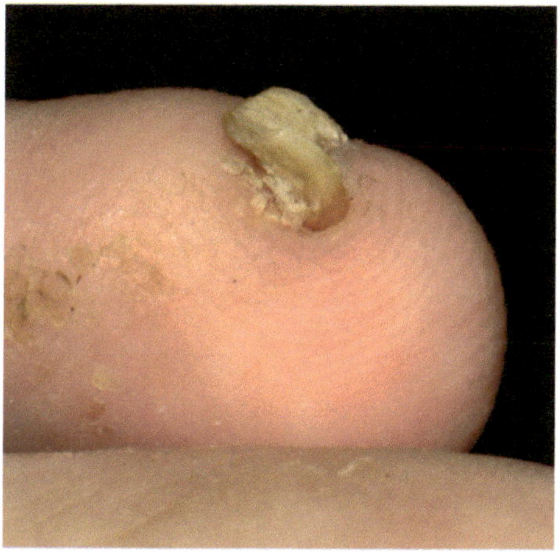

Unguis retroflexus

Hier an der fünften Zehe links.

Varizen

siehe CVI und Krampfadern

Venenentzündung

Oberflächlich (*Phlebitis*). Hier am Unterarm nach Infusion einer durchblutungsfördernden Substanz, die zu einer Venenreizung geführt hat.

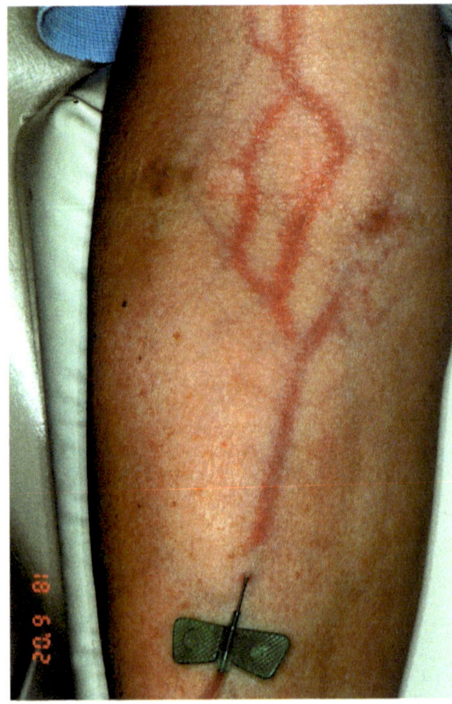

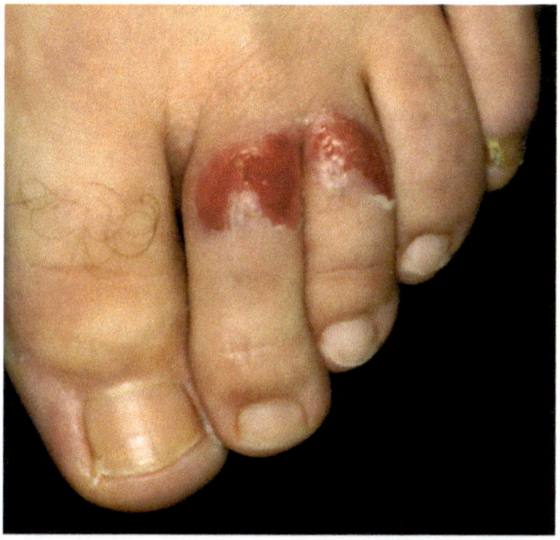

Verbrennungen

Verbrennungen 2. Grades auf der dorsalen Fläche der zweiten und dritten Zehe links.

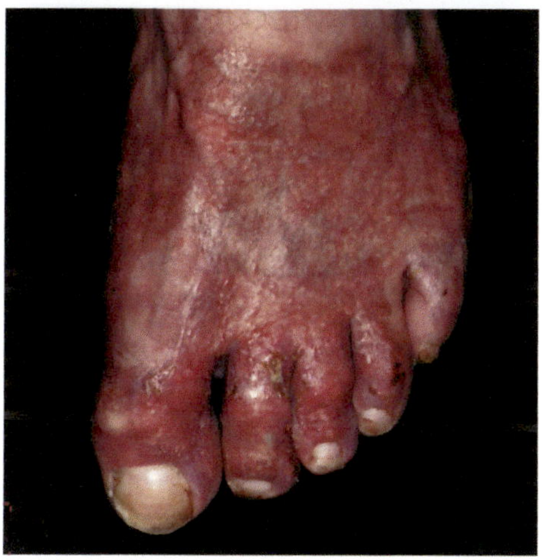

Zustand nach Verbrennungen mit anschließender Hauttransplantation.

Verletzung

Hier durch eine Hundeleine. Die Patientin hatte ihren Hund an einer dünnen Leine angeleint, als dieser einer Katze nachsetzte. Die Leine schnitt sich tief in den Unterschenkel ein.

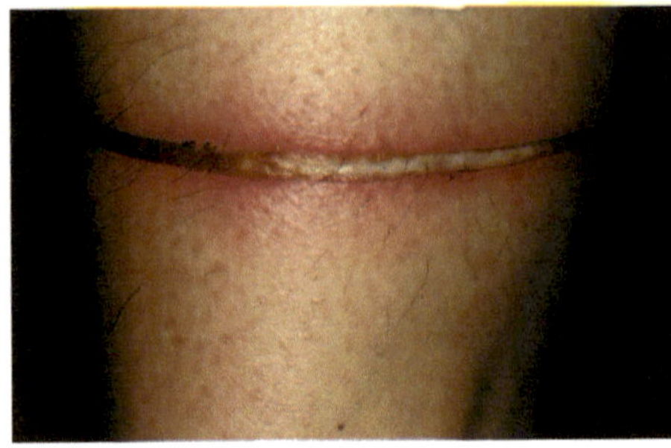

Verruca

Warze an der fünften Zehe rechts.

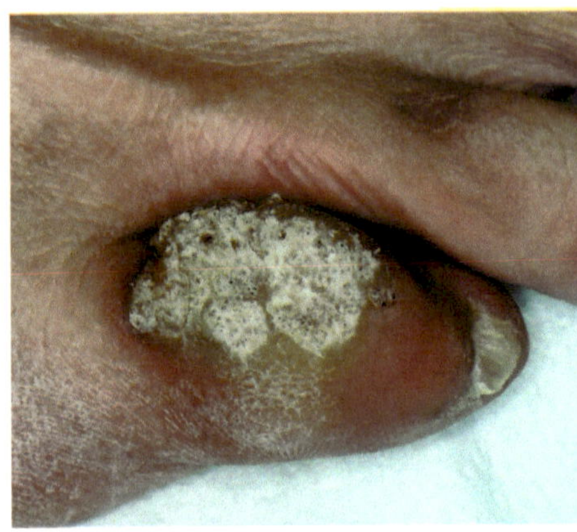

Warze	**siehe Verruca**
Wundrose	**siehe Erysipel**

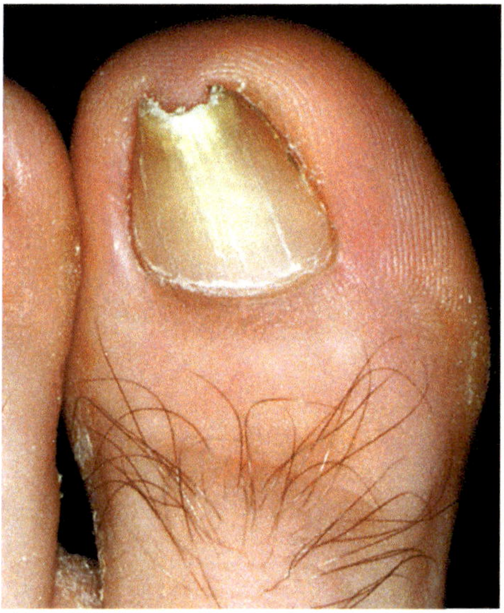

Zangennagel

Der Nagel wird zum freien Rand schmaler und rollt sich ein, dabei quetscht er das Nagelbett wie eine Zange zusammen.

Häufig anlagebedingt, aber auch durch zu enges Schuhwerk begünstigt.

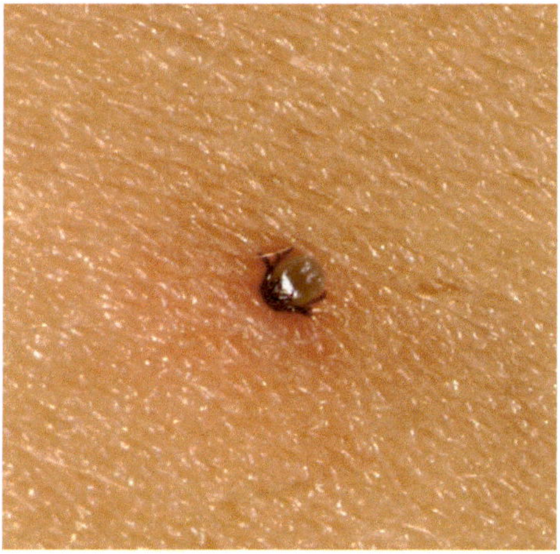

Zecke

Lebende Zecke am Unterschenkel.

Zehendeformation

Zweite Zehe nach Trauma deformiert. Das distale Interphalangealgelenk verursachte in dieser Position ein Einwachsen des lateralen Nagelrandes der Großzehe.

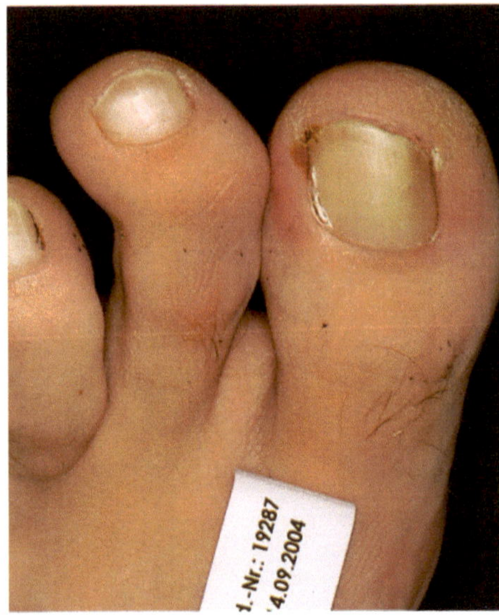

Zehentrauma

Hier an der Großzehe links. Ein Zehentrauma mit ausgeprägtem Hämatom und möglicherweise einer Fraktur.

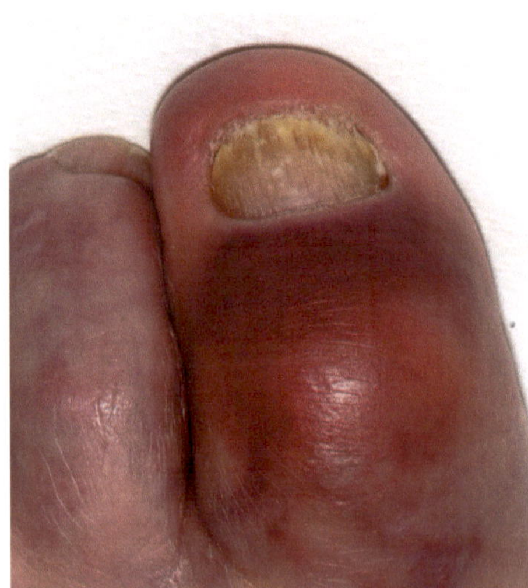

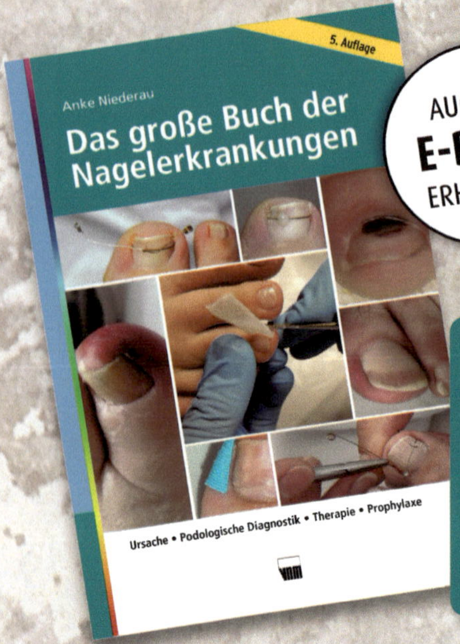

AUCH ALS **E-BOOK** ERHÄLTLICH!

Jetzt in 6 Sprachen erhältlich

Anke Niederau
Das große Buch der Nagelerkrankungen
Ursache, Podologische Diagnostik,
Therapie, Prophylaxe
5. überarbeitete und ergänzte Auflage
ISBN 978-3-95409-073-0
320 Seiten, gebunden
59,90 Euro

Es ist das Nachschlagewerk für Podolog:innen schlechthin! In ihrem „Großen Buch der Nagelerkrankungen" stellt Anke Niederau zahlreiche Fälle und Anwendungsmethoden ausführlich vor: von der Ursache über die podologische Diagnostik und Therapie bis hin zur Prophylaxe. Aufwendige Bildserien dokumentieren die einzelnen Arbeitsschritte klar und übersichtlich. Für diese fünfte Auflage wurden die Kapitel zu Kindernägel-Erkrankungen und zu Tamponaden erweitert. Zudem wurden zahlreiche neue Abbildungen aus dem Fundus der Autorin, etwa von Haut- und Nagelveränderungen nach Corona-Infektion, sowie etliche zusätzliche Spangen und ihre Anwendungen hinzugefügt.

Dieses Lehrbuch bietet allen Podolog:innen das nötige Rüstzeug für eine erfolgreiche Zusammenarbeit mit Ärzt:innen, Physiotherapeut:innen, Pflegepersonal und vieles mehr. In diesem interdisziplinären Behandlungsnetz nehmen sie eine unverzichtbare Rolle ein, denn durch ihre podologische Mitwirkung kann die Behandlungsdauer verkürzt und ein schnellerer Therapieerfolg erzielt werden.

VNM Verlag Neuer Merkur GmbH